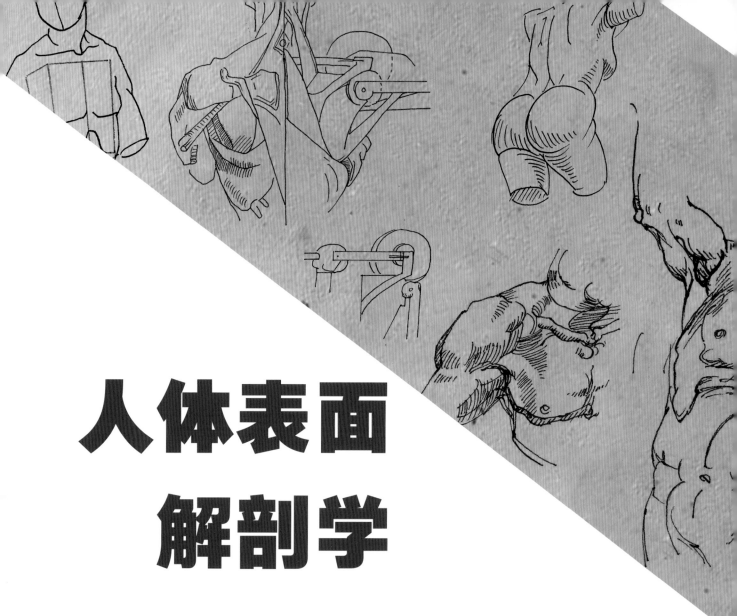

人体表面
解剖学

Human Surface Anatomy

张 黎　罗 利

主编

U0263907

SPM
南方传媒　广东科技出版社
全国优秀出版社

· 广州 ·

图书在版编目（CIP）数据

人体表面解剖学 / 张黎，罗利主编. —广州：广东科技出版社，2023.1

ISBN 978-7-5359-7961-2

Ⅰ.①人… Ⅱ.①张… ②罗… Ⅲ.①表面—人体解剖学—图集 Ⅳ.①R322-64

中国版本图书馆CIP数据核字（2022）第182198号

人体表面解剖学
Renti Biaomian Jiepouxue

出 版 人：严奉强

责任编辑：黎青青　贾亦非

装帧设计：友间设计

责任校对：李云柯　于强强

责任印制：彭海波

出版发行：广东科技出版社

　　　　　（广州市环市东路水荫路11号　邮政编码：510075）

销售热线：020-37607413

http://www.gdstp.com.cn

E-mail：gdljbw@nfcb.com.cn

经　　销：广东新华发行集团股份有限公司

印　　刷：广州市彩源印刷有限公司

　　　　　（广州市黄埔区百合三路8号）

规　　格：889 mm×1194 mm　1/16　印张15　字数360千

版　　次：2023年1月第1版

　　　　　2023年1月第1次印刷

定　　价：138.00元

《人体表面解剖学》编委会
Editorial Committee

主　编　张　黎　罗　利

副主编　刘　靖　许　莹　郭文平　周　畅　姜雪梅

编　委（按姓氏笔画顺序）

　　　　刘　维　广东药科大学附属第一医院

　　　　刘　靖　广东药科大学

　　　　祁方昉　中山大学

　　　　许　莹　广州美术学院

　　　　李莉霞　广东药科大学

　　　　张　黎　广东药科大学

　　　　陈俊琦　南方医科大学第三附属医院

　　　　罗　利　广东省医学学术交流中心（广东省医学会）

　　　　罗　涛　中山大学

　　　　周　畅　广东药科大学

　　　　姜雪梅　广州体育学院

　　　　郭文平　广州中医药大学

　　　　曾　建　江苏大学医学院

　　　　曾明辉　广东药科大学

绘　图　曾明辉

秘　书　李莉霞

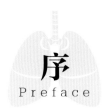

序
Preface

　　人体解剖学是一门具有上千年积淀的探究人体形态的医学学科，是当今医学的重要基础。虽然医学科技的进步使得该学科得到了长足发展，并成为现代医学的重要形态学基础，但人体解剖学发展之后并非只服务于医学，艺术与运动因为需要探究人体也广泛地应用了人体解剖学，因此，当我们今天在探讨艺术与医学关系的时候，解剖学已成为它们具有共性的一个学科。随着时代的发展，解剖学在医学、艺术、运动等不同学科领域有了不同的发展，医学的严谨让解剖学更加准确、精细和更多地去探究生命的基础；艺术以解放天性、释放思想为原则，让人们以更开放的思维去认识人体；运动则更多地从应用的角度去注重人体的运动系统。因此，描述外形、骨性标志、肌性标志、血管神经及重要器官投影、体形的年龄变化和表皮特征等人体各部的形态结构就显得非常重要，目前市面上该类著作甚少，且多为图谱，远远达不到教学和应用参考要求。

　　近期，欣读由张黎和罗利两位青年教师主编的《人体表面解剖学》，虽未能细思深品，但已感受到了拂面春风，看见了解剖学学术园地里新绽开的一朵异彩奇花。

　　《人体表面解剖学》将作者多年来在解剖学教学及对传统解剖学中活体的体表形态结构特点进行总结和归纳，将目前出版解剖书籍、论文、学术成果和应用中的一些体表解剖学的知识系统化，并首次实现医用解剖学、艺用解剖学、运动解剖学不同学科的有机交叉融合，让艺术与科学相互碰撞，用全新的视野去解析人体的形态。该书既保留并归纳了传统的解剖学概念和知识，又介绍了怎样通过体表触摸、度量、观察、标测等方法研究正常人体表面形态结构和发展规律，更系统地阐述人体（活体）的形态解剖特点。该书实用性和理论性强，它填补了当前普遍使用的解剖学类教材中的一个空白，是医学教学特别是诊断学、治疗学、中医针灸、康复治疗等专业教学的重要参考，也是美术学、雕刻、绘画、运动等专业学习人体知识的重要补充。同时，本书融入了艺术解剖学和人文内容，特别是对世界著名艺术大师作品进行了解剖学解析，并采用了全新的解剖学视野，这对于医学生提高自身人文艺术修养具有一定的意义。

"芳林新叶催陈叶，流水前波让后波。"本书的编者由解剖学一线教师、临床医师、绘画艺术家和运动科学工作者组成，他们是一批活跃的后起之秀，经过编者充分探讨、共同努力，学科之间实现相互合作融合，最终完成了全新的《人体表面解剖学》。作为一位从事解剖学教学和研究近40年的工作者，我见证此书出版，为他们脱颖而出、挑起学术重担，成为本行专家的勇气和成就额手称庆，并感到特别欣慰，也很感谢他们能让我在解剖学园地里留下一个浅淡的足印。望本书能助力医务工作者形成更完善的解剖学基础，在医疗工作中做到"游刃有余、迎刃而解"；艺术、体育工作者借助本书能够更好地认识人体，实现艺术与科学的完美结合。

书成之时，乐为之序。

中山大学教授

广东省政协常委

广东省解剖学会理事长

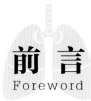

前 言
Foreword

医学讲究严谨和准确，艺术贵在自由和解放天性，不乏放荡不羁，但是医学解剖学又和艺术有着亲密的姻缘关系，几百年乃至几千年前，若干著名艺术家同时也是人体解剖学家，但是随着社会的进步，不知道从什么时候开始解剖学与艺术走得越来越远，我们编写的《人体表面解剖学》，就是要把它们再次融合在一起，产生新的碰撞，让解剖学带有艺术视野，让艺术更好地运用解剖学，同时让解剖学"运动"起来。

表面解剖学属于形态学科，是解剖学的重要分支，主要通过体表触摸、度量、观察、标测等方法描述骨性标志、肌性标志、血管神经及重要器官投影、体形的年龄变化和表皮特征等人体各部的形态结构，以研究正常人体表面形态结构和发展规律的科学。目前已出版有关人体表面解剖学专著甚少，且多为图谱，本书将目前出版解剖书籍、论文、学术成果中表面解剖学的知识系统化，并首次实现医用解剖学、艺用解剖学、运动解剖学不同学科的有机交叉融合，既可以作为医学生的教材，也可以作为解剖学教师、临床医师、针灸师、康复治疗师、体育教师和美术教师等专业人员的工具书，对非专业人员也有一定的学习和参考价值。

本书包括绪论、人体体表概论、头部、颈部、胸部、腹部、会阴（盆部）、脊柱区、上肢、下肢及活体测量共11章，全面系统阐述了人体表面解剖学内容，图文并茂，重点突出，语言简练，易学易懂。全书通过展示彩色照片，绘制透视图和线条图，力求结构清晰，标识准确。本书内容除概述人体整体及局部结构外，还增加了艺术、运动解剖等内容，力求拓展学生知识面并提高学习兴趣，打造融合教材。此外，本书部分章节中编写了与理论知识密切相关的临床联系，进一步强化了理论与实际相结合的思路。

在编写《人体表面解剖学》过程中得到各参编院校的领导及教师的大力支持，得到了广东药科大学人体解剖学教研室的积极配合，得到曾明辉副教授图片制作技术支持，在此表示衷心的感谢。本书为首版融合医学、艺术、体育的创新型教材，没有充足的经验参考借鉴，加上编者专业水平有限，出现疏漏和不妥之处恐将难免，敬请广大教师和读者批评指正并提出宝贵意见，为今后的修订提供参考和依据。

张黎　罗利

目 录
contents

第一章　绪论

第二章　人体体表概论

第三章　头部

第四章　颈部

第五章 胸部

 第六章 腹部

第七章　会阴（盆部）

第八章　脊柱区

第九章　上肢

第十章　下肢

第十一章　活体测量

第一章
Chapter One

绪　　论

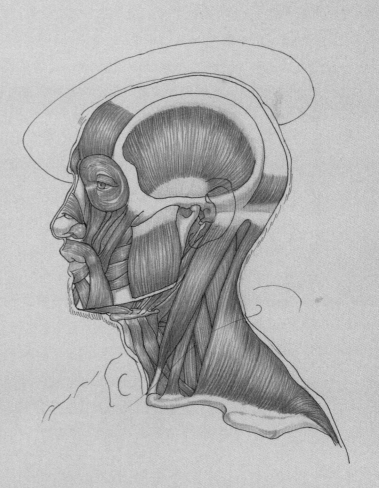

人体表面解剖学是人体解剖学的分支之一。在讲述人体表面解剖学之前，先要明确人体解剖学的定义及其发展简史。

人体解剖学（human anatomy）是研究正常人体形态结构的科学，属形态学的范畴，是重要的医学基础课之一。医学研究的对象是人，学习人体解剖学的目的是让医学生能够掌握人体各系统器官的正常形态、结构、位置与毗邻关系、生长发育规律及其功能意义，为其他医学课程的学习奠定坚实的基础。

一、人体解剖学发展简史

对人体结构的记载，西方是从古希腊名医希波克拉底（Hippocrates，公元前460—前377年）开始的，他认为人的心脏有2个心室和2个心房，并对人的头骨也做了正确的描述。希腊的另一位学者亚里士多德（Aristotle，公元前384—前322年），通过动物解剖，提出心脏是血液循环中心，并把神经和肌腱区分开来。古希腊医学家赫罗菲拉斯（Herophilus，公元前335—前280年）发现并命名了"十二指肠""前列腺""睫状体""视网膜""乳糜管"和"淋巴"等。盖伦（Galen，约130—201年）的《医经》是记录比较完整的解剖学论著，也是16世纪以前西方医学的权威巨著。15—16世纪，欧洲文艺复兴时期，科学艺术蓬勃发展，也促进了解剖学蓬勃发展。如列奥纳多·达·芬奇（Leonardo da Vinci，1452—1519年）解剖过30多具尸体，他用蜡液灌注人体管道，探查血管的走行，证明血管起源于心脏；将空气吹入肺中，证明空气不是由呼吸道进入心脏；绘制的人体骨骼解剖学图谱精细正确。

维萨里（A. Vesalius，1514—1564年）是现代解剖学的奠基人，通过亲自解剖尸体，细致观察，于1543年出版了《人体构造》这一解剖学巨著，其系统地记述了人体系统和器官的形态与构造，奠定了人体解剖学的科学基础。17世纪，哈维（W. Harvey，1578—1657年）通过动物实验研究，阐释血液循环原理，提出心血管是一套封闭的管道系统；他开创了动物实验研究的方向，为生理学从解剖学中划分出去、发展成为独立的学科发挥了关键性作用。

马尔比基（M. Malpighi，1628—1694年）用显微镜观察到蛙的微循环血管，证明动脉与静脉相连通，为微循环学说的建立提供了形态学基础。他在动物和植物微细结构的研究中，总结出动物和植物均由细胞构成，为将组织学从解剖学中派生出来并形成一门新学科奠定了基础。

19世纪，达尔文（C. Darwin，1809—1882年）的巨著《物种起源》《人类起源与性的选择》等先后问世，建立了崭新的人类起源和进化的理论，使探索人体形态结构的研究有了科学理论的指导。

20世纪发明的电子显微镜，广泛应用于细胞的超微结构与三维构筑的研究，使形态科学研究从细胞和亚细胞水平发展到分子水平。随着科学技术的发展和研究方法的改进，现代科学技术在医学上的应用越来越广泛，如计算机断层扫描术（CT）和正电子发射计算机体层扫描术（PET）技术的应用，使人们可以研究人体断面或器官的内部结构，但也对解剖学提出了新的要求，从而产生了如影像解剖学、数字解剖学和虚拟解剖学等新学科。

解剖学在中国的发展情况如何？

我国文化历史源远流长，传统医学中的解剖学起源也很早。《黄帝内经》记载"若夫八尺之士，皮肉在此，外可度量切循而得之，其死可解剖而视之……"。这是2000多年前我国对尸体解剖的记录。两宋时代，有对尸体解剖的记载和《欧希范五脏图》《存真图》的绘制。宋慈著《洗冤集录》（1247年）广泛地阐述了解剖学知识，其中对人体骨骼和胚胎的记载尤为详细，并附有检骨图。清代道光年间，王清任（1768—1831年）编著《医林改错》（1830年）一书，他亲自解剖观察30余具尸体，描述了人体各器官系统的形态结构；对骨骼和内脏的记载非常详细，纠正了古医书中的一些错误；书中对脑的看法，如"灵机记性不在心而在于脑""所听之声归于脑""两目即脑汁所生，两目系如线长于脑，所见之物归于脑"等论述，这与现代医学的认识非常相近。

我国的解剖学研究，虽然在古代已有很大成就，但由于长期受封建社会制度的限制，科学技术落后且发展缓慢，故对解剖学的研究始终融合在传统医学之中，没能够自成体系。中国近代第一代西医人黄宽（1829—1878年），曾于咸丰七年（1857年）在英国的爱丁堡大学获得医学博士学位，归国后在南华医学校承担解剖学、生理学和外科学教学工作。光绪七年（1881年），医学馆在天津开办，光绪十九年（1893年）更名为北洋医学堂，在讲授课程中专门开设"人体解剖学"。至此，解剖学在我国才成为一门独立的学科。中华人民共和国成立前，全国解剖学工作者仅百余人。现在已发展成一支集教学、科研、社会服务为一体，人才济济、蓬勃发展的高水平的学术队伍。

二、人体解剖学分科

早在2000多年前，我国经典医著《黄帝内经·灵枢》中就有关于"解剖"的记载，解剖一词的内涵有用刀进行切割、剖开，用眼观察之意。直到现在这种用刀剖割、观察的方法仍是研究人体形态结构的基本方法之一。人体解剖学随着科学技术的不断进步和创新方法的不断更新而不断发展，经历了宏观解剖学、微观解剖学和超微结构解剖学3个不同的阶段，并逐渐分化形成许多新的分支学科。广义的解剖学包括人体解剖学、组织学、细胞学和胚胎学。人体解剖学的分科有多种方法，通常把人体解剖学分为系统解剖学和局部解剖学。

系统解剖学（systematic anatomy）是按人体的器官功能系统（如运动系统、消化系统、呼吸系统等）阐述正常人体器官的形态结构、生理功能及其生长发育规律的科学。**局部解剖学**（topographic anatomy）是按人体的某一局部（如头部、颈部、胸部、腹部等），描述人体器官的配布、位置关系及结构层次等。系统解剖学和局部解剖学主要通过肉眼观察来描述人体的形态结构，统称为**巨视解剖学**（macroanatomy）。而以显微镜观察为主要学习手段的组织学、细胞学和胚胎学，统称**微视解剖学**（microanatomy）。此外，根据不同的研究目的和需要，解剖学还可以分为：

外科解剖学（surgical anatomy）是研究与临床外科手术相关结构的解剖学。

表面解剖学（surface anatomy）是联系临床应用，研究人体表面形态特征的解剖学。

X线解剖学（X-ray anatomy）是运用X线摄影技术研究人体形态结构的解剖学。

断层解剖学（sectional anatomy）是研究人体各局部和器官的断面形态结构的解剖学。

运动解剖学（locomotive anatomy）是研究体育运动对人体形态结构产生的影响及其发展规律，探索人体的机械运动与体育动作之间关系的解剖学。

神经解剖学（neuroanatomy）是以研究脑形态与功能为主的解剖学。

艺术解剖学（art anatomy）是研究人体外形轮廓和结构比例，为绘画、艺术造型等打好基础的解剖学。

目前人类进入了信息化、数字化和智能化时代，解剖学的研究也达到了分子和基因水平，产生了微创解剖学、虚拟解剖学、数字解剖学等新学科。随着人体奥秘不断被发现和揭示，新的学科不断从解剖学中脱颖而出，形成新兴的边缘学科。

三、人体表面解剖学的概念和意义

人体表面解剖学是研究正常人体表面形态结构和发展规律的科学。其内容包括骨性标志、肌性标志、血管、神经及重要器官的体表投影、体形的年龄变化及表皮特征等。表面解剖学不是用传统的解剖学方法认识人体，而是采用触摸、观察、度量、标测体表等方法描述人体各部的形态结构特征，是解剖学的一个分支。

人体表面解剖学可广泛用于临床医学、基础医学、运动医学、美术学等领域，对于相关专业的教师、医师、医学生、体育和美术等专业人员具有重要应用价值，对非专业人士也有一定的参考意义。

第二节 解剖学常用术语

为了能够正确地描述人体各器官的形态结构和位置，需要有公认的统一标准和规范化的语言。

一、解剖学姿势

解剖学姿势（anatomical position）又称标准解剖学姿势，是指身体直立，两眼平视正前方，上肢于躯干的两侧下垂，下肢并拢，掌心和足尖向前的姿势。描述人体任何位置和结构时，均应以此姿势为标准（图1-1）。

二、方位术语

根据人体的标准解剖学姿势，规定了一些表示方位的术语。

（一）上和下

上（superior）和下（inferior）是描述器官或结构距颅顶或足底的相对远近关系的术语。近颅者为上，近足者为下。

（二）前和后

前（anterior）或腹侧（ventral）和后（posterior）或背侧（dorsal）是指与身体前、后面距离相对远近的名词。距身体腹侧面近者为前，而距身体背侧面近者为后。

（三）内侧和外侧

内侧（medial）和外侧（lateral）是描述人体的局部或器官、结构等与人体正中矢状面距离相对远近的名词。如眼位于鼻的外侧、耳的内侧。

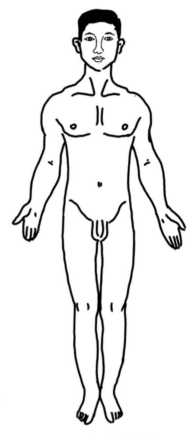

图1-1 解剖学姿势

（四）内和外

内（internal）和外（external）是描述空腔器官相互位置关系的术语。近内腔者为内，远离内腔者为外。内、外与内侧、外侧是不同的。

（五）浅和深

浅（superficial）和深（profundal）是描述与皮肤表面相对远近关系的术语。近皮肤者为浅，远离皮肤者为深。

（六）近侧和远侧

在四肢，距肢根部较近者为近侧（proximal），反之为远侧（distal）。上肢的尺侧与桡侧、下肢的胫侧与腓侧，分别与内侧和外侧相对应。

三、轴和面

轴和面（图1-2）是在描述人体器官的形态，尤其是在叙述关节运动时常用的术语。人体有互相垂直的3种轴，即垂直轴、矢状轴和冠状轴；依据上述3种轴，还有互相垂直的3种面，即矢状面、冠状面与水平面。

（一）轴

1. **垂直轴**（vertical axis） 为上自头侧，下至尾侧并与地平面相垂直的轴。

2. **矢状轴**（sagittal axis） 是指从腹侧面至背侧面，同时与垂直轴呈直角交叉的轴。

3. **冠状轴**（frontal axis） 为左右方向与水平面平行，与前两个轴相垂直的轴。

（二）面

1. **矢状面**（sagittal plane） 是指前后方向，将人体分成左、右两部的纵切面，该切面与水平面垂直。经过人体正中的矢状面称为正中矢状面，它将人体分成左、右对称的两半。

2. **冠状面**（frontal plane） 是指左右方向，将人体分为前、后两部的纵切面，该切面与水平面及矢状面互相垂直。

3. **水平面**（horizontal plane） 又称横切面，是指与地平面平行，该切面与矢状面和冠状面相互垂直，将人体分为上、下两部的平面。

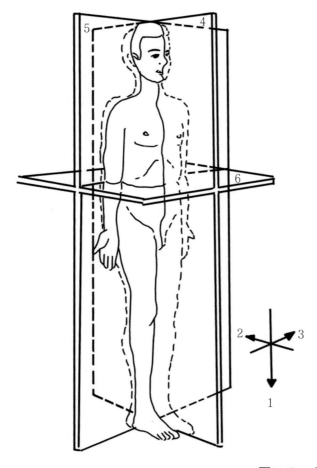

1. 垂直轴；   4. 矢状面；

2. 矢状轴；   5. 冠状面；

3. 冠状轴；   6. 水平面。

图1-2　人体的轴与面

（刘靖）

02

第二章
Chapter TWO

人体体表概论

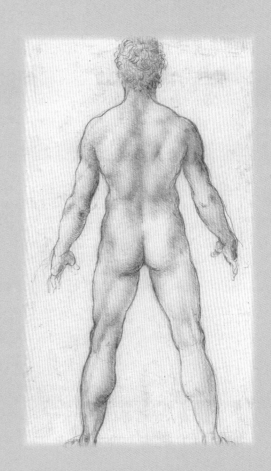

人体的形态决定了其生理功能，人作为一个生命体，在生物分类中属于脊索动物门、脊椎动物亚门、哺乳纲、灵长目、人科、人属、智人种的生物。仅从体表形态学上观察人，不仅与其他脊椎动物具有共性，也有其自身独特的特点，因此认识人体有必要从整体角度去描述，从发育角度去认识。所谓人体的**体表**（body surface），即身体的外形，指未使用任何切割或剖析，直接观察到的人体外观及表面结构和与外界相通的天然孔，其表面覆有皮肤和毛发，内部器官与结构在覆有皮肤后表现出特有的结构。

第一节　人体的整体观

人体从体表外观观察，呈现出以正中矢状面平分为的两侧对称面，其以骨骼作为支架，脊柱作为中轴，呈现水平状分节结构，如椎骨、肋、神经节等结构在发生上均以纵轴为中心依次水平排布。中枢神经系统靠近躯干背侧，内脏则靠近腹侧，四肢在直立位（解剖学姿势）下，上下两对排于两侧。人体的两侧对称的形态仅限于体表，在体内，器官则并非完全对称，如胃位于左侧，肝的右叶大而左叶小，左肺分二叶而右肺分三叶等。即使在体表，总体观察到的对称也是大致的，如上肢因劳动习惯等可能造成左右体积和外形并非完全对称吻合。

人体的体表按照部位可以分为头、颈、胸、腹、会阴（盆部）、脊柱区、上肢和下肢8个部分，每个部分又有若干分区（详见各章）。对人体的各部分描述均在直立位（解剖学姿势）基础上进行。

在直立时，人体体表可分为前面观、侧面观和后面观（图2-1，图2-2）。从前、后面观察，人的头位于最上方，头部下方变细形成颈部（或项部），其是头部的重力支持器官，也是头部运动的主要动力。由于人与其他动物的最大区别在于直立行走运动，上肢已从原来的支撑和行走中解放出来转变为以支持服务和劳动为主的器官，因此上肢比下肢细小，垂于躯干两侧，且上肢带骨，即肩胛骨和锁骨架于躯干上方，使得两侧肩距明显增宽（女性稍窄于男性）。下肢因起到重力支持和直立行走的关键作用，较上肢粗大，但其整体呈现上粗下细的形态，足前后加长，成人足部长度约为其前臂长度，作用为增加支持面积，起到保持人体直立的稳固性作用。因此整体观察人体，表现为上宽下窄，其中最宽处为肩部（女性可能为髋部），两足支点较靠近中线，因此静止站立时，两足分开一定距离可以使得站立更加稳固和省力。

经过长期进化，人体的结构已经完全适应人体的直立和各种劳动姿势，在人体直立姿势中，躯干和上肢属完全伸直，使得人体各个节段的中心都能大致落在相应部位的关节上以发挥直立支撑作用，尽管头部的重心在寰枕关节稍前方，但是由于颈椎曲度，头的大部分重量仍可得到整个颈椎的支持。因此，人体的进化可使其在直立姿势中，仅有少量的骨骼肌活动，运动关节和韧带等被动组织，使得躯干稍向后仰，髋关节、膝关节均伸直，以维持平衡，从而实现直立姿势中最少的能量消耗。

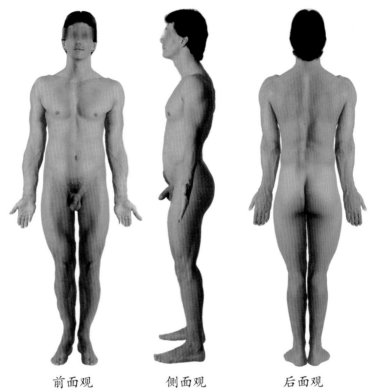

前面观 　　　　　 侧面观 　　　　　 后面观

图2-1 成年男性直立前、侧、后面观

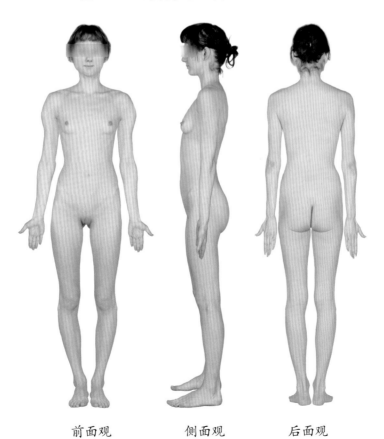

前面观 　　　　　 侧面观 　　　　　 后面观

图2-2 成年女性直立前、侧、后面观

　　从人体的侧面观察，人体并非笔直，脊柱具有4个明显的弯曲，即颈曲、胸曲、腰曲和骶曲，其中胸曲、骶曲弧度向后为先天形成，即胚胎时期脊柱呈现团缩状，出生后随着人体的发育和生存需求增加，后天形成弧度向前的颈曲和腰曲，从而使人头部抬起，并能坐起且直立，并使人体的重力能够顺利传递到足部。以成年人的侧面观作重力线（图2-3），以此为基准可见，胸上部、臀部、小腿凸向后，位于重力线后，而头、胸中部、胸下部、腹部和股部大部分区域位于重力线前，即人体大部分重心位于重力线前，而脊柱的4个生理性弯曲对于这种偏重现象发挥了一定的调整作用。但是为了维持直立时的平衡，人体的背部肌肉必须间歇性收缩，即从前往后拉动人的重量，因此久站容易导致人体的背、腰部肌肉疲劳。

　　人体的重心并非固定，通常成年人平均重心位于第2骶椎前方约7 cm处，即髋关节额状轴的后方且高于此轴4~5 cm。而受到人体的食物摄入、消化，呼吸，血液循环等因素影响，人体的重心会呈现动态变化。如吸气膈肌下降，重心随之下降；呼气膈肌上升，重心也随之上移。因此呼吸作用可使得人体重心在5~10 mm间上下摆动。而不同年龄、性别和不同体形的人，重心也有差别（图2-4）。女性因为骨盆发育特点，其重心较低。儿童头身比例大，因此重心较成人要高。

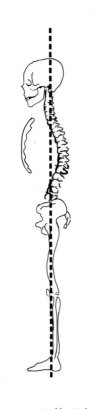

图2-3　人体重力线

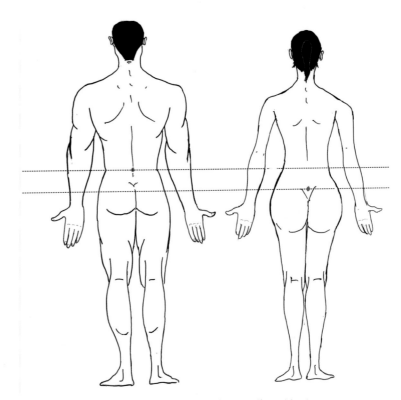

图2-4　男、女重心位置差别

第二节 人体的发育规律

人体并非一成不变，身体的外形随年龄、环境等因素处于不断的变化之中，抛开后天因素，其先天发育因素具有一定的规律性。在人体发育的过程中，不同时期、不同性别人群内分泌的变化和差异是调节控制人体发育变化的主要因素。人在生长发育过程中共有两次发育较快的突增期，第一次为胎儿中期到2岁，第二次为青春期。

一、胎儿期

胎儿期，胎儿头部优先发育变大，其次躯干伸长，最后四肢从躯干伸出。在胎儿中期身长增长达27 cm，属于第一次突增期。而体重则在胎儿后期增长较快，3个月内可增长2.25 kg。

二、童年、青春期

童年期和青春期是人体发育变化最大的阶段，呈现向心性发育，躯干优先四肢发育，而下肢优先上肢发育，特别是在青春期的初始阶段表现尤为明显，上、下肢发育最快。而下肢中足的长度最先加速生长，然后依次为小腿、大腿，其中最先加速发育的足部也是最早停止发育的。躯干的发育则在青春期后，主要表现为骨骼变大、延长。因此该阶段总体表现为自下而上，从远端向躯干的发育顺序。

出生后，人体身高发育较胎儿期慢，但是出生后到1周岁身高增长仍可以达到20~25 cm，体重可增加6~7 kg，是出生后青春期前发育最快的时期。

青春期是人生中发育最快的时期（第二次突增期），也是人体发育变化最大的时期。身高发育最快年龄范围为8~15岁，通常女孩比男孩早2年开始（8岁左右），15岁后发育速度逐渐缓慢，到20岁左右（女17岁，最多21岁；男23岁，最多26岁）基本停止。

青春期体重发育则较为复杂，持续时间长、变化幅度较大，这与人体骨骼、肌肉、脂肪的增长均有关系。8岁时人肌肉重量只是体重的1/4，17~18岁肌肉重量则是体重的1/2。男性在睾固酮等男性激素的作用下，肌肉的发育可以一直持续到30岁才达到顶峰。青春期体内脂肪的增长由于男女性激素差异而呈现完全不同的趋势，即总体趋势是男性在青春期后体内脂肪含量逐渐减少，而女性则缓慢增加。女性在雌激素作用下，腰部、臀部、大腿、乳房等处不断囤积脂肪，而且脂肪增加的速度在不断加快，最后影响到体形，使大部分女性呈现肩窄、臀宽的丰满体态，男性则发育成为肩宽、高大、肌肉结实的体态。

除此以外，青春期后男性体态表现为骨骼粗壮，骨性标志、肌性标志明显，整体线条粗犷；女性乳房发育突出，臀部丰满，整体线条比较柔和。男女青春期性征标志的具体出现时期，详见表2-1。

表2-1 男女青春期性征标志出现时期

年龄/岁	女（F）	男（M）
8~9	身高突增	—
10~11	乳房开始发育，身高突增高峰，出现阴毛	身高突增，睾丸、阴茎开始增长
12	乳房继续增大	身高突增高峰，出现喉结
13	月经初潮，出现腋毛	睾丸、阴茎继续增大，出现阴毛
14	乳房显著增大	变声，出现腋毛
15	脂肪累积增多，臀部变圆	遗精，出现胡须
16	月经规律	阴茎、睾丸达到成人大小
17~18	骨骺愈合，身高停止增长	体毛接近成人水平
19以后	—	骨骺愈合，身高停止增长

由于先天遗传和后天条件的差异，个体发育的时间和程度存在一定的差异，通常不同个体进入青春期发育的开始时间可相差6~7年，正是由于发育时间早晚不同，形体上也会存在差异，其规律表现为，较早开始发育的身高增长较早，但是停止得也较早，整体发育期短；而较晚进入青春期发育的身高增长开始也较晚，整体发育期长，故人群中女性早进入青春期，因此成年后女性身形普遍较男性矮。而在儿童中通常可见因为发育较晚的身形矮小者进入青春期后逐步超过早发育的少年，出现后来居上的现象。

三、成年

成年后，人体的各器官发育停止，体表变化不明显，仅在青春期后期至成年稳定期胸壁增厚。而受到环境、生活习惯、饮食、内分泌的影响，人体的肌肉会随运动而增厚，遗传因素、内分泌和营养因素也会影响人体囤积皮下脂肪而影响体表形态。

成年人停止发育后，体形一般分为3种基本类型（图2-5）。

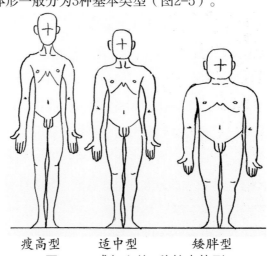

瘦高型　适中型　矮胖型
图2-5 成年人的3种基本体形

（一）瘦高型

身体细长（身高通常高于平均值），尤其是四肢较长，胸腹腔容积较小、前后扁平，通常胸围略大于腹围，青春期常属于较晚进入发育且停止发育较晚者。体内器官常表现为心大多处于垂直位，肺长，腹部内脏细长且位置低。

（二）适中型

介于矮胖型和瘦高型之间。

了解人体体形的差异对于分析其发育情况有所帮助，对于临床诊断也具有重要意义，但是这些体形差异均属于正常情况而并非疾病。

（三）矮胖型

体态粗壮结实，头大，四肢相对短小，身高低于人群平均值，胸腹腔容积较大，腹围常大于胸围，青春期常属于较早开始发育且停止发育较早者。体内器官常表现为心大多处于横位，肺短，胃宽短且位置偏高。

四、老年

人体各器官虽然没有发育，但是人体会发生量和质的变化，主要表现为退行性变化，即各器官逐步萎缩，功能下降。其形态主要表现为：皮肤弹性下降，出现皱纹，尤其是面部和颈部等部位；毛发色素降低，头发花白；牙齿出现脱落，上下颌变短；骨和软骨的有机成分减少，骨质压缩，身高下降，甚至出现椎体变形导致老年性驼背。目前认为，老年人出现这些形态改变属于正常的生理性变化，也尚无有效措施能够改变。

第三节 皮 肤

皮肤（skin）作为人体表面解剖学的重要器官，被覆人体全身表面，与外界环境直接接触，具有保护屏障、呼吸、调节体温、感受刺激等重要功能。皮肤总重量大约占人体重的16%，面积为$1.2 \sim 2.2 \, m^2$。皮肤的厚度在人体各部位有较大差异，一般在$1.5 \sim 4.0 \, mm$范围内。在组织学中皮肤由表皮和真皮构成，借助浅筋膜与深筋膜、腱膜、骨膜等相连。皮肤上附有毛发、指（趾）甲、皮脂腺等附属器官，均由胚胎发生时期的表皮衍生，因此也称**表皮附属器**（epidermal appendage）。

皮肤不仅薄厚不一，表面也并非光滑，颜色也并非均一，皮肤表面的毛发分布也并不均匀，皮肤依据是否有毛发分布，大致可分为有毛薄皮肤、无毛厚皮肤和其他无毛区域3类。有毛薄皮肤表面有明显毛孔，最少有毫毛附着，皮肤较薄且相对疏松。无毛厚皮肤通常在角质层较厚且多与外界发生摩擦的四肢掌部。除此之外一些疏松薄皮肤也存在一些其他无毛区域。由于表皮含有黑色素细胞，其合成的黑色素可以保护皮肤免受过多环境紫外线的损坏，但是由于人种的差异，皮肤黑色素细胞密度并不一致，因此人种之间肤色有较大差异。而即使是同一个人体表面皮肤黑色素细胞分布也并非均一，因此同一个人的不同区域的肤色也存在差异，如会阴部皮肤处较其他部位黑色素细胞较为集中，肤色明显比其他区域要深。

一、皮肤线

所有性质的皮肤表面都并非光滑，均有不同形态且显而易见的沟、嵴等粗纹和肉眼不易见的细纹，这些皮肤的纹路标志统称为**皮肤线**（skin line）。

（一）摩擦嵴

摩擦嵴（friction ridge）是指在无毛厚皮肤，即手掌、足趾及指（趾）屈面呈现平行排列的细嵴和相间隔的浅沟，可构成许多特殊图样，嵴的中线上为汗腺，并按照一定的距离开口，又称作乳头嵴或隆线，手指部摩擦嵴较为明显的称作**指纹**（fingerprint）（图2-6）。每条嵴的深面有一个**真皮乳头**（papilla），乳头的形状和配布样式决定了嵴的样式，由于嵴的样式是早期胚胎因素决定的，所以个体之间嵴的排布几乎没有完全一致的，具有个体特异性，且这些嵴的样式在一生中固定不变。手和足摩擦嵴和间隔的沟所形成的图样称作**皮纹**（dermatoglyph），专门研究皮纹图样的学科称作皮纹学，皮纹可作为生物识别的可靠依据，被广泛应用于法医学、人类学、人工智能的生物识别等。摩擦嵴增加了无毛厚皮肤的粗糙度和摩擦力，因此增加了手和足掌部的握力。而嵴下真皮乳头中有丰富的感觉神经末梢，因此手、足指掌部触觉细微、敏感，是人类感知世界的重要途径之一。

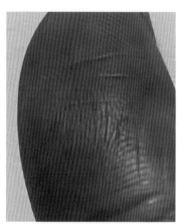

图2-6　摩擦嵴（指纹）

（二）屈痕和掌纹

人体表面的关节处的皮肤，由于关节运动，在关节屈部通常会形成永久的凹陷状的折痕，即**屈痕**（fold mark），其走向与关节的运动方向垂直，如在无毛厚皮肤的手掌形成较深的**掌纹**（palmer print），一般有3条，即远掌纹、中掌纹、鱼际纹，是由手握拳、指掌关节弯曲、拇指内收等关节动作形成的。在腕区部也有3条明

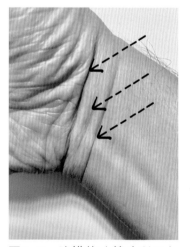

图2-7　腕横纹（箭头所示）

显的屈痕（图2-7），与掌纹不同的是，其分布在有毛薄皮肤，是由腕关节屈所压褶形成的，同时也是前臂与手的重要分界。外科手术时应避免横断屈痕或掌纹，否则会因为关节运动的张力而影响伤口愈合。

（三）张力线和松弛线

身体各个部位皮肤表面均有形态、大小不同的线状皱纹网，称作**张力线**（skin tension line）或裂开线，它与真皮内结缔组织束有关，沿线的方向构成了皮肤的机械张力，使得皮肤具有弹性，张力线通常为平行排列，在四肢为纵向排列，而躯干和颈部多为横向排列，其规律通常是与其深层肌肉纤维方向，即肌肉运动方向保持一致（图2-8）。外科手术切口一般要平行于张力线，这样伤口愈合后瘢痕组织较小；若横断张力线，瘢痕组织则较宽大。当人体衰老，皮肤老化，真皮内结缔组织束弹性下降，使得沿张力线方向张力下降，甚至部分张力线下纤维束断裂失去张力，导致皮肤松弛，弹性下降，表面形成皱褶凹痕，则称之为**松弛线**（skin slack line）。松弛线方向通常与原有的张力线方向相垂直。

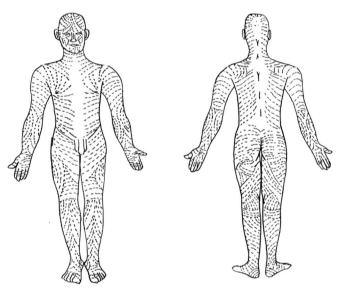

图2-8 人体张力线分布

（四）妊娠纹和收缩纹

妊娠纹（strech marks）是女性在妊娠期间，由于腹部快速膨胀并超过了腹部皮肤张力范围，该区域皮肤的弹性纤维和胶原纤维发生损伤和断裂，同时由于腹部膨胀使其变薄变细，内部真皮层出现一些宽窄不同、长短不一的红色或紫色波浪状花纹。分娩后皮肤张力下降，断裂损伤部位自我修复，主要是被纤维结缔组织代替，形成白色、有光泽的瘢痕线纹，即陈旧妊娠纹。由于修复的组织属于瘢痕组织，一旦形成无法消失。而在青少年身高增长较快阶段，肾上腺分泌的糖皮质激素过多导致皮肤弹性纤维变形，弹性下降，特别是四肢、腰部等位置在青春期体积增加较快，变形的纤维无法承受过大张力而最终断裂，同妊娠纹变化一

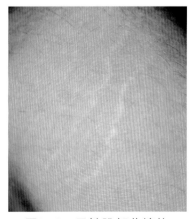

图2-9 男性股部收缩纹

致，由红色条纹，逐渐修复形成白色斑纹，称作**收缩纹**（striae atrophicae）（图2-9），也称白线或膨胀纹。若在皮肤局部长期使用糖皮质激素药物者，在局部也会形成收缩纹。

二、色素痣、蒙古斑

（一）色素痣

在皮肤表面通常会有一些黑色素细胞聚集形成良性的新生物，称作**色素痣**或**痣**（nevus pigmentosus）。它是胚胎发育中由神经嵴转化形成痣母细胞，再由痣母细胞分化形成神经鞘膜细胞性质细胞和黑色素性质细胞，在迁移到表皮过程中异常聚集所形成的。色素痣从婴儿到老年都可出现，青春期发生较多且明显，女性产生色素痣的数量比男性要多，颜色多呈深褐色或墨黑色。其依据发生和外形可分为：

1. **交界痣**（junctional nevus）　出生即有，直径1~6 mm，平滑无毛，扁平或略高于皮面，可发生于身体各个部位。

2. **混合痣**（compound nevus）　类似于交界痣，但是更为凸起，偶尔会有毛发穿出，多见于青少年。

3. **皮内痣**（intradermal nevus）　半球状隆起的丘疹或结节，直径数毫米至数厘米，表面光滑或有蒂，可含有毛发，一般不增大，多见于头部。

（二）蒙古斑

蒙古斑（mongolian spot）是婴儿出生后黑色素细胞停留在真皮层，造成婴儿局部皮肤呈蓝色、蓝黑色或黑青色的斑块，多见于臀部、腰骶，属于先天性黑色素增多症，随婴儿生长，通常色斑会逐渐转淡，5~7岁自行消退，偶有持续到成年或面积扩大，对身体无害。

三、毛发、指（趾）甲和角质化皮肤

毛发作为皮肤特有的角质化附属器官具有保护、感知刺激等多种功能，详见本章第四节。

指（趾）甲同毛发一样由硬角质化蛋白构成，是附着于指（趾）背侧末端的扁平片状结构，具有保护作用，属于皮肤衍生而来，是外胚层和侧板壁层及其体节生皮节的间充质在胚胎第9周后逐渐分化形成。指甲根部的甲基质细胞不断增生、角质化，并越过甲床不断向前移动生长形成片状指（趾）甲。

表皮表面均角质化，属于软角质化蛋白，角质化的厚度则受到环境因素的影响，尤其是摩擦。在经常受压和摩擦部位形成角质化垫，如足底的鸡眼、手掌部胼胝、弹拨乐器者手指指垫等。

第四节 毛 发

毛发（hair）为全身皮肤表面角质化的丝状结构，为表皮衍生的附属器官。人类的毛发较其他哺乳动物已有相当退化，失去了体温保护和抗机械损伤的作用，但人体毛囊中有丰富的感觉神经末梢，是灵敏的触觉感受器。成年人体皮肤表面大部分区域均附有毛发，但无毛厚皮肤部位［手（足）掌、指（趾）掌侧］及部分薄皮肤（踝关节以下足侧、口唇、乳头、脐、阴茎龟头、阴茎包皮、阴蒂、小阴唇、大阴唇）无毛发附着。身体不同部位毛发密度有较大差异，面部约600根/cm²，其余部位则约60根/cm²。不同种族的人群毛发数目、形状、颜色也有明显差异。毛发密度最大的为白色人种，其次为黑色人种和棕色人种，黄色人种毛发密度最小。毛发的外形除依据种族不同有所差异外，同一个体不同部位的毛发也会呈现不同外形，常见外形为直形、卷曲形、螺旋形和波浪形，但其生物化学性质未见明显差别。

身体的毛发依据形态、性质和发生可分为3类：**毫毛**（vellus hair）、**终毛**（terminal hair）和**胎毛**（lanugo）。从毛发的结构上看，伸出皮肤外的称作**毛干**（hair shaft），埋在皮肤内的称作**毛根**（hair root），毛根被包在由上皮组织和结缔组织构成的鞘状**毛囊**（hair follicle）内，其中毛根和毛囊下端结合在一起形成外形膨大的**毛球**（hair bulbs），毛球底面内凹以容纳毛球头，在毛球头的诱导作用下，毛球成为毛发的生长点，外生形成毛囊和毛干，如其损伤、破坏或萎缩，则不能生长毛发（图2-10）。毛发

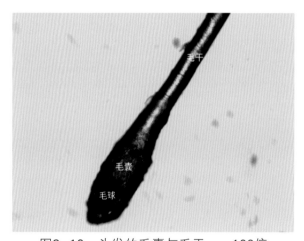

图2-10 头发的毛囊与毛干 ×100倍

具有一定生长周期，并定期脱落和更新。不同性质毛发生长、脱落周期不一，这也决定了毛干的长度不同，而毛球的大小则决定了毛的粗细。新生儿男女两性毛的数目接近，约200万根，青春期后男女两性在激素的作用下，两性毛发类型、分布出现明显差别。身体不同部位的毛发特点如下。

一、毫毛

毫毛覆盖身体大部分区域，是人体表最细、最短的毛发，出生后即有，但青春期后部分人的毫毛会变长、变粗，尤其以四肢为典型。毫毛长度不等但多为3~6 mm，质地较软，大部分人群毫毛无色素，颜色浅淡，形状微弯或直（图2-11）。位于眼睑部的毫毛不伸到皮肤外。毫毛的毛球较

小，且脱落周期也是最短的，即更新较快，毛囊末端具有丰富的感觉神经末梢，是皮肤触感的主要来源。

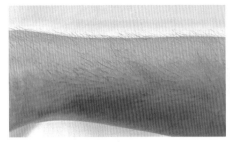 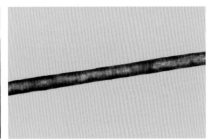

上肢毫毛　　　　　　　毫毛毛干　×100倍

图2-11　毫毛

二、终毛

终毛是较毫毛粗的、除毫毛以外的所有表皮毛发，终毛并非全身均匀分布，依据部位不同具有不同特点和外形，青春期后，各部位才完整具备终毛。终毛主要包括2类：一类是出生即有的，即头发、眉毛、睫毛；另一类是青春期后在性激素作用下完备生长的，即胡须、鼻毛、腋毛、阴毛、肛毛、四肢粗毛、胸毛、外耳粗毛等。其中阴毛、腋毛在男女性性成熟后均有，其他终毛主要分布在成年男性体表，且并非所有男性均有。人体终毛的主要特点如下。

（一）头发

头发（hair of head）自出生即有，是身体各部位毛发中最常见的一种，长度一般为10～100 cm，有时可达150 cm或更长，毛干的直径平均为75～100 μm。黄色人种多为直形状毛干，尤其中国人直发最多，毛囊多与皮肤表面垂直，毛发显得相对蓬松，颜色多为黑色或褐色，一部分人毛发呈现灰白色，或衰老后黑色素细胞减少呈现银白色。直形毛发的毛干断面多为圆形，即各方向角质化生长均匀。而黑色人种头发毛囊呈弯曲形且末端与皮肤表面几乎平行，毛干呈现螺旋形和卷曲形并紧贴头皮。白色人种头发则直形、波浪形、螺旋形和卷曲形都有分布。

（二）胡须

胡须（beard）多为男性青春期后在面部以口唇周围至面颊下颌发生的终毛，因其毛干断面为近三角形，平均直径可达12～159 μm，属于人类体表最粗大、最坚硬的毛发（图2-12）。胡须自然生长长度可达30 cm，中国男性胡须多为黑色、黑褐色或灰白色。

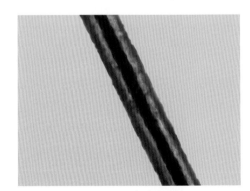

图2-12　胡须毛干

（三）腋毛

腋毛（axillary hair）为男女青春期后在腋窝下生长而来的终毛，长度1～5 cm。毛干断面呈现椭圆形，平均直径男性为79～102 μm，女性为76～96 μm，因此毛干多呈弯曲形，但比阴毛直，毛尖圆盾（图2-13）。腋毛表面常附有汗腺的分泌物，呈胶状。

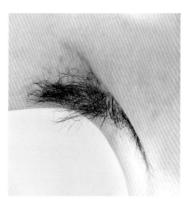

腋毛外形　　　　　　　腋毛毛干　×100倍

图2-13　腋毛

（四）阴毛

阴毛（pubes）为男女青春期后发生的终毛，男性阴毛多位于阴阜、会阴，肛门周围还可形成肛毛，同时阴茎、阴囊根部，大腿内侧，上至脐部也有分布，体毛稀少者则仅分布于阴茎上方阴阜的三角形区域，而女性则仅分布在耻骨沟以下的阴阜三角形区域内。阴毛长度为3～6 cm，多呈现"S"形或螺旋形，偶有直形，毛干断面多为椭圆形（图2-14），平均直径男性为99～125 μm，女性为105～150 μm，颜色跟人种头发颜色相同，如黄色人种多为黑褐色、褐黄色或灰白色。

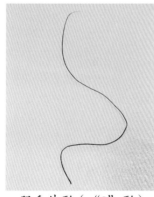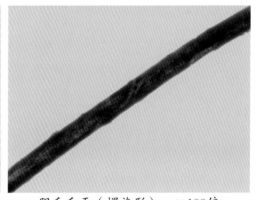

阴毛外形（"S"形）　　　阴毛毛干（螺旋形）　×100倍

图2-14　阴毛

（五）眉毛和睫毛

眉毛（eyebrow）和睫毛（eyelashes）（图2-15）是出生后即有的终毛。眉毛分布在眉弓周围，以弧形分布为主；睫毛在眼睑缘上分布，平均长度约1 cm，微弯，较粗大，毛尖处突然变细，表面光滑（详见第三章）。

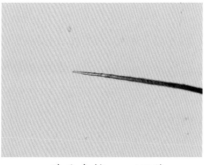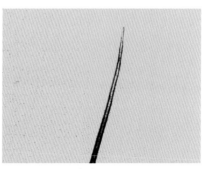

睫毛末梢　×100倍　　　　眉毛末梢　×100倍

图2-15　睫毛与眉毛

（六）鼻毛

男女青春期后在鼻腔内、鼻前庭生长的较为粗短且坚硬的毛发即**鼻毛**（rhinothrix），尤其男性较为浓密，甚至生长伸出鼻孔。鼻毛起到阻挡空气中灰尘、细菌等作用，毛囊末梢也有丰富的感觉神经末梢，感知敏感。

（七）其他终毛

青春期后，在性激素和遗传因素的作用下，尤其是男性，会在腿部、胸部、手与手指背部、足与足趾背部形成有别于毫毛的终毛，依据人种不同其浓密程度不一，直形、卷曲形均有，毛色跟人种肤色一致，黄色人种多为黑色、黄褐色，生长与分布也具有多样性，如男性腿部粗毛仅分布于小腿、小腿内侧、周身小腿、小腿延伸至大腿外侧或周身下肢，多与遗传因素相关，但腿毛无论浓密均终止于踝关节以上，踝关节以下足侧面均无毛发生长（图2-16）。尽管该类粗毛多在男性体表分布，但部分女性因为遗传因素和内分泌紊乱，腿部等处也可长出粗毛。

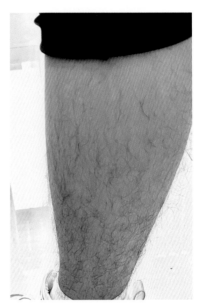

图2-16　男性小腿部粗毛（卷曲形）

三、胎毛

胎毛是出生前胎儿全身长满的细软而色浅的毛，在胎儿5月龄时开始旺盛生长，其大部分在出生前已经脱落，并由毫毛代替，但头发、眉毛和睫毛不脱落最终形成了终毛。

此外，关于毛发的生长，人类区别于其他哺乳动物，没有典型的季节性毛发脱落现象，而是不同性质毛发依据自己的生长周期而决定是否脱落，如头发生长周期可达3～10年，退化期为2～3周，静止期为3～4个月。健康人群，特别是青少年，85%的头发处于生长期，人均大约10万根头发，每日有70～100根静止期头发脱落，部分男性成年后在激素和遗传因素作用下出现局部头发毛囊萎缩坏死，形成永久性斑秃，即雄性秃或脂溢性脱发。而眉毛、躯干和四肢的粗毛生长期一般不超过6个月，静止期为6个月。毛发的生长速度也和毛干的粗细有相关性，如毫毛每周生长约1.5 mm，粗毛则为2.2 mm。人类的毛发无论毫毛还是终毛，毛囊的发育分化均在胚胎时期完成，出生后毛囊不再生长，故随身体生长，皮肤面积变大，毛发的密度变得较稀疏，而个体之间毛发的浓密度也不会因为环境因素而改变，但激素、环境、营养因素对单个毛囊的健康有调节作用，即毛干的粗细、毛发的生长速度、毛囊的萎缩坏死等。

（张黎）

第五节 人体表面艺术概论

　　医学科学的研究发展离不开人体解剖学的贡献。公元前4世纪，因为受到了希腊人体艺术影响，第一次的尸体解剖研究在亚历山德里亚医学院里实施，并对其进行了详细的记载。人体解剖学的发展到了文艺复兴时期已经达到了顶峰，"人是小宇宙"这一思想支配了文艺复兴时期整个艺术实践，人成为绘画和雕塑的主题。除了美术学院每年都会在圣玛利亚医院进行一次解剖课程外，其余大多解剖课程是在佛罗伦萨大学以科学的名义进行的。由于当时人体解剖是被禁止的，因此这些解剖实验都是艺术家们以私人名义进行实践，希望通过此举来更好地研究肌肉、骨骼和神经组织。要正确生动地描绘人，只知道人体外部的结构是不够的，必须进一步了解人体内部构造，因此当时许多画家、雕塑家同时也是解剖学家。波莱乌罗、达·芬奇、拉斐尔和米开朗基罗都曾有很多人体解剖手稿存世。

　　达·芬奇在留下多幅旷世名作的同时，也开创了无数人类科学的先河，解剖学就是其中之一，在他死后25年，人类才真正进入现代解剖学范畴。他曾说："画家有必要成为一位优秀的解剖学家，这样他才能勾画出裸露的身躯，才能了解肌腱、神经、骨骼和肌肉的解剖学。"达·芬奇一直遵循着他的前辈，同为艺术家兼工程师的莱昂·巴蒂斯塔·阿尔贝蒂所说的"在画人的衣着前，我们先要画他的裸体，然后在他身上披上衣料。在画裸体的时候，我们先要确定好他的骨骼和肌肉，然后再覆以皮肉，这样就容易了解每块肌肉在皮下的位置。"这本阿尔贝蒂所写的《论绘画》被达·芬奇视为"圣经"。达·芬奇孜孜不倦地研究了人体比例，他在不朽著作《绘画论》中对人体比例进行了精辟阐述，并得出了一种折中的比例，认为这种比例是最准确的和最美的，所以达·芬奇的比例论一直到现在都是研究人体比例的基础。达·芬奇对人体的肌肉的研究是为了表现人物的精神，他认为只有通过肌肉的运动才能表现精神的感受。他认为描绘人须具备足以表达出人物精神的那种姿势的素质，否则艺术将不配被称赞。由此可见，解剖学对艺术创作的重要性。

　　文艺复兴时期最伟大的解剖学家安德烈·维萨里是现代解剖学的奠基人。1543年他的图文并茂的论著《人体的构造》共7册，比较系统地记述了人体各器官的形态结构，纠正了前人的许多错误论点，是人类第一部人体解剖学著作。他与威尼斯画家提香·韦切利奥合作，制作了大量解剖插图，提出了对人体造型艺术的视觉感受和表现技法，所以医学解剖离不开画家，画家离不开人体解剖。文艺复兴时期的人文主义思想促进了科学、艺术的发展，也摧毁了中世纪基督教的禁欲思想，裸体的表现为人体造型学的发展创造了条件。

　　16世纪末，意大利波伦亚画派的卡拉奇家族创办了波伦亚美术学院，西欧学院派由此诞生。他们拟定了一套学院派的教学方法，首先要临摹大师的人体素描，然后画古希腊、古罗马的石膏像。他们以研究人体解剖结构、全面掌握人体造型方法为重点，最后进行人体和着衣模特写生，通过严格的教学程序和系统的基础训练，完善学生对人体结构的掌握。苏联美术学院解剖课教师经常由医学院解剖教授担任，其在上素描课时，将解剖教学与素描教学结合起来，并把解剖学课当作重要课目。这种教学方法一直沿用到当今中国艺术院校基础课教学中。

一、人体的外形观察

人的体态是最让人钦佩的，因为通过人的动作，其生命活力可以得到最好的体现。

（一）男女基本形态差异

女性人体与男性人体的形态区别主要体现在躯干、胸廓、骨盆及臀部之间的连接方式、体块比例的不同，以及两肩之间与骨盆、臀部之间比例的差异（图2-17）。具体的差别体现在以下几点。

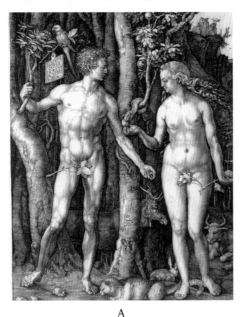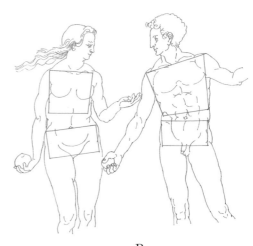

A   B

图2-17　《亚当和夏娃》，阿尔布雷特·丢勒（Albrecht Dürer，1471—1528年），版刻

（1）男性的头骨方而显大，女性的头骨圆而显小，所以在感觉上同高度的男女性，女性显得高。

（2）男性的颈部粗而显短，女性的颈部细而显长。

（3）男性的肩高、平、方、宽，双肩之间为2个"头长"；女性的肩低、斜、圆、窄，双肩之间不到2个"头长"（约为5/3个头长）。

（4）男性的胸廓大，两乳头之间为1个"头长"；女性的胸廓小，两乳头之间不足1个"头长"（图2-17B）。

（5）男性腰粗，腰部最细处（腰线）位置低，接近肚脐；女性腰细，腰部最细处（腰线）位置高，多高出肚脐（图2-17B）。

（6）男性的骨盆窄而高，因而臀部较窄小，只有1.5个"头长"或更窄；女性的骨盆阔而低，因而臀部比较宽大，与肩膀大致同宽，为1.5~2个"头长"或更宽。

（7）男性大腿肌肉起伏明显，轮廓分明；女性大腿肌肉圆润丰满，轮廓平滑。

（8）男性小腿肚大，脚趾粗短；女性小腿肚小，脚趾细长。

总之，男性人体在外形上因肩部宽于臀部而呈倒三角形状；外轮廓线刚韧，具有爆发力，呈现出阳刚之美。女性人体在外形上因肩部窄于臀部而呈梨状；外轮廓以曲线为主，非常柔和，外形凹凸有致，呈现出阴柔之美。由于男性骨骼和肌肉一般都比女性发达，腰部最细处（腰线）位置低，因而外形显得粗壮，而女性则显得修长。

（二）人体体形差异

人体体形大体可分为3种类型：匀称、胖、瘦。这3种类型的区别，首先取决于骨骼的差别，其次是肌肉多少和脂肪多少之别（图2-18，图2-19）。

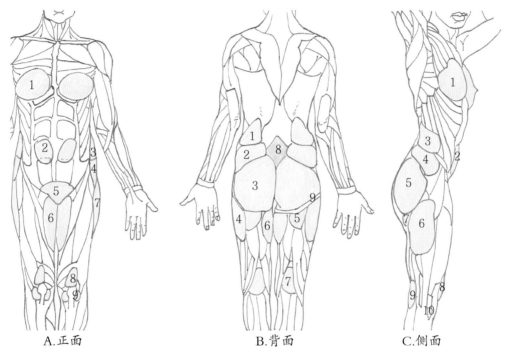

A.正面　　　　　　　　　B.背面　　　　　　　　　C.侧面

A.正面：1.乳房脂肪垫；2.腹壁脂肪垫（腹壁脂肪垫越大，肚脐下方的腹白线部分就越不明显，原因在于被厚厚的脂肪遮盖，腹部微微有些脂肪时，腹壁脂肪垫将呈"苹果"形）；3.腹侧脂肪垫；4.臀侧脂肪垫；5.耻骨脂肪垫；6.大腿内侧脂肪垫；7.大腿外侧脂肪垫；8.大腿前下部脂肪垫；9.髌下脂肪垫。

B.背面：1.腹侧脂肪垫；2.臀侧脂肪垫；3.臀后脂肪垫；4.大腿外侧脂肪垫；5.臀下脂肪扩展；6.大腿内侧脂肪垫；7.腘窝脂肪垫（腿一旦绷直，腘窝脂肪垫将会显露出来）；8."米氏菱形窝"；9.臀肌带：产生皮肤褶皱；当大腿弯曲时，臀沟会消失。相比男性而言，女性的皮下脂肪垫更多、更厚，由此产生"典型的女性曲线"。

C.侧面：1.乳房脂肪垫；2.腹壁脂肪垫；3.腹侧脂肪垫；4.臀侧脂肪垫；5.臀后脂肪垫；6.大腿外侧脂肪垫；7.臀下脂肪扩展；8.大腿前下部脂肪垫；9.腘窝脂肪垫；10.髌下脂肪垫。

图2-18　女性的皮下脂肪垫

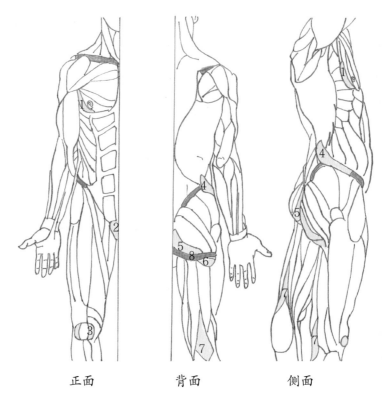

正面　　　　　　背面　　　　　　侧面

1.胸部脂肪垫；2.耻骨脂肪垫；3.髌下脂肪垫；4.腹侧脂肪垫；5.臀侧脂肪垫；6.臀下脂肪扩展；
7.腘窝脂肪垫；8.臀肌带：产生皮肤褶皱，当大腿弯曲时，臀沟会消失。

图2-19　男性的皮下脂肪垫

肌肉和脂肪等附着层的不同，会使人体存在肥胖程度的差异，也会导致躯干外形的差异很大。骨骼的一切表面关节如肩、肘、手、指、股、膝、趾等处的关节，在骨骼靠近肢体表面的那部分上，肌肉组织不会增加，也不易长出脂肪。四肢长得最粗的部分，是最远离连接点的地方。

胖的人的身材虽像肌肉发达的人一样短而粗，但他们肌肉松软，皮肤覆盖着大量空虚的、海绵一般充满气体的脂肪。肌肉发达的人则皮下充实而缺少气体，因而胖的人比肌肉发达的人在水中更容易浮起。

男性和女性人体储存和分布脂肪方式的不同进一步加剧了性别对人体外形的影响。男性的脂肪大多积聚在髂嵴和腹股沟韧带上方的腹部，所以这些线条能同脂肪一起变成明显的凹槽。女性人体的脂肪主要储存在臀部下方和大腿处，所以臀部一般比较圆润肥大，大腿的胯部比较宽大。

总之，男性的特征是颈部较粗，喉结突出，肩部宽，髋部窄，胸部发达宽厚，腰部以上较腰部以下长；骨盆高而窄，躯干挺直；脂肪层薄，骨骼、肌肉较显露。

女性的特征是颈部较细，颈项平坦，胸廓较窄，髋部较宽，胸部乳房隆起，腰部较高，腰部以上和腰部以下大约等长，骨盆宽而浅，腰部前挺，臀部向后突出，脂肪层厚，肌肉的划分不明显，躯干表面较圆润。

（三）年龄造成的差异

年龄造成的差异主要反映在脊柱的弯曲形状和肌肉、脂肪的附着层上，还有外观上表层皮肤松弛和丰满的程度不同。在人体生长的过程中，人体的比例随年龄的变化呈现年龄越大、头部越小的趋势，而下肢占全身的比例则越来越大。胸部和肩在发育过程中变阔，腰围在步入中年后变粗（图2-20）。

1. 儿童　初生儿至2岁，身高为4个"头长"；2~4岁，身高为5个"头长"；4~10岁，身高为6个"头长"；10~16岁，身高为6.5个"头长"；16~20岁，身高为7个"头长"；20岁以后渐长成7.5个"头长"。儿童体型的比例特点是头大，四肢短，手足小，上身显得长。儿童肩部和臀部的宽度相差不大，整个体形呈长方形。儿童所有的关节都瘦薄，两关节之间都肥宽，这是因为包在关节上的表皮无肉，只有联络关节的筋，而两关节之间则有肥胖的、饱满的肉填充在皮骨之间。虽然在关节处只有软组织，但也不会显得消瘦。由于这些原因，儿童的关节细瘦而两关节之间粗胖，这可见于指关节、臂关节与肩关节，他们瘦削而有深窝；成人则相反，他们的各关节都粗厚，在指头、手、腿各关节及其他在儿童身上凹陷的地方都鼓凸。因此在如花的少年时代，只要身材不肥胖、不太魁伟，也未停止发育，那么皮肤总是尽可能张紧的。后来由于四肢动作，覆盖在关节处的皮肤受到拉伸，因此当身体某部分伸直时，关节处的皮肤就皱纹累累。年岁愈长，肌肉愈瘦削，皮肤起皱，松浮不着肉，这是因为皮肉之间的体液尽失。

2. 老年人　老年人的脊柱弯曲度增加，腰弯背驼，其躯干部分的长度也慢慢缩短，因此全身的高度与青壮年时相比有所变矮，身高只有7个"头长"，甚至显得更矮。由于每人脊柱上颈曲、胸曲和腰曲的弯曲度不同，形成躯干背脊轮廓线和胸腹轮廓线也不同。老年人由于胸椎的弯曲度较大，肋骨下斜，外形上看就会有些驼背，胸部凹陷。儿童的胸椎较直，肋骨与水平面的交角较小，外形上看背部平直，弯曲度不大。而老年人身体其他部位的比例与其青壮年时相比变化不大。但是，老年人的头颅骨

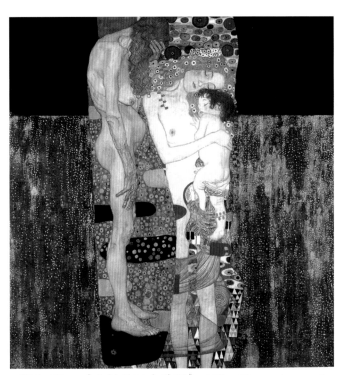

图2-20　《女性的三个阶段》（The Three Ages of Woman），古斯塔夫·克里姆特（Gustav Klimt，1862—1918年），1905年，180 cm×180 cm，罗马国立现代艺术美术馆藏

注：此画使用象征手法描绘了3位不同年龄阶段的女性，展现了女人一生的轨迹，并表达了画家对命运不可逆转的惆怅。左侧老年女性一手扶额，低头垂首似有消沉之感，她松弛的皮肤、下垂的乳房、布满皱纹并凸出的小腹和弯曲的肩，突出的血管都彰显了她的年迈。克里姆特极为倾心女性的美，描绘年轻的母亲时突出了年轻妇女肉感的一面。这样的女性，似乎是象征主义者偏爱的女性类型——"诱人的美女"。

骼有所变化，因牙齿脱落等原因，其下颌角度变大，引起了整个面颅的缩小。关节处的骨头比其他地方都粗，因此当人长大，皮骨之间的肌肉失去了水分从而更加贴向骨头时，身体这一部分就"相形见瘦"了。在多数情况下，许多肌肉看起来像是众多脂肪上的1块肌肉，并且当肌肉变瘦、变老，1块肌肉也会分成好几块肌肉。

达·芬奇认为身体各部分的形态和年龄有关，不应当在少年身上找寻肌肉和筋腱，而应当寻找柔嫩丰满、纹路单纯和圆润的四肢。描绘人体时应当竭力注意四肢的协调，使圆润的四肢与身体大小相适应，也与年岁相符，这就是说，年轻人的四肢只显露少数肌肉和几根血管，肌肤圆润，色泽美观，成年人的肢体应多筋、多肌肉，而老年人的皮肤则布满皱纹、血管和显眼的筋脉。达·芬奇把对解剖学的认知隐入总体形态中，使人体显得更加和谐（图2-21，图2-22）。

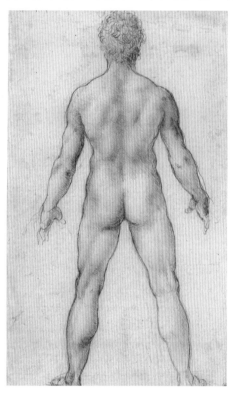 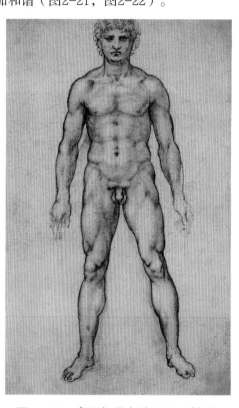

图2-21 《站立的男人体背面习作》，达·芬奇，270 mm×160 mm

图2-22 《面向观众站立的男性裸体》，达·芬奇，红色纸上的红色粉笔，236 mm×146 mm，温莎皇家图书馆藏

二、人体的比例

（一）"标准"的人体比例（body proportion）

人体是由各部分形体，按照一定的比例结合构成的。人体比例关系，是用数字来表示人体美。要正确塑造人体，必须掌握比例的一般规律，首先应将人体作为一个有机的整体来研究，而不仅仅是"零件"的装配。我们通常以"头长"为基本单位，来研究比较人体各部分之间的空间关系。

"标准"的人体比例，是综合多数人形体的平均数，属于标准比例。但是具体的人，会由于年龄、性别、发育差异等因素而各具特点，所以标准比例只能作为具体绘画的参考值，而具体对象的特征恰恰就在他（她）与标准比例的差别中。因此掌握标准比例非常重要，只有掌握了"普遍性"，才能发现"特殊性"。成年人全身高度为7.5个"头长"：从颅顶到下颌为1个"头长"（第1个），从下颌到乳头为1个"头长"（第2个），从乳头到肚脐为1个"头长"（第3个），从肚脐到会阴（表现为坐平面）为1个"头长"（第4个），从会阴到膝盖中部为1.5个"头长"（第5.5个），从膝盖中部到脚跟（足底）为2个"头长"（第7.5个）。或者，从肚脐到2个股骨大转子连线为0.5个"头长"，从大转子连线到足底为4个"头长"。

（二）黄金比例（golden section）

人体比例与不同时代的审美有关，因此，不同时代对人体比例的阐述不同。人体美学观察受到种族、社会、个人各方面因素的影响，牵涉到形体与精神、局部与整体的辩证统一关系，只有整体和谐、比例协调，才能称得上一种完整的美。比例论对文艺复兴时期的艺术家有极大的吸引力，被称为"神圣的比例"。比例法则不仅是为了使作品符合实际，更是美感的基础，美感完全建立在各部分之间神圣的比例关系上。绘画和建筑中的比例就等于音乐中的和声，达·芬奇认为这是绘画必修课之一，学画的儿童必须先学万物比例。黄金分割律是在公元前6世纪由古希腊数学家毕达哥拉斯发现的，后来古希腊美学家柏拉图将此称为黄金分割（图2-23）。这其实是一个数字的比例关系，即把一条线分为两部分，此时长段与短段之比恰恰等于整条线与长段之比，其数值比约为1.618∶1或1∶0.618，也就是说长段的平方等于全长与短段的乘积。0.618，以严格的比例性、艺术性、和谐性，蕴藏着丰富的美学价值。

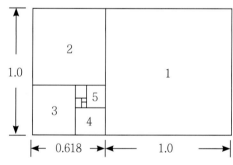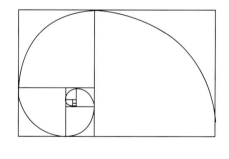

图2-23 黄金比例示图

注：公元前1世纪，罗马建筑师维特鲁威将人体的自然比例运用到了建筑的丈量上，获得了巨大的成功。在中世纪时，艺术已经完全背离了人体的经典比例。最后，达·芬奇创作出的《维特鲁威人》给出了最好的"答案"。在16世纪，阿尔布雷特·丢勒所著的《人体比例研究》4卷书（1528年）第一次正式定义男性、女性和儿童的解剖比例。

1. 人体的黄金比例 从艺术史上看，人体高度被设定为7.5个"头长"的这一人物造型标准，是在大约2400年前由希腊艺术家发现的，之后逐步演变形成一套章程法典，称之为**"黄金分割律"**（Golden Mean）。在中世纪，人们认为这个比例富有无比的神秘性，把它命名为"神授比例"。而罗马艺术家意识到希腊文化系统不变的价值，也按希腊的人体比例确定了自己的标准。在文艺复兴艺术和学术的重新兴起中，艺术家将希腊人物形象比例的理想标准，称为"神圣的比例"，将塑造人体的比例法则，当作塑造好人体形态的依据和重要标准，又以此作为产生视觉美感的基础。

画家们发现，按0.618∶1来设计腿长与身高的比例，画出的人体身材最优美，而现今的女性，腰部以下的长度平均只占身高的0.58，因此古希腊维纳斯女神塑像及太阳神阿波罗的形象都通过故意延长双腿，使腿长与身高的比值为0.618，从而创造艺术美（图2-24）。

达·芬奇在研究黄金分割与人体关系时，发现了人体结构中有14个"黄金点"（物体短段与长段的比值为0.618），12个"黄金矩形"（宽与长的比值为0.618的长方形）和2个"黄金指数"（两物体间的比例关系为0.618）。14个"黄金点"如下：

①肚脐：头顶-足底之分割点（是图2-24中A线与B线的黄金分割点）；②喉：头顶-肚脐之分割点（是图2-24中C线与D线的黄金分割点）；③④膝关节：肚脐-足底之分割点；⑤⑥肘关节：肩关节-中指尖之分割点；⑦⑧乳头：躯干乳头纵轴上之分割点；⑨眉间点：发际-颏底间距上1/3与中下2/3之分割点；⑩鼻下点：发际-颏底间距下1/3与上中2/3之分割点；⑪唇珠点：鼻底-颏底间距上1/3与中下2/3之分割点；⑫颏唇沟正路点：鼻底-颏底间距下1/3与上中2/3之分割点；⑬左口角点：口裂水平线左1/3与右2/3之分割点；⑭右口角点：口裂水平线右1/3与左2/3之分割点。

达·芬奇的人体比例实验图（图2-25）画的是生活在15世纪意大利的一个男子的理想比例。这幅素描的人体比例理想标准被许多西方艺术家们采用。在这幅手稿下面的注释中，达·芬奇对这个姿势做了附加说明：双腿分开，直到头部下降的高度为身高的1/14，抬起双手，直到伸出的手指碰到头顶的水平线，这时伸展的四肢中心就在肚脐，而双腿之间的区域将是一个等边三角形。这一页上的其他注释提供了更详尽的尺寸和比例，而且注明引自维特鲁威建筑师。维特鲁威在他的建筑学著作里写到人体尺寸比例，分布如下。

人平伸双臂的宽度等于身高；从前额发际线到下颌底部的距离是身高的1/10；从下颌底部到头顶部的距离是身高的1/8；下颌到鼻子的距离，以及眉毛到发际线的距离

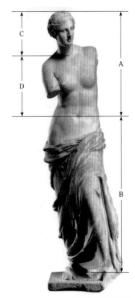

图2-24 《米洛斯的维纳斯》，阿历山德罗斯，约公元前1世纪，大理石，高204 cm，法国卢浮宫博物馆藏，古希腊文物

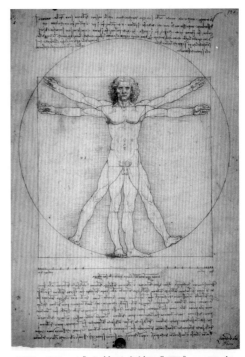

图2-25 《人体比例标准图》，又名《维特鲁威人》，达·芬奇，钢笔和墨水，34.3 cm×24.5 cm，威尼斯学院美术馆藏

都等于耳朵的长度，并且是脸长的1/3；从胸部上缘到头顶的距离是身高的1/6；从胸部上缘到前额发际线的距离是身高的1/7；双肩最宽处是身高的1/4；从乳头到头顶的距离是身高的1/4；从肘部到中指尖的距离是身高的1/4；从肘部到腋窝的距离是身高的1/8；手掌的全长是身高的1/10；阴茎的根部位于身高1/2处；脚长是身高的1/7；足踵至膝下是身高的1/4；膝盖到阴茎根部的距离是身高的1/4。

2. 面部黄金分割律　黄金指数：①鼻翼宽与口角间距之比近似黄金指数；②口角间距与两眼外眦间距之比近似黄金指数。0.618，作为一个人体健美的标准尺度之一，是无可非议的，但不能忽视其存在着"模糊特性"，它同其他美学参数一样，都有一个允许变化的幅度，这受种族、地域、个体差异的制约。

面部的黄金矩形：①面部轮廓，眼水平线的面宽为宽，发际线至颏底间距为长；②鼻部轮廓，鼻翼为宽，鼻根至鼻底间距为长；③唇部轮廓，静止状态时上下唇峰间距为宽，口角间距为长。人类的脸之所以有美感是因为一些面部特征与"神圣比例"相关，从古至今都是这样（图2-26，图2-27），现代人总结出的这些规律进一完善了达·芬奇所发现的比例。

3. 真实解剖比例与绘画比例　达·芬奇画过的女性肖像，每一幅都堪称艺术史上的杰作。其成功密码在哪里？在每一幅画的表面都加了一个连接画中人物头部和胸部上方（到紧身胸衣处）的黄金矩形。另外，在矩形上半部分作一个正方形，正方形大小依头部高度而定。这些正方形对角线的交点落在人物"占据构图优势地位"的那只眼睛处。一条垂线在和眼睛非常接近的地方把肖像一分为二，遵循了克里斯托弗·泰勒的中线原则。蒙娜丽莎的脸由一个黄金矩形构成，

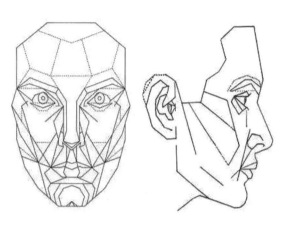

图2-26　马夸特面具

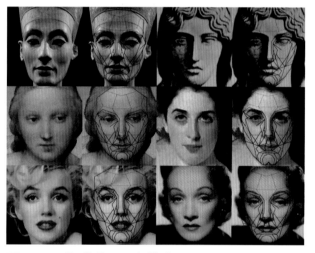

图2-27　斯蒂芬·马夸特（Stephen Marquardt）博士挑选的历史上6个美女的原像和加上马夸特面具之后的图像

注：（左上）埃及王后纳芙蒂蒂（约公元前1350年）；（右上）阿斯帕西娅头像（公元前5世纪）。（左中）拉斐尔《圣母子》（1505年）中的圣母；（右中）约翰·辛格·萨金特《阿格纽夫人》（1893年）。（左下）玛丽莲·梦露（1957年）；（右下）玛琳·黛德丽（1936年）。这些面孔与面具吻合程度相当好，不愧为衡量标准美女的有效尺度，在正面姿势面具中，鼻孔周围构成一个角度为72°-36°-72°的黄金三角形，当人物张开口微笑时，口和下颌周围会构成一个五边形。

她的身体是黄金三角形（72°-36°-72°）。我们首先从她们的头顶到紧身胸衣上端画一个黄金矩形，下颚落在占据黄金矩形上半部分的正方形底边上，左眼（或"主要眼睛"）位于正方形中心。达·芬奇要让观众的目光穿过画中人的眼睛上下移动，以创造视觉上的生动效果。他发现在大多数只有一个人物的肖像画中，垂直平分画布的线条会通过非常接近某只眼睛的位置，可能是左眼也可能是右眼。达·芬奇在艺术创作和科学研究中亲身实践的一套方法与现代科学研究方法论极其类似，其中包括细心实验、细致观察、收集大量数据以及综合所收集的数据形成理论解释。他不仅能够精确地描绘人物形象，还能使他们丰富的内心跃然纸上（图2-28）。

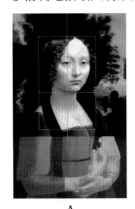 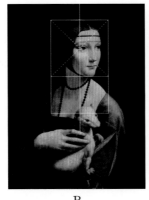 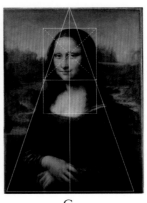 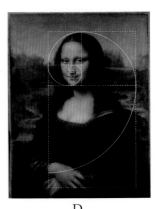

A   B   C   D

A.《吉内芙拉·德·本奇》，达·芬奇，约1474年，嵌板油画，39 cm×37 cm（右侧边缘和画板下方1/3缺失，是之后经电脑处理恢复的，但是电脑着色对手部色彩的处理显得有些单调。不过我们至少有机会目睹吉内芙拉在原画中可能的形象），华盛顿国家美术馆藏。

B.《抱银貂的女子》，达·芬奇，约1485—1490年间，嵌板油画，54 cm×39 cm，恰尔托雷斯基博物馆藏。

C、D.《蒙娜丽莎》，达·芬奇，1503年，嵌板油画，77 cm×53 cm，卢浮宫博物馆藏。

图2-28　达·芬奇黄金比例图示

（三）种族的比例差异

由于人类种族的不同，反映在人体上的体型就有些差别，人类3大种族（白色人种、黄色人种、黑色人种）在体型上都略有差别。黑色人种属于短躯干型，身高中点在耻骨联合处，头大，具有较长的下肢和上肢，而躯干较短。黄色人种属于长躯干型，身高中点在耻骨联合处之上，头大，具有较短的下肢和较长的上肢。白色人种头小，颈粗，胸小，腹长，上肢短，下肢比黄色人种长，身高中点接近耻骨联合处。

正如黄金分割律是美的法则之一一样，比例也是形象美的一个重要方面，是形象的内在节奏和韵律的体现，是形象特征的重要内容，它赋予形象以外貌特征。比如某人是个大长脸或正方脸都是指脸的长和宽的比例所形成的特点。又如某人长得很匀称，自然是指全身比例协调形成的特征。而且，比例往往传达着形象的某些内在性格，正像人们常说的某人"短小精悍""小巧玲珑"或"傻大黑粗"等形容其性格特点一样。

由此看来，艺术家在处理比例时常常是各行其道的。古希腊艺术家追求人体比例的匀称，强调比例的规范化、共性美。注重细节的丢勒，当他发现理想形象并不适合他的艺术时，他追求属于自己的比例美；而米开朗基罗和艾尔·格列柯后来在表达人文主义思想和表现虔诚的人物形象时，热衷于采用夸张的人物造型，以小头、小手脚、大躯干为美，突出人的巨大感和力量感；法国古典主义大师继承黄金分割律这一传统，形成普桑、安格尔的某种相类似的比例特点；伦布朗的比例追求现实性，很接近生活原型，强调了形象的质朴和个性；柯勒惠支的形象比例是在矮小宽厚之中表现当世底层劳动群众的压抑感和抗争中蕴藏的爆发力。但有一点可以肯定，采取不同的比例，呈现出来的人体造型的效果就有所不同。不同的人体比例，能产生不同的美感形式。可见比例不完全是尺度上的准确，它有着更重要的自身规律，简而言之就是要在节奏上合乎规律的变化和整体的协调。很多时候我们是要用这些常规的比例知识去认识对象，发现对象的特有比例和节奏上的变化。但重要的是，绝不要把它们变成教条。昔日的希腊模式也是如此，它旨在充当创作发明的准备阶段，是艺术院校学生掌握绘画技法常识的尺度，而非大师们的标准。

（许莹）

第六节　人群种族的形体差异

一、人体种族的划分和形体特征

人种也称种族，是根据遗传的体质特征来区分的人类群体。体质特征尤其是形态特征是区分各人种的标志。这些特征是在一定的地域内，不同人种长期适应自然环境形成的。与人种分类有关的性状包括体表结构和生理、生化特征。体表结构主要包括肤色、发型、发色、眼色、脸型、身高、头型、胡须、体毛、面型和肤纹等，生理、生化特征主要包括血型、PTC（苯硫脲）尝味、色盲、牛奶过敏等。本书主要关注的是体表结构的差异。

对于人种划分描述性的特征主要包括：活体的发型，头发硬度，皮肤、头发和虹膜颜色，上眼睑褶和内眦赘皮及其发育程度，鼻子外观的许多特征（鼻凹点、鼻背、鼻尖、鼻基底、鼻翼），颧骨突出的程度和面部扁平的程度，唇的前突，唇的厚度，额部的倾斜，眉弓发育状况，眉毛的浓密程度，胡须和汗毛的生长状况，面部轮廓，后脑壳形态，耳郭的特点及其构成。测量性的特征则主要包括：身体长度（身高），臂、腿及其各部分的长度，各部位径长，头的长度、宽度和高度，面部鼻及耳的长度和宽度，唇厚度，口宽度和上唇高度。

不同学者对于人种的划分提出过许多不同的分类系统。世界上70多亿人口中，按照三大人种的分类方法，亚美人种（又称黄色人种或蒙古人种）约占世界人口的41%，欧亚人种（又称白色人种或欧罗巴人种）约占世界人口的43%，而赤道人种（又称黑色人种或尼格罗-澳大利亚人种）则只占世界人口的16%。在每一个人种中，都包含着众多的民族，同时，也有一些民族是由两个甚至多个人种混血融合而形成的。 而最简明的分类系统是根据体表特征将全世界的人类分为四大人种，即黄色人种、白色人种、黑色人种和棕色人种。四大人种的特征和分布如下。

（一）黄色人种

黄色人种又称蒙古人种或亚美人种。他们的主要体质特征是肤色黄；头发粗而直，色黑；眼色黑或深褐；面部宽阔，颧骨突出；鼻梁低；眼有内眦褶，外角稍向上斜，呈所谓"丹凤眼"；胡须等体毛最为稀少。黄色人种主要分布于亚洲的大部分地区和美洲。

（二）白色人种

白色人种又称高加索人种或欧亚人种。他们的主要体质特征是肤色、发色和眼色都较浅；头发常呈波浪形；鼻梁高而窄；胡须等体毛发达。白色人种主要分布于欧洲、西亚、北亚、北非等地。

（三）黑色人种

黑色人种又称尼格罗人种或非洲人种。他们的主要体质特征是肤色黝黑；头发黑而卷曲；眼色黑；鼻宽而扁，唇特别厚且外翻；胡须等体毛较少。黑色人种主要分布于非洲的大部分地区。

（四）棕色人种

棕色人种又称澳大利亚人种。他们的主要体质特征是肤色棕色或巧克力色；头发棕黑而卷曲；鼻极宽而高度中等；口鼻部前突；胡须等体毛发达。棕色人种主要分布于澳大利亚、新西兰及南太平洋岛屿。

二、民族的划分和形态特征

（一）民族的定义

民族（nation）是指人们在一定的社会发展阶段形成的有共同的语言、共同的地域、共同经济生活及表现出共同的民族文化特点，具备共同心理素质的稳定的共同体。

广义的民族，泛指人们在历史上形成的、处于不同历史阶段的各种共同体，如原始民族、古代民族、近代民族、现代民族、土著民族等，甚至氏族、部落也可以包括在内；或用以指一个国家或一个地区的各民族，如中华民族、阿拉伯民族等。狭义的民族，指现代民族，即现代各个具体的民族共同体，如英吉利人、德意志人、法兰西人、汉族、蒙古族、满族、回族、藏族等。

（二）人种与民族的区别

共同的语言是人们进行密切交往的工具，共同的文化与心理特点则反映一个民族的精神面貌。共同的地域是共同的经济生活的必要条件，共同的经济生活（即人们日常的生产、分配、交换和消费活动）是形成民族的物质基础和最主要的标志，民族与人种不同，人种是具有共同体质类型的人类群体。

（三）世界上的民族

截至2021年，全世界共有近80亿居民，分属2 000多个民族。其中汉族是世界上人口最多的民族，目前接近13亿人；菲律宾棉兰老岛的塔萨代族是人数最少的民族，仅24人。据统计，人口上亿的民族有7个，百万以上的民族有300多个，十万以上的民族有770多个。这些民族约占世界人口的99%以上，而其余1 000多个民族的人口尚不足世界人口的1%。人口的地区分布极不均衡，亚洲占58%，欧洲占17%，美洲占14%，非洲占10.5%，而大洋洲只占0.5%。

亚洲民族多属黄色人种，占亚洲人口的59%，分布在东亚和东南亚。其次属白色人种的民族，占亚洲人口的29%。欧洲是种族构成比较单一的洲，其居民99%属白色人种（欧罗巴人种）。黑色人种约占非洲人口的2/3，大多分布在撒哈拉沙漠和埃塞俄比亚高原以南。美洲的民族除印第安各族外，多是近代才形成的。从15世纪末开始，欧洲移民陆续迁入，使美洲的民族构成发生了巨大变化，包括属黄色人种的印第安人，还有属欧罗巴人种的欧洲移民，属黑色人种的非洲"黑奴"后裔，以及不同种族互相通婚而形成的混合人种类型。大洋洲的民族主要是欧洲、美洲和亚洲的移民及其后裔，约占该地区人口的2/3。大洋洲各土著民族，多属澳大利亚人种以及各种混合人种类型。

（四）中华民族

中国共有56个民族，总称为中华民族。根据第7次全国人口普查统计，2020年11月1日零时全国总人口约为14.435亿人，其中：汉族人口约为12.863亿人，占91.11%；各少数民族人口约为1.255亿人，占8.89%。

中国北方少数民族种族成分较复杂，以东亚蒙古人种成分为主，其次为北亚蒙古人种、欧罗巴人种成分（西北）。蒙古族为北亚蒙古人种中的中亚细亚变种，面高宽、扁平、颅短阔。朝鲜族为东亚蒙古人种，与华北汉族相似，面高阔，鼻宽，色素缺乏。达斡尔族与朝鲜族相似，以东亚蒙古人种为主的同时含有明显的北亚蒙古人种特征，胡须少，眼裂窄，蒙古褶发达，面高窄，头短宽，多圆头型。鄂温克族为北亚蒙古人种，肤色、发棕褐，直发多，眼色浅蓝，蒙古褶发达，面阔，鄂伦春族与其相似。赫哲族与朝鲜族相似，以东亚蒙古人种为主，北亚蒙古人种成分明显，蒙古褶发达，面阔，头短而宽，整个头圆而高。锡伯族也为东亚蒙古人种，与达斡尔族相似，身材中等，发直硬，胡须少，蒙古褶发达，鼻型窄，颧部宽平，头短阔，面狭长。东乡族和保安族近似东亚蒙古人种，面狭，鼻窄，中头与高头型。裕固族为东亚蒙古人种，但面型十分狭窄，体高，鼻根高，鼻梁直，狭鼻型，头短高。柯尔克孜族为亚洲蒙古人种，头圆高，鼻高中等，狭鼻型，面高宽，中面型，红唇薄。哈萨克族基本种系为蒙古人种，分类上接近南西伯利亚人，眼裂水平、大，鼻窄根高，面阔，头高阔，体高。塔吉克族与欧罗巴人种主干下面的印度-地中海人种非常接近，胡须、毛发浓密，眼裂水平、大，鼻根高、鼻尖下垂，中头型，体中等。

南方少数民族数量较多，种族成分包括东亚蒙古人种和南亚蒙古人种。藏族属于东亚蒙古人种，与华北、西北汉族接近，发黑、硬直，眼色褐，蒙古褶多，狭鼻型，唇中等，中头型，毛稀。白族为东亚蒙古人种，肤色浅，眼色褐，发黑直，多狭鼻型，中头型，体中等。彝族为东亚蒙古人种，与白族、藏族比较接近，肤色浅，眼色深，发黑，多直发，中鼻型，阔面型，中头型，体矮。壮族属于东亚、南亚蒙古人种，发黑直，眼色褐，多中鼻型，面多阔面型，近圆头型的中头型，长高比为高头型。傣族为南亚蒙古人种，肤色深，发黑直，眼裂大，鼻宽，多中鼻型，面低矮，多中-阔面型，唇厚，头多中头型，体矮。黎族除东亚蒙古人种成分外，含较多南亚蒙古人种特征，发黑直、软，眼色褐、眼裂大，鼻底上翘、鼻宽，唇中偏厚多凸，头型较圆，体矮。哈尼族、傈僳族、景颇族均以东亚蒙古人种成分为主。布朗族以南亚蒙古人种成分为主。

民族，也和其他历史现象一样，有其自身发生、发展和消亡的过程和规律。人类区分为民族的历史，在整个人类历史漫漫长河中只是短暂的一瞬。然而，正是由于出现了民族划分，我们这个星球开始出现纷繁多变的民族情况和民族关系，同时也向人类的智慧和科学领域提出了一系列值得思考、探索的重大课题，从而引起了人们的关注和研究。

（姜雪梅）

03

第三章

Chapter Three

头　部

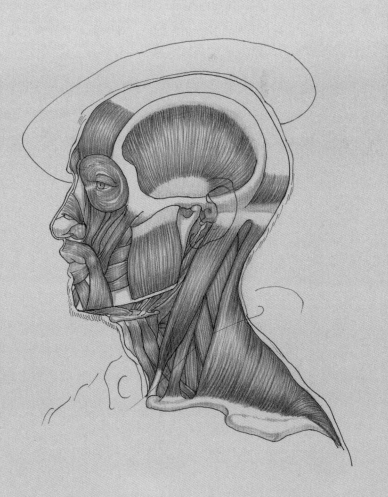

头部（head）位于人体最上部，以下颌骨下缘、下颌角、乳突尖端、上项线与枕外隆凸的连线为界分为后上方的颅部和前下方的面部。其中，脑颅部长有头发、眉毛；其内腔为颅腔，容纳脑及其被膜。面颅部有胡须、睫毛、毳毛等和视器、位听器、口、鼻等器官。鼻腔与口腔是呼吸、消化道的门户。视器、位听器及口、鼻黏膜中的味器和嗅器属于特殊感受器。面是人类传情的重要部位。面部丰富的表情变化为人类所特有，唇是介于皮肤和黏膜之间的一种结构。

一、表面骨性标志

头部含有23块颅骨，其中15块构成面部框架，8块围成颅腔，外面衬有肌肉、皮肤等。由于头部表面皮下组织和肌肉较薄，许多骨性标志可在表面观察或触及到（图3-1）。

（一）眉弓

从前面观察，可以看到眶上缘的上方、额结节下方有一弓状隆起称为**眉弓**（superciliary arch），男性眉弓较女性明显，此处的皮肤表面长有眉毛。眉弓适对大脑额叶下缘。

（二）额结节

眉弓上方约1.5 cm处的隆嵴称为**额结节**（frontal tuber），其深部是额窦。

（三）眉间

两眉之间有一水平嵴，称为**眉间**（glabella），其位于鼻额点上方约2 cm处。

（四）眶上切迹

眶上切迹（supraorbital notch）有时成孔，位于眶上缘中、内1/3交界处，有眶上血管和神经通过。用力按压此处，可有明显疼痛感。临床上常用该特点来判断患者的意识状态。

（五）眶下孔

眶下孔（infraorbital foramen）位于眶下缘中点下方约0.85 cm（男性约0.83 cm，女性约0.97 cm）处，相当于鼻尖与眼外角连线的中点。其有眶下血管和神经通过，是眶下神经阻滞麻醉部位。

（六）鼻额点

眉间下方约2 cm处即鼻根中央的凹陷是**鼻额点**（nasion），相当于额骨鼻突与鼻骨相接处，向下可看到鼻背、鼻尖、鼻翼等。

（七）鼻唇沟

鼻两侧有**鼻唇沟**（nasolabial sulcus），可分为鼻面沟和唇面沟，前者为鼻的侧面与面部之间的长形凹陷，在此处做小手术切口缝合后疤痕不明显；后者是上唇与颊部之间的斜形凹陷，左右各一，在整形手术时常用此处作为判断面容恢复情况的标志。

（八）耳屏和耳郭

面部两侧可看到耳甲腔的前方呈突起状的**耳屏**（tragus）和后方的**耳郭**（auricle）。耳屏前方约1 cm处可以触摸到颞浅动脉的搏动；也可在此检查颞下颌关节的活动情况。

（九）颧弓

在耳屏至眶下缘的连线上有一突起的**颧弓**（zygomatic arch），即面颊隆起部位，由颞骨的颧突与颧骨的颞突共同组成，约3横指长，并且均可触及。该处是颌面部骨折的好发部位之一。此外，颧弓上缘相当于颞叶前端下缘，颧弓下缘与下颌切迹之间的半月形中点为咬肌神经封闭及上、下颌神经阻滞麻醉的进针点。

（十）翼点

在颧弓中点上方约3.8 cm的浅窝为**翼点**（pterion），是由额骨、顶骨、蝶骨和颞骨连接而成"H"形缝隙，为一小圆形区域。该处是颅骨最薄弱的部分，而且内面有脑膜中动脉前支经过，所以此处受到暴力打击时最易发生骨折，并常伴有脑膜中动脉断裂出血而形成的颅内硬脑膜外血肿。

（十一）乳突

在耳垂的后方可摸到**乳突**（mastoid process），其根部前方有**茎乳孔**（stylomastoid foramen），面神经由此孔出颅。在乳突后部颅骨内面有乙状窦沟，容纳乙状窦。行乳突根治术时注意勿伤及面神经和乙状窦。

（十二）枕外隆凸

枕外隆凸（external occipital protuberance）是枕骨外面正中最突出的隆起，位于头颈的交界处，有项韧带附着。内面与窦汇相对，其下方为枕骨导血管，颅内压增高时导血管常会扩张。施颅后窝开颅手术时，若沿枕外隆凸做正中切口，注意勿伤及窦汇和导血管，以免引起大出血。

（十三）上项线

上项线（superior nuchal line）为枕外隆凸向外侧至乳突的弯曲骨嵴，有胸锁乳突肌和斜方肌附着，内面与横窦齐平。

（十四）颏结节

头颈在前面的交界是下颌下缘，在下颌正中可摸到**颏结节**（mental tuberde），又称颏隆凸。

（十五）下颌角

下颌角（angle of mandible）为下颌骨体下缘和下颌支后缘相交处，位置突出，骨质较薄，是下颌骨骨折的好发部位。男性下颌角多呈直角，女性多弯曲。

（十六）颏孔

颏孔（mental foramen）位于口角或下颌第2前磨牙牙根下方，下颌体上、下缘连线的中点处，呈卵圆形。此处有颏血管和神经通过，是实施颏神经阻滞麻醉的部位。一般眶上切迹、眶下孔和颏孔三者在一条线上。

（十七）髁突

髁突（condylar process）位于颧弓下方、耳屏前方。在张、闭口运动时，可触到髁突前后滑动，若其滑动受限，可导致张口困难。

（十八）前囟点

前囟点（bregma）又称额顶点或冠矢点，是冠状缝和矢状缝的交点。由于新生儿此处的颅骨尚未完全骨化，骨缝间充满纤维组织膜，呈菱形。前囟点在幼儿1～2岁时闭合，临床上可借前囟的膨出、内陷和闭合时间来判断颅内压的高低和骨的发育情况。

（十九）人字点

人字点（lambda）又称顶枕点，是矢状缝的后端和人字缝的交点，呈三角形，在枕外隆凸上方约6 cm处，此处即为新生儿的后囟点，约出生后3个月闭合。患营养不良、脑积水和佝偻病时，前、后囟点均闭合较迟。

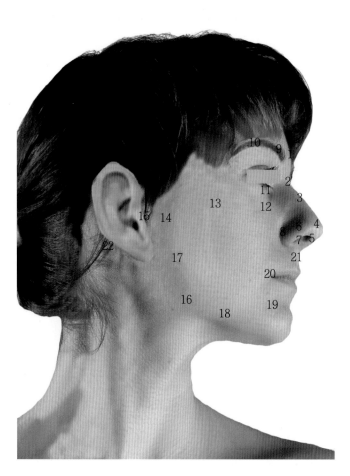

1.眉间；	13.颧弓；
2.鼻根；	14.下颌头；
3.鼻背；	15.耳屏；
4.鼻尖；	16.下颌角；
5.鼻中隔；	17.下颌支后缘；
6.鼻翼；	18.下颌体下缘；
7.外鼻孔；	19.颏孔；
8.鼻翼沟；	20.口角；
9.额切迹；	21.人中；
10.眉弓（眉毛）；	22.乳突。
11.眶下缘；	
12.眶下孔；	

图3-1　面部前面及右侧面部体表标志

二、软组织

面部的肌肉可分为两类，即咀嚼肌和表情肌。表情肌一端连于颅骨和筋膜，另一端止于皮肤，此类属于皮肌，从广义上讲咀嚼肌在一定程度上也参与形成表情。表情肌大多分布在眼、耳、鼻、口的周围，呈环状或放射状排列，收缩时可关闭孔裂。这些面部肌肉的收缩与舒张，使表皮随之运动产生表情。肌肉在衰老的过程中，逐渐萎缩失去弹性，表皮就会失去依托而出现褶皱，从而形成皱纹。年龄越大，皱纹越多、越深。肌肉运动的方向与皱纹的走向基本上是互相垂直的。额部肌肉上下运动，如扬眉时，额肌收缩，产生的额部皱纹呈水平波浪形；眼轮匝肌呈环形，围绕着眼睛一圈圈平行向外，眼部皱纹随之呈辐射状，最为明显的是眼外眦的"鱼尾纹"。嘴部肌肉活动所产生的皱纹与眼部相似。我们常可以看到一些人在谈话时眉飞色舞，额部肌肉收缩频繁，加速了额纹的产生，有的人爱皱眉，使眉间纹过早地出现，常见的"鱼尾纹"则主要是由经常眯眼引起的。因此，要防止和减少皱纹的产生，就必须注意控制面部肌肉进行不必要的运动。咀嚼肌有4对，即颞肌、咬肌、翼内肌和翼外肌。通过咬紧、放松牙齿，手放在颞窝可以摸到颞肌，在下颌角前缘可以摸到咬肌。咀嚼肌的作用主要是运动下颌骨。其中颞肌、咬肌和翼内肌收缩时的作用力是垂直方向上的，可用于上提下颌骨，称作闭颌肌；翼外肌位于水平方向，它的作用是前伸下颌并参与开颌运动。

头部的皮肤较厚并长有头发和眉毛，头发以发际为界与面部和颈部形成明显分界，额部发际的高低个体差异较大，头发与鬓眉有疏密、黑白、软硬、长短、曲直、蓬松和光滑等类型。头发在顶部有1~2个旋点。此处头皮暴露，头发围绕此点呈风叶状分布。面部的皮肤较薄，具有不同的皮纹，富有毛囊、汗腺和皮脂腺，是皮脂腺囊肿和疖肿的好发部位，皮下组织疏松，易伸展移动，但颊部，尤其是鼻部的皮肤与皮下组织结合紧密，不易分离，在活体体表有时可以隔皮肤看到颞浅动脉的搏动和颞浅静脉的走行。随着年龄的增加，皮肤会逐渐出现皱纹。

三、动脉、神经和器官的投影（图3-2）

（一）面动脉的体表投影

面动脉（facial artery）在自下颌骨下缘与咬肌前缘相交处，经口角外侧约1 cm、鼻翼外侧至内眦的连线上。

（二）面神经的体表投影

面神经（facial nerve）经茎乳孔出颅，位于外耳道后缘深部，耳屏间切迹（在耳屏和对耳屏之间）的前方是面神经出颅部位的表面标志。面神经主干经乳突前内方、耳垂下方，向前进入腮腺。

（三）腮腺的体表投影

外耳道前下方，夹在下颌骨和乳突与胸锁乳突肌之间。**腮腺**（parotid gland）前缘体表投影是自下颌髁下降至咬肌中点再到下颌角后下方约2 cm处的连线。自下颌髁越过耳垂至乳突的

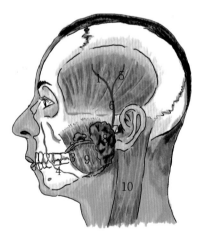

1.颞浅动脉的颞支；2.腮腺导管；3.口角；4.面动脉；5.颞浅动脉的顶支；6.颞浅动脉；7.耳屏；8.腮腺；9.咬肌；10.胸锁乳突肌。

图3-2 面动脉、颞浅动脉、腮腺和腮腺导管的投影

039

曲线相当于腮腺的凸形上缘。前缘和上缘后端终点的连线相当于腮腺的下缘。

（四）腮腺导管的体表投影

相当于鼻翼与口角间连线中点至耳屏间切迹连线的中1/3段。用手指在咬肌前缘滚动并向后挤压，可在面部（在口腔前庭会更好）摸到**腮腺导管**（parotid duct）。在牙齿咬紧时，沿紧张的咬肌更易触摸到。

（五）颞浅动脉的体表投影

在外耳门的前方上行，越颧弓根部至颞部皮下。活体上，在外耳门的前上方、颧弓的根部可摸到颞浅动脉的搏动，头皮部出血时可在此处压迫止血。

第二节 眉

眉（eyebrow）是人体面部位于眼睛上方的毛发，起自于眼眶内上角，沿着眶上缘止于眼眶外上角（图3-1）。眉的内端称为眉头，外端称为眉梢，略呈弧线形，弧线的最高点称为眉峰，眉峰的明显程度与形状会因性别、年龄等因素而有所区别。比较理想的结构是眉头在内眼角上方偏内侧一些的位置，眉峰的位置在眉梢至眉头的外1/3处，眉梢的位置在眼尾至鼻翼外侧的斜线上。

眉毛的形状与生长方向：眉头，圆；眉梢，方尖。眉头部分斜向外上方生长，眉梢部分斜向外下方生长。眉的高低、粗细、颜色的深浅因人而异，眉毛的生长分上下两组，上组眉梢部分向外下方斜长，下组眉头部分眉毛先向上长，而后平斜长，两组眉毛在眉中间略有交错。眉毛的长势虽然大致相似，但每个人的眉毛形状却大不相同。诸如柳叶眉、八字眉、剑眉、火焰眉、寿字眉、卧蚕眉、一字眉、蛾眉、火刀眉和刁眉等。因此眉毛的长短、宽窄、浓淡、形状、弯曲程度差异较大。男性眉平而粗，女性眉细而弯，老人眉毛长，儿童短而淡。眉毛的寿命大约是6个月。眉间肌起自眉间斜向外上方，止于眉部皮肤，收缩时可使双眉向中间靠拢而表现疼痛和愁思等表情。降眉间肌起自鼻骨，向上终于眉间皮肤，收缩时可使眉头向下、鼻根产生横纹，表现愤怒、凶狠、威胁等表情。

常见眉型有以下几种。

1. **离心型** 眉间距离大，眉毛的位置偏向脸的外侧，容易使眉毛和鼻根处显得开阔。

2. **向心型** 左右两条眉毛均向鼻根处靠拢，两者离得很近，有的甚至连在了一起。

3. **粗短型** 眉毛的密度很大，使其颜色显得深。整条眉毛的长度偏短而宽度较大。

4. **倒挂型** 眉头高，眉梢低，整条眉毛的外形呈八字状。

5. **散乱型** 眉毛杂乱无形，没有形成主体形状。

6. **残缺型** 在眉毛的某一段（多数是在眉峰转折处）有残缺现象。如眉毛稀少、色淡，或是没有眉毛。

眉毛除了具有防止汗水和雨水滴进眼睛的功用之外，亦可以感觉眼睛周围的一些东西（如小昆虫等），更重要的是与面容和表情有关。眉毛的形状会随着面部表情改变，眉毛的颜色与形态又影响着人的脸形面貌。现在眉毛的形状、颜色可以通过美容术加以改进。

第三节　眼

　　眼（eye）是人类感官中最重要的器官，从表面上看它由**眼眶**（orbital cavity）、**眼睑**（eyelids）（眼皮）和**眼球**（eyeball）3部分构成。眼球位于眼眶内，眼眶保证眼睛的定向，对眼睛起支持作用，同时构成眼外肌的附着点。眼球外表覆盖有眼睑。上、下眼睑之间形成眼裂，成人眼裂长度为20～30 mm，宽度（最宽处）10～15 mm。不同人眼裂的形状不同，有圆形、方菱形、三角形等。其大小、宽窄、外眦高低也有差异。因而有诸如丹凤眼、杏核眼、鼠眼、虎眼、斗鸡眼、蛤蟆眼等名目。眼的形状与一个人的表情和形象有很大的关系。女人的眼睛多呈圆弧形，男人的眼睛多呈菱形，老人的眼睛多为三角形，儿童的眼睛多大而圆。眼球的周围有**泪腺**（lacrimal gland）和**眼球外肌**（extraocular muscles），泪腺可分泌泪液以湿润或冲洗角膜，当眼内有异物或人悲痛时泪液分泌增加，从而使眼泪夺眶而出。眼球外肌有7块，它们分别是**上直肌**（rectus superior）、**下直肌**（rectus inferior）、**内直肌**（rectus medialis）、**外直肌**（rectus lateralis）、**上斜肌**（obliquus superior）、**下斜肌**（obliquus inferior）和**上睑提肌**（levator palpebrae superioris），它们收缩时可以运动眼球和眼睑。每块肌肉与眼球运动的关系如下：上直肌、下直肌、内直肌和外直肌收缩时可以分别使瞳孔向上内、向下内、向内和向外看，上斜肌可使瞳孔向外下看，而下斜肌可使瞳孔向外上看，上睑提肌可以提上睑。但两眼同时运动时需要两眼球外肌的协调运动，如两眼向下看是两眼的下直肌和上斜肌同时运动的结果，两眼向左看是左眼的外直肌和右眼的内直肌同时收缩的结果（图3-3）。

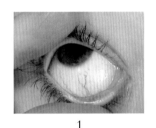
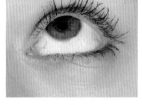

1　　　　　　2

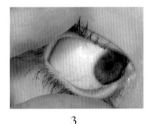
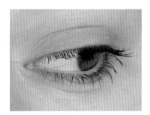

3　　　　　　4

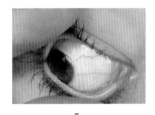
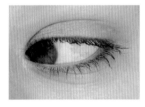

5　　　　　　6

1.右下斜肌作用（眼球转向外上）；2.左上直肌作用（眼球转向上内）；3.右内直肌作用（眼球转向内）；4.左外直肌作用（眼球转向外）；5.右上斜肌作用（眼球转向外下）；6.左下直肌作用（眼球转向下内）。

图3-3　六条眼外肌的运动

一、眼睑

眼睑是两片覆盖在眼球前的褶皱。闭合时可保护眼睛，防止异物和强光线对眼球的伤害。眨眼可使角膜表面覆盖一层薄的泪膜。眼睑可分为上眼睑和下眼睑，其边缘分别称为上睑缘和下睑缘。上、下睑缘内端相交处称**内眦**（medial canthi）（内眼角），外端相交处称**外眦**（lateral canthi）（图3-4）。内眦比外眦约低2 mm。内眦外侧深处有一偏红、略圆的结构称**泪阜**（lacrimal lake）。上睑缘弧度大，内侧1/3处有较明显的转折角，下睑缘较平直。上眼睑由于含有上睑提肌故其能上下开闭、移动性大，下眼睑则不能开闭。上、下睑缘均长有**睫毛**（eyelashes），它不仅使眼睛美观，还可以遮挡灰尘、异物、汗水等进入眼内，同时，它也能阻挡较强的光线，对眼球进行保护。睫毛的颜色一般较头发深，但不因年老而变白（偶尔可见数根老年性白睫），可由于某些疾病而成白色，如白化病。睫毛排列有2～3行，上眼睑睫毛通常有100～150根，长度8～12 mm，略微向上弯曲，睁眼平视时倾斜度为110°～130°；下眼睑睫毛有50～75根，长度6～8 mm，略向下弯曲，倾斜度为140°～160°。因此，当闭眼时，上下睫毛并

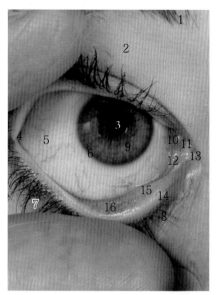

1.眉；2.上眼睑；3.瞳孔；4.外眦；5.球结膜；6.角膜缘；7.下眼睑；8.睫毛；9.角膜；10.结膜半月襞；11.泪阜；12.泪湖；13.内眦；14.泪乳头；15.泪点；16.睑结膜。

图3-4　右眼前面观

不会发生交错。上、下眼睑中间的睫毛长，两边的睫毛短，它像头发一样不断脱落，又不断地生长，100～150天更换一次。儿童的睫毛最长、也最弯曲。细长、弯曲、乌黑的睫毛对眼型美，乃至整个容貌美都具有重要的作用，是面部重要修饰部位之一。因此，人们常通过卷睫毛、涂睫毛膏、粘假睫毛及重睑术等方法美化睫毛。有些父母为了使孩子变得更漂亮，有替孩子剪眼睫毛的陋习，因为他们误认为睫毛越剪，长得越长、越黑。其实这种做法并无科学依据，甚至可能引起睫毛毛囊的感染。

眼的周围有眼轮匝肌，该肌分为睑部和眶部，睑部收缩产生眨眼动作，眶部收缩产生闭眼动作。眼的周围还有上睑褶（二重睑、双眼皮），上睑沟，下睑沟。上睑褶是上睑睑缘上方的一浅沟皮肤，当睁眼时此沟以下的皮肤上移，而此沟上方皮肤则松弛并在重睑沟处悬垂向下折。男性出现上睑褶的概率为54.10%，女性为71.43%。一般左侧较右侧多。单、重眼皮（单、双睑）的发生受地区、遗传、年龄等因素的影响，可以通过手术的方法将单眼皮变为双眼皮。青年人的眼睑皮肤光滑，红润且紧致；老年人的眼睑则皮肤松弛，失去弹性且干燥，厚度减少，发生皱褶。因此有的人随年龄增长到成年时，单眼皮会逐渐变为双眼皮。随着年龄的增加，外眦部会出现放射状皱纹，下睑失去弹性，常向下方脱垂；松弛的上眼睑遮盖角膜愈来愈多，甚至可能将原来双眼皮的皱襞遮盖，从而给人以单眼皮的外观印象。上述睑部的皱纹可通过手术的方法去除，上眼睑的切口常在皮

肤皱褶处，而下眼睑的切口则在眼睫毛下。另外，眼睑下垂也可以通过美容术加以改善。做眼睑手术时，应兼顾眼睑功能的修复和仪容的保持两个方面，且切口应在皮肤自然的皱纹里，这样瘢痕便不易被看出。

二、眼球

眼球是视器的主要部分，近似球形，位于眼眶内，大部分被眼睑遮盖，但球形的前部仍可被看到（图3-4）。眼裂中间能看到无色透明的角膜和其后方深色圆形的**虹膜**（iris），虹膜的颜色取决于色素的含量，存在种族差异，有棕色、灰色、蓝色和黑色等。白色人种因缺乏色素，虹膜呈浅蓝色或浅黄色；有色人种因色素多，虹膜多呈深棕褐色。人们平时所说的"蓝眼珠""灰眼珠""黑眼珠"，即指虹膜。虹膜中央的圆孔称瞳孔，它像照相机的光圈一样，可调节进入眼内光线的多少。眼珠的周围是乳白色的**巩膜**（sclera），俗称眼白。

三、瞳孔

瞳孔（pupil）是位于虹膜中央的小圆孔（图3-4），其直径平均约为4 mm。瞳孔的大小可控制进入眼内的光量。一般人瞳孔的直径可变动范围为1.5～8 mm，直径小于2 mm为瞳孔缩小，直径大于6 mm为瞳孔散大。瞳孔大小受其周围的瞳孔括约肌和瞳孔开大肌调节。一般来说，对于瞳孔直径，青少年＞幼儿＞老年，女＞男，近视＞正视＞远视。除了年龄、性别外，光线、目标远近、药物、情绪变化、疾病与濒临死亡等因素均能引起瞳孔大小的改变，称为瞳孔反射。瞳孔反射主要有以下三种。

（一）对光反射

光照一侧眼时，被照眼的瞳孔缩小，称为直接对光反射。与此同时，非光照的另一侧眼的瞳孔也缩小，称为间接对光反射。

（二）调节反射

光线亮或视近物时瞳孔缩小，光线暗或视远物时瞳孔变大。

（三）瞳孔不等

瞳孔不等指瞳孔反应正常，但双眼瞳孔大小不等，这可能与脑瘤和两侧植物性神经紧张不平衡有关。

四、常见眼型

（一）细长眼

上眼睑内的软骨比下眼睑内的软骨大且肥厚，呈现出"半月状"，若半月状软骨下缘呈圆弧形，则眼裂宽。若上眼睑内软骨下缘的弧度小，圆弧形不明显，就会使眼裂偏窄，眼睛显得相对细长，从而形成细长眼。

（二）圆眼

上眼睑内的半月状软骨下缘呈现明显的圆弧形，使眼裂加宽，眼睛显得更圆。

（三）吊眼

从眼睛的内眦，经瞳孔至外眦的直线称为"眼轴线"。中国人的眼轴线多略向上倾斜，欧洲人则较平或向下倾斜。若眼轴线向上的倾斜度过高，就会形成眼外眦高于内眼角的吊眼。

（四）垂眼

垂眼，即内眼角高于眼外眦，眼轴线向下倾斜。其外形特征与吊眼恰好相反。该眼型除受遗传因素影响外，由于年龄的增长，松弛的上眼睑皮肤会在眼外眦处遮盖原眼睛的上睑缘，形成了眼外眦下挂的眼型。

（五）理想眼

从我国大多数人所具有的传统审美习惯来看，眼裂大比眼裂小理想，双眼皮比单眼皮理想，巩膜与虹膜黑白分明比不分明理想，两眼间距适中比偏宽偏窄理想，眼轴线略向上倾斜、睫毛长而密比眼轴线向下倾斜、睫毛短而稀理想。另外，眼皮厚薄要适中，太薄的眼皮会使眼外形凹陷而显老，而太厚的眼皮则使眼外形显得肿。

第四节　颊

颊（cheek）又称面颊，位于面部两侧，是口腔前庭的侧壁。其主要由皮肤、皮下脂肪、面部浅层表情肌、颊脂体、颊肌及口腔黏膜等构成，其中有面前静脉、面神经颊支及腮腺导管通过。颊的内部支架为上颌骨与下颌骨的交会部，上起颧突、眶下缘，下至下颌角，中间介于犬齿槽上下和下颌角以上。这里的骨骼起伏交错，但由于"颊窝"部有肥厚的颊肌与脂肪组织填充，在外形上只能看到颧丘、颧弓、下颌角几个突起的部位。面颊的外形因性别、年龄、人种不同而有很大差异。一般中国人的颧骨较宽，颧丘靠近脸的外侧，颧面与颧弓的弧度大于90°，形成宽而扁平的面颊。但是由于地区、遗传等因素，颧骨的大小、宽窄等也因人而异。

面颊的颜色可随外界刺激与情绪起伏产生明显的颜色变化，是人流露真情实感的部位。红润光滑的面颊是人们衡量健康与美貌的重要标志，因此面颊的形象对人的容貌影响很大。面颊的毛细血管极其丰富，毛细血管充血时可使面颊呈现微红色。若患有疾病、过度疲劳或营养不良，人的生理机能会受到一定影响，从而使面部皮肤苍白、枯黄、无光泽，面颊无红色。因此，面颊红润是身体健康的标志。在日常生活中，人们常通过涂抹腮红来使皮肤显得红润健康，起到统一色调、调整脸形的美化作用。

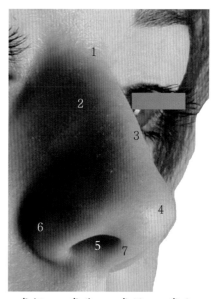

第五节 鼻

鼻（nose）是呼吸道的起始部分，也是嗅觉器官。鼻主要作为呼吸的通道，清洁、温暖、湿润吸入的空气，司嗅觉，对发音产生共鸣，鼻部反射及装饰面部等。鼻位于面部的中部，包括**外鼻**（external nose）、**鼻腔**（nasal cavity）和**鼻旁窦**（paranasal sinus）3部分。从体表我们只能看到外鼻（图3-5），而鼻腔借鼻前孔、鼻后孔分别与外界和鼻咽部相通。外鼻以鼻骨和鼻软骨为支架，外覆软组织，从而保持一定的外形。外鼻形似三棱椎体，突出于面中央，构成鼻腔的前壁，易受外伤。其中鼻部和额部相连的狭窄部分为**鼻根**（nasal root），其向前下方的两边倾斜面为**鼻背**（nasal dorsum），两鼻背在前方相接合的游离缘称**鼻梁**（nasal bridge），鼻梁下端向前突出部位称**鼻尖**（nasal tip）。鼻尖两侧膨隆的部分称**鼻翼**（nasal ala）。鼻尖和鼻翼处的皮肤富含皮脂腺和汗腺，易发生疖肿、痤疮和酒渣鼻等，该处皮肤与深部皮下组织和软骨膜连接紧密，故发炎时，局部肿胀压迫

1.鼻根；2.鼻背；3.鼻梁；4.鼻尖；
5.鼻孔；6.鼻翼；7.鼻中隔。

图3-5 鼻

神经末梢，可引起较剧烈的疼痛。当呼吸困难时（尤其是小儿）或剧烈运动后可见鼻翼扇动。鼻翼内围成的空间为**鼻前庭**（nasal vestibule），以**鼻阈**（nasal limen）为界与后方的固有鼻腔相分隔，鼻阈是鼻前庭上方的弧形隆起，是皮肤和黏膜的交界处。鼻前庭内由皮肤覆盖，生有鼻毛，有过滤粉尘、净化空气的作用。外鼻下方的两个开口为外鼻孔，此孔由两侧鼻翼的游离缘及内侧能活动的鼻小柱围成。鼻翼软骨与颊部的连接处为**鼻翼沟**（paranasal ala sulcus）（图3-1），其向下与鼻唇沟相连。**鼻唇沟**（nasolabial sulcus）是鼻翼外侧至口角外侧的凹陷部分，面神经麻痹时此沟常常变浅甚至消失。

一、外鼻的形态

常用鼻型如图3-6所示。

1. 理想鼻　鼻梁挺立，鼻尖圆阔，鼻翼大小适中，鼻型与脸型、眼型、口型等比例协调。

2. 鹰钩鼻　鼻根较高，鼻梁上端窄且有凸起，鼻尖呈尖端状并向前方弯曲成钩状，鼻中隔后缩。

3. 蒜形鼻　鼻尖部皮下脂肪和纤维组织厚，鼻翼软骨增生，使鼻尖和鼻翼显得圆大。

4. 朝天鼻　鼻尖靠上，位于鼻翼之后，鼻孔可见度较大。

5. 翘鼻　鼻根、鼻梁与鼻尖相比略显低，鼻尖向上翘起。

6. 尖鼻　鼻型瘦长，鼻尖单薄，鼻翼紧附鼻尖，展开度不大。

7. 塌鼻　鼻梁扁平，鼻翼与鼻尖大而开阔。

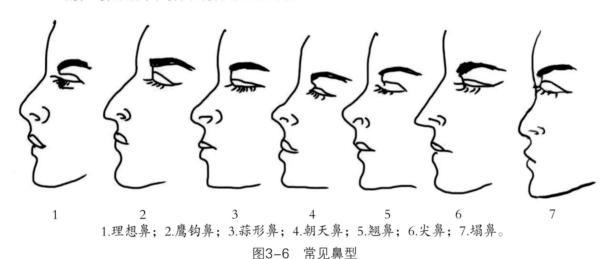

1.理想鼻；2.鹰钩鼻；3.蒜形鼻；4.朝天鼻；5.翘鼻；6.尖鼻；7.塌鼻。

图3-6　常见鼻型

二、鼻的长度

鼻的长度一般为6～7.5 cm。

三、鼻根高度

鼻根高度是指鼻根在两眼内角连线上的垂直高度，可分为3个等级：鼻根高度在7 mm以内为一级；鼻根高度在7～11 mm为二级；鼻根高度在11 mm以上为三级。

四、鼻根点凹陷

从鼻根点的侧面看，可根据鼻根点凹陷程度将其分为4级：鼻根点无凹陷为零级；鼻根点略有凹陷为一级；鼻根点有明显凹陷为二级；额骨与鼻骨相连处有明显的转折为三级（图3-7）。

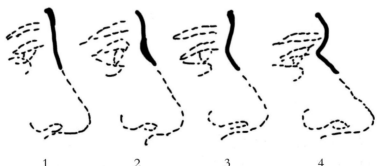

1.无凹陷；2.略有凹陷；3.凹陷明显；4.凹陷甚深

图3-7　鼻根点凹陷

五、鼻背的侧面形态

鼻背的侧面形态大致可分为3类，即凹形鼻背、直形鼻背和凸形鼻背，每一类又分为许多型（图3-8）。

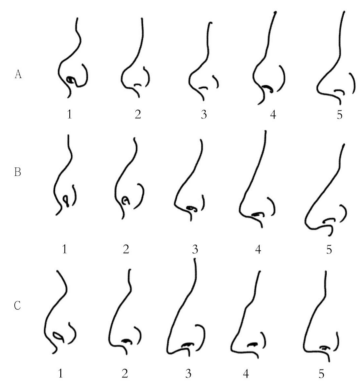

A.凹形鼻背：1.鼻背偏短，鼻根凹陷低平，鼻尖向上翘，鼻基部朝前上方；2.鼻背稍短，鼻根中等高度，鼻尖向上，鼻基部略朝前上方；3.鼻背偏短，鼻根中等高度，鼻尖向前，鼻基部水平；4.鼻背长度中等，鼻根高度中等，鼻尖朝前，鼻基部向前上方；5.鼻背长度中等，鼻根偏高，鼻尖朝前，鼻基部水平。

B.直形鼻背：1.鼻背偏短，鼻根低平，鼻尖朝上，鼻基部向前上方；2.鼻背长度中等，鼻根稍高，鼻尖朝上，鼻基部向前上方；3.鼻背长度中等，鼻根高度中等，鼻尖略朝前上方；4.鼻背稍长，鼻根偏高，鼻尖朝前，鼻基部水平；5.鼻背长度中等，鼻根高度中等，鼻尖朝下，鼻基部向前下方。

C.凸形鼻背：1.鼻背偏短，鼻根低平，鼻尖朝上，鼻基部向前上方；2.鼻背长度中等，鼻根高度中等，鼻尖朝前，鼻基部稍向前上方；3.鼻背较长，鼻根高度中等，鼻尖朝下，鼻基部向前下方；4.鼻背稍长，鼻根高度中等，鼻尖朝下，鼻基部稍向前下方；5.鼻背较长，鼻根高度中等，鼻尖朝前，鼻基部水平。

图3-8 鼻背的形态

六、鼻尖

根据鼻尖的形状可将其分为3种类型（图3-9）。尖小型：鼻尖尖而小；中间型：鼻尖大小中等；钝圆型：鼻尖肥大钝圆。根据鼻尖的方向又可将其分为上翘型、水平型和下垂型。

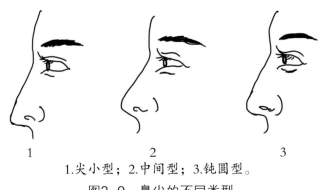

1.尖小型；2.中间型；3.钝圆型。

图3-9　鼻尖的不同类型

七、鼻基底

鼻基底部也可分为上翘型、水平型和下垂型（图3-10）。

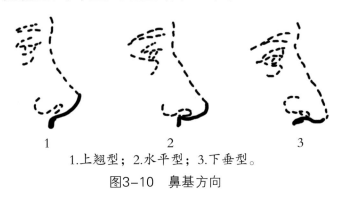

1.上翘型；2.水平型；3.下垂型。

图3-10　鼻基方向

八、鼻孔

鼻孔的形状一般可分为3种（图3-11），即圆形、三角形和椭圆形。鼻孔最大径的方向也可分为3种类型，即横向、斜向和纵向。

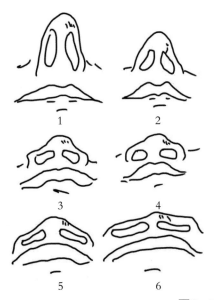

1.椭圆形鼻孔（鼻孔最大径为纵向）；2.三角形鼻孔（鼻孔最大径为斜向）；3.圆形鼻孔（鼻孔最大径为斜向）；4.圆形鼻孔（鼻孔最大径为横向）；5.椭圆形鼻孔（鼻孔最大径为斜向）；6.椭圆形鼻孔（鼻孔最大径为横向）。

图3-11　鼻孔的方向

鼻部的皮肤在鼻的各部不尽相同。在鼻的上部与中部，皮肤薄，皮下组织和脂肪少，与其鼻软骨和鼻骨连接疏松，有活动性。在鼻的下部，皮肤较厚，皮下组织发达，富含皮脂腺，与鼻翼软骨连接紧密，不易分离。外鼻的皮肤弹性较好，一般在行大鼻缩小术后，皮肤可以自行收缩，并与缩小的骨或软骨支架贴合。鼻部的皮下组织内有血管走行，故鼻部手术的分离应紧贴鼻的骨膜与软骨膜，以减少术中出血。鼻部的肌肉纤细且不发达。正常情况下鼻部的肌肉动作少，只维持鼻翼的张力，以保证鼻孔的正常通气。

不同种族或家族的外鼻形状有所不同，鼻尖、鼻孔和鼻背也形态各异。一般欧美人的鼻梁高挺，而中国人的鼻背相对较低，鼻孔近似圆形。东方人的额骨鼻突处常宽阔、低平。不同性别的人的外鼻形态也有一定的特征。额骨鼻突至鼻尖，男性多近似直线，女性微具凹弧形，曲线较柔和，鼻尖微微上翘。不同的鼻外形态，给人的印象特征也不尽相同。挺拔高耸的外鼻形态赋予男性阳刚之美；柔和微翘的外鼻形态赋予女性温柔之态；鼻梁直挺流畅，会给人以俊俏及聪明伶俐的印象；鼻梁扁塌，鼻头宽大，会给人以愚蠢之感；鼻梁凹陷，鼻尖下垂，会给人留下奸猾、阴险和凶残的感觉。鼻子产生歪曲、倾斜、缺失、明显不对称等时称畸形鼻，主要包括歪鼻、鞍鼻（塌鼻）、驼峰鼻、酒渣鼻4大类。歪鼻多由外伤所致，也可为先天性因素所致。鞍鼻鼻梁较正常高度偏低，鼻背呈不同程度凹陷的畸形，多由外伤、感染及先天性畸形引起。驼峰鼻是因鼻骨过度发育，引起鼻梁高拱，形似驼峰的外鼻畸形。酒渣鼻主要是由螨虫寄生引起，鼻尖发红，皮肤变厚，俗称红鼻头。鼻翼塌陷和鼻软骨发育不良会引起长期的鼻阻塞。鼻前孔狭窄或闭锁可为先天性，也可由疾病（天花、梅毒）或外伤引起。现在通过手术的方法可以将鹰钩鼻变直，长鼻削短，弯鼻变直，塌鼻梁变挺，朝天鼻向下，且由于手术是从鼻子内面进入，故术后一般不留瘢痕。

第六节　耳

耳（ear）又称前庭蜗器或位听器，既统听觉又能感应距离，包括**外耳**（external ear）、**中耳**（middle ear）和**内耳**（internal ear）3部分。但从体表仅能看到属于外耳的耳郭、**外耳门**（external acoustic pore）、**外耳道**（external acoustic meatus）和**鼓膜**（tympanic membrane）（图3-12）。耳郭位于头两侧，凹面朝向前外，凸面向后，其功能为收集声波。耳郭上方大部分以弹性软骨作为支架，被覆皮肤，皮下脂肪少。下方为**耳垂**（auricular lobule），只含有结缔组织和脂肪，无软骨。与许多有蹄类动物的耳郭相比，人类的耳郭相对较小，属于退化的器官。同时由于耳肌的退化，人的耳郭已不能运动，而某些动物（如猫、驴、大象、兔子等）的耳肌较发达，因此它们的耳郭可以灵活运动。

耳的上端与眉上端的水平线齐平，下端与经过鼻底的水平线齐平，两侧的耳郭左右对称。耳郭的长轴与鼻梁线平行。耳郭与颅侧壁的夹角约为30°。按耳郭的外展程度（即耳郭横轴与颞部形成的角度大小）耳可分为3型：①角度小于30°为紧贴颞部型；②角度介于30°~60°为中等型；③角度大于60°为外展型。耳郭宽（从耳屏至耳轮结节的距离）约3.5 cm，长约6.5 cm；耳甲的平均深度约3.5 cm。耳郭不仅在人群中各异，即使是同一人左右耳也不一样，但轻度的差异不会引起人们的注意。

耳郭的前外面高低不平，卷曲的游离缘称为**耳轮**（helix），其上方稍突起的小结节称为**耳郭结节**，又称达尔文结节。耳轮向前止于耳轮脚，耳轮脚几乎位于外耳道口上方。耳轮前方有一与其大致平行的弧形隆起，称为**对耳轮**（antihelix）。对耳轮上端分叉形成对耳轮上脚和对耳轮下脚，两脚之间的三角形浅窝称**三角窝**（triangular fossa）。耳轮和对耳轮之间的狭长凹陷为**耳舟**（scapha）。对耳轮前方较大的深窝称**耳甲**（auricular concha）。耳甲被耳轮脚分为上部的**耳甲艇**（cymba of auricular concha）和下部的**耳甲腔**（cavity of auricular concha）。耳甲腔前方为外耳道口，其前外方有一突起称为**耳屏**（tragus）。耳屏形态存在个体差异，有单峰、双峰和三峰等。在对耳轮的前下端与耳屏相对处有一隆起叫

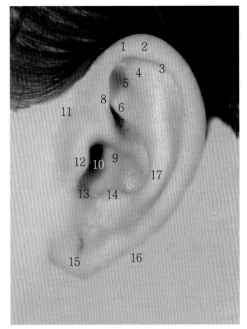

1.耳轮；2.耳轮结节；3.耳舟；4.对耳轮上脚；5.三角窝；6.对耳轮下脚；7.耳甲艇；8.耳轮脚；9.耳甲腔；10.外耳门；11.颞浅血管及耳颞神经；12.耳屏；13.耳屏间切迹；14.对耳屏；15.耳垂；16.乳突；17.对耳轮。

图3-12 耳

对耳屏（antitraus）。对耳屏也有直角、直角分隔和斜型等。耳屏与对耳屏之间有一凹陷称为**耳屏间切迹**（intertragic notch）。对耳屏下方为**耳垂**（auricular lobule），从耳屏至耳垂最下端约长2 cm（图3-12）。耳垂的形态差异较大，南非少数部落的黑人甚至根本无耳垂。耳垂的形态大致可分为扇形、三角形和圆形3类。耳垂附着于面部皮肤的程度也有所不同，有完全游离、部分粘连或完全粘连，因此其与面部所形成的角度差异亦很大（图3-13）。

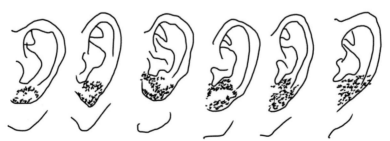

图3-13 耳垂外形与其附着于面部皮肤的程度

耳的颅面有与前外侧面凹陷相应的凸起，如耳甲隆起、耳舟隆起和三角窝隆起，也有与前外侧面突起相应的凹陷，如对耳轮脚沟、对耳轮窝和对耳轮横沟。对耳轮横沟和对耳轮脚沟被埋入与头侧部相接的部分中。

耳郭前外侧面的皮肤很薄，皮下组织少，紧密黏附在骨和软骨膜上，且不易分离，所以耳部的炎症疼痛感较剧烈。此外，耳郭外伤后的血肿也很难自行吸收，如处理不及时易发生机化，从而造成耳郭变形。耳郭后内侧面的皮肤较厚，与软骨膜之间有少量的皮下组织，因此较为松动。耳郭的软骨薄且富有弹性，表面凹凸不平，形状与耳郭外形相似。耳郭软骨借耳前、后韧带固定于颞骨。

耳郭的肌肉有2类：耳内肌（固有肌）和耳外肌（非固有肌）。耳内肌有6块：耳轮大肌、耳轮小肌、耳屏肌、对耳屏肌、耳郭横肌和耳郭斜肌。耳外肌有3块：耳郭上肌、耳郭前肌和耳郭后肌。它们的作用分别是提耳郭向上、牵拉耳郭向前或向后。一般认为人类的耳外肌是退化的肌肉，机能几乎完全丧失，所以耳郭的活动范围甚微。但也有人认为，作为器官的一个组成要素，耳外肌在维持耳郭的位置、预防其下垂方面起到一定的作用。

按耳郭的形状和达尔文结节的形态，耳郭可分为6型（图3-14）：①猕猴型，②长尾猴型，③尖耳尖型（达尔文结节型），④圆耳尖型，⑤耳尖微显型，⑥缺耳尖型。

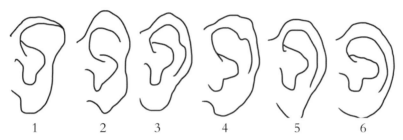

1.猕猴型；　2.长尾猴型；　3.尖耳尖型（达尔文结节型）；　4.圆耳尖型；　5.耳尖微显型；　6.缺耳尖型。

图3-14　耳郭类型

根据中医学耳针的研究，全身各部脏器在耳郭均有相应区域，它们的大致分布情况是：耳垂和耳屏对应人的头面部，耳舟对应上肢，对耳轮体部对应躯干部，对耳轮上、下脚对应下肢和臀部，三角窝对应盆腔，耳甲艇对应腹腔，耳甲腔对应胸腔，耳轮脚对应横膈，耳轮前部对应尿生殖三角区。总体来看，耳穴在耳郭的分布好像一个在子宫内倒置的胎儿，头朝下，脚朝上。临床上针刺相应的敏感区后能收到很好的疗效，施耳针麻醉也有很好的效果。当前用于针刺疗法和麻醉的耳穴名称很多，定位说法也不完全一致，耳穴的作用机制目前尚不清楚。

外耳道是从外耳门至鼓膜的弯曲管道。借助耳镜可观察到外耳道与鼓膜的情况，成人外耳道长2.1～2.5 cm，其外1/3为软骨部，内2/3为骨性部，软骨部相对宽大，两部交界处较为狭窄，异物最易嵌顿在此处。外耳道弯曲，由外向内其方向先向前上，继而稍向后，最后弯向前下。检查成人鼓膜时，需将耳郭向后上方牵拉，使耳道变直，方能窥见。婴儿颞骨尚未骨化，其外耳道几乎全部由软骨部支撑，短且直，鼓膜位置接近水平，故检查婴儿鼓膜时需将耳郭向后下方牵拉。外耳道软骨部的皮肤较薄，皮下组织较厚，含有毛囊、皮脂腺和耵聍腺。耵聍腺的结构和汗腺相似，可分泌耵聍，耵聍为黏稠的液体，干燥后结成痂，可因颞下颌关节的运动而向外脱落。耵聍可吸收水分以防止外耳道皮肤浸软并可阻挡小虫进入。若过多的耵聍凝结成块阻塞外耳道，则称为耵聍栓塞，会影响听力。

鼓膜位于外耳道和鼓室之间，是椭圆形半透明薄膜，厚约0.1 μm，直径（垂直径）约1 cm，面向前下方，与外耳道底呈45°～50°角。活体上鼓膜大部分呈银灰色，有光泽且稍向内陷，其中央向内凹陷为鼓膜脐，是锤骨柄末端附着处。鼓膜脐的前上方可见一条自上向下走行到达鼓膜脐的白线，称为锤纹，其内面即锤骨柄。鼓膜脐的前下方有一三角形的反光区称为光锥。锤纹上端前后方向 出现皱襞，将鼓膜分为上方较小的松弛部和下方较大的紧张部。检查鼓膜时应注意有无肿胀、充血、增厚、混浊和穿孔等。

第七节 口

口腔（oral cavity）是消化道的起始部，其前壁是上、下唇，上壁是腭，两侧是颊，下壁是口腔底，向后经咽峡与咽相通，向前经上、下唇围成的口裂与外界相通。口腔内有舌、牙、扁桃体等器官。口裂的上下方为**口唇**（oral lips），分别为上唇和下唇。在口裂的两侧部上、下唇相互移行的部位称为唇联合。唇联合的内侧角称为口角，一般相当于尖牙和第1前磨牙之间的位置。口唇游离缘是皮肤与黏膜移行的部位，称唇红。唇红的构造和皮肤相同，但无毛，只有少量的皮脂腺，一般较干燥。唇红是体表毛细血管最丰富的部位之一，

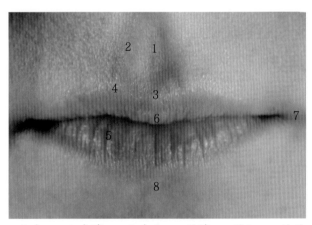

1.人中；2.人中嵴；3.人中点；4.唇峰；5.唇红；6.唇结节；7.口角；8.颏唇沟。

图3-15 唇的表面标志

且上皮较薄，故呈红色。当人体缺氧时会呈绛紫色，临床上称为发绀。上唇唇红正中微向前的突起称为上唇结节（唇珠）。唇红与皮肤部分的交界处称为唇红缘。上唇的唇红缘呈弓状，称为唇弓，唇与颊的交界处有唇面沟（鼻唇沟）。上唇表面正中线处有一纵行浅沟为人中（philtrum），此沟两侧各有一条自鼻孔底至唇峰的人中嵴，人中沟的中、上1/3交界处为水沟穴，临床上刺激该穴位可抢救昏迷患者（图3-15）。

从正面看，嘴唇口角的位置相当于双眼平视时，两侧瞳孔中点向下延伸的垂线上。在口唇呈静止位时，口裂的高度不超过3 mm。从侧面观，上唇稍突出于下唇，且较下唇略宽。嘴唇的外形取决于骨骼和肌肉这两种支架。骨骼的位置，口轮匝肌的大小、厚薄及生长于上、下颌骨上牙齿的形态都会直接影响唇型。因此嘴唇的形态会因种族、性别、年龄及遗传等因素的不同而呈现出不同特征。一般来说，女性嘴唇小巧菲薄，男性口唇肥厚宽大。生活中常见的唇型有以下几种（图3-16）。

1. **理想唇** 嘴唇轮廓线清晰，上唇略薄于下唇，上唇结节较明显，嘴角微翘，大小与脸型相

宜，整个嘴唇富有立体感。

2. 厚嘴唇　上、下嘴唇肥厚，唇峰较高。若嘴唇厚度超过一定的范围，会给人以外翻的感觉，甚至露出一部分黏膜，给人以憨厚的感觉。唇型对表情有一定的影响。厚嘴唇一度成为性感的标志。

3. 薄嘴唇　嘴唇的唇红部单薄。

4. 嘴唇上翘　嘴角略向上翘，给人以微笑的感觉。

5. 嘴角下挂　嘴角略向下垂，口裂呈两端向下的弧形线，易给人以愁苦、沮丧的感觉。

6. 尖突型　嘴唇薄而尖突，唇峰一般较高，唇红边缘不圆润。

7. 瘪上唇　正常情况下，上牙床位于下牙床的外侧。若上牙床位于下牙床内侧，便会形成上唇瘪、下唇突的形态。这种嘴唇一般都是上唇薄、下唇厚。

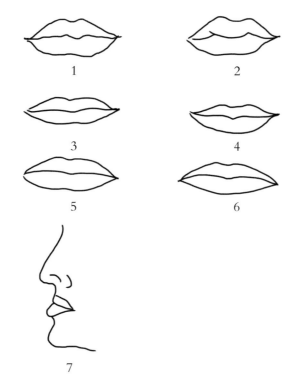

1.理想唇；2.厚嘴唇；3.薄嘴唇；4.嘴唇上翘；5.嘴角下挂；6.尖突型；7.瘪上唇。

图3-16　唇的分型

人在微笑时可露出牙冠，大笑时还可露出上颌的牙龈。牙（teeth）是人体中最坚硬的器官，有咀嚼食物、辅助发音和保持面部外形等作用。牙位于口腔前庭和固有口腔之间，镶嵌于上、下颌骨的牙槽内，呈弓形排列，从而形成上牙弓和下牙弓。牙的形状、大小虽各不相同，但每个牙的基本形态大致相同，均可分为牙冠（crown of tooth）、牙根（root of tooth）和牙颈（neck of tooth）3部分。牙冠是暴露于口腔，露出牙龈之外的部分。牙根是嵌入牙槽内的部分。牙颈是牙冠与牙根之间的部分，并为牙龈所包绕。人的一生先后有2组牙发生，第1组牙为乳牙（deciduous tooth），一般出生后6个月开始萌出，至3岁左右出齐，出共20个，在上、下颌左右各5个。第2组为恒牙（permanent tooth），自6岁左右开始陆续萌出并替换乳牙，至21岁前后完成，恒牙全部出齐共32个，上、下颌左右各8个。按牙的形状和功能，乳牙和恒牙均可分为**切牙**（incisors）、**尖牙**（canine tooth）和**磨牙**（molars）3种。但恒牙之中又有磨牙和**前磨牙**（premolars）之分。切牙的作用是切开食物，牙冠薄，似刀片。尖牙的作用是撕扯食物，牙冠结实，呈尖锥状。磨牙的作用是研磨、粉碎食物，其平整的牙面上有许多牙尖。乳牙的每一侧从内向外依次排列着乳中切牙、乳侧切牙、乳尖牙、第1乳磨牙和第2乳磨牙。恒牙的每一侧从内向外依次排列着中切牙、侧切牙、尖牙、第1前磨牙、第2前磨牙、第1磨牙、第2磨牙和第3磨牙。牙萌出的特点：一般左右对称同期萌出，但下颌牙萌出略早于上颌同名牙，女性萌出的平均年龄早于男性。乳牙的萌出顺序是：乳中切牙—乳侧切牙—第1乳磨牙—乳尖牙—第2乳磨牙。上颌恒牙萌出顺序是：第1磨牙—中切牙—侧切牙—第1前磨牙—尖牙、第2前磨牙、第2磨牙—第3磨牙。下颌恒牙萌出顺序是：第1磨牙、中切牙—侧切牙、尖牙、第1前磨牙—第2前磨牙、第2磨牙—第3磨牙。有的人要到28岁甚至更晚才萌出第3磨牙，但也有约30%的人终生不萌出，故第3磨牙又被称为**智牙**（wisdom tooth）或迟牙。

当人打开口腔时可看到舌。**舌**（tongue）是口腔内的肌性器官，有咀嚼、吞咽、感受味觉和发音的功能。舌的上面叫舌背，它以向前开放的V形**界沟**（terminal sulcus）为界被分为**舌根**（root of tongue）和**舌体**（body of tongue）两部分，舌体的前端为舌尖。舌体背面的黏膜呈淡红色，其表面可见许多小突起，称**舌乳头**（papillae of tongue）。舌乳头分为丝状乳头、菌状乳头、叶状乳头和轮廓乳头4种。其中数量最多的是**丝状乳头**（filiform papillae），呈白色，体积最小，遍布于舌背前2/3。**菌状乳头**（fungiform papillae）稍大于丝状乳头，呈红色，数目较少，散在于丝状乳头之间。**叶状乳头**（foliate papillae）位于舌的外侧缘后部，为上下方向叶片状的黏膜皱襞。**轮廓乳头**（vallate papillae）的体积最大，排列于界沟前方，为7～11个，其中央隆起，周围有环状沟。轮廓乳头、菌状乳头、叶状乳头的黏膜上皮中含有味蕾，因此这3种舌乳头可以感受味觉，称为味乳头。它们具有感受酸、甜、苦、咸等味觉的功能。其中舌尖对甜最敏感，舌根对苦最敏感，舌体两侧对酸、咸敏感。由于丝状乳头不含味蕾，它只有一般感觉，而无味觉功能，故称触乳头。舌表面脱落的角化上皮、唾液、食物碎屑等混合在一起附着于舌面黏膜表面形成舌苔。一般正常人的舌苔是薄而均匀地平铺在舌面，在舌面中部和根部稍厚。当人患病，进食减少或只进软食时，舌的咀嚼动作减少、唾液分泌减少，舌苔就会变厚。舌苔颜色、苔质等的变化在中医学中对疾病的诊断有十分重要的意义。

当舌向上卷时，能看到舌腹面及口腔底部黏膜的有关形态结构（图3-17）。舌腹面的黏膜无舌乳头，薄而平滑，可向下反折至口腔底。当舌向上翘起时，舌的正中线上有一黏膜皱襞清晰可见，称**舌系带**（frenulum of tongue）。正常情况下，舌系带上部附着近于舌尖，下部附着于下颌骨舌侧牙槽嵴。若舌系

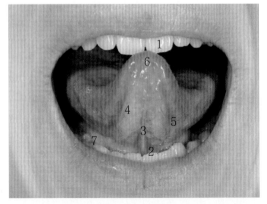

1.上牙；2.下牙；3.舌系带；4.舌深部血管；5.伞襞；6.舌尖；7.舌下襞。

图3-17　活体口腔

带过短，可导致舌不能伸出口，上卷起时不能抵触上腭部，医学上被诊断为舌系带过短（俗称绊舌）。由于舌协助完成发音，故患绊舌的儿童，讲话时会吐字不清，特别是发卷舌音时更受影响。舌系带根部的两侧各有一小黏膜隆起称**舌下阜**（sublingual caruncle），其上有下颌下腺和舌下腺大管的开口。由舌下阜向口底后外侧延续的带状黏膜称**舌下襞**（sublingual fold），其深面有舌下腺。舌下腺小管直接开口于舌下襞表面（图3-17）。

借助于喉镜，还可观察到会厌、声襞等结构。

（李莉霞　罗利）

第八节　艺用头部解构

一、头部骨骼与外形关系

人的头部造型由骨骼决定。头部骨骼对头部外形的影响最大，特别是那些骨骼上面仅有表皮而很少有肌肉覆盖的部位，这些骨形显露的地方在绘画上常被称为"骨点"。这些"骨点"对造型艺术意义重大，但却是医用解剖图中容易忽略的地方（图3-18）。

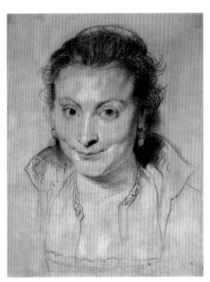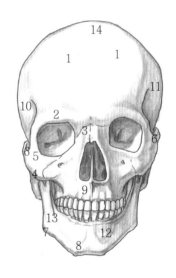

在图中，鲁本斯巧妙地利用明暗调子将自己的妻子塑造得极其饱满结实。图中的高光和明暗交界线都准确地卡在了头部的骨点上。头部正面视图的主要骨点：1.额结节；2.眉弓；3.鼻骨；4.颧骨；5.颧结节；6.颧弓；7.下颌角；8.颏结节；9.上颌骨；10.颞骨；11.颞线；12.下颌骨；13.下颌切迹；14.顶骨。

图3-18　《伊莎贝拉·布兰特·鲁本斯肖像》，彼得·保罗·鲁本斯（Peter Paul Rubens，1577—1640年），黑色、红色及白色粉笔，38.1 cm×29.2 cm，大英博物馆藏

头部骨骼的形态和表面的起伏，决定了头部的形态特征，所以考古工作者可以通过出土的头骨，推测并复原面部的外形。在人物头部造型中，依据头骨上的造型骨点，进行结构定位、体面转折和局部特征表现，是非常重要的。除了要明确头骨的基本解剖结构特征和基本比例特征之外，还要明确构成头部起伏的骨相形态特征和体面的转折部位。应该注意的有以下几点。

（1）脑颅部分的骨形几乎全部显于外形，额结节、顶结节、颞线、颅结节、枕后结节是头颅造型转折的骨点，决定了头颅形状的特征。

（2）鼻骨的倾斜与隆起决定了鼻部的坡度与高低。

（3）颧骨的高低使面部显得高突或扁平；颧弓处是面部的最宽处，两侧颧弓的宽窄与高低，决定了面部的宽度与面颊的形状，也是脸部侧面上下两个倾斜面的分界线。

（4）上颌骨过长则成"马脸"，太短则成圆脸；下颌角突出的程度，决定了面部是鹅蛋形还是四方形；下颌体特别是颏隆凸的坡度区别，使下巴呈削的、直的、翘的等各种形状。

（5）男女及不同年龄的人头部骨骼的区别（图3-19）。

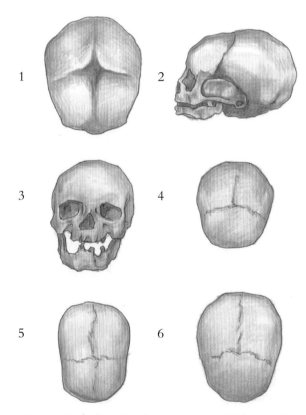

1.婴儿的颅骨（顶面）；2.婴儿的颅骨（左侧面）；3.老人的颅骨（正面）；4.长度较短的颅骨（顶面）；5.平均长度的颅骨（顶面）；6.长度较长的颅骨（顶面）。

图3-19　不同颅骨形态

1）男性头骨棱角分明，线条刚直，最大特点是眉弓突出，坡状额是男性的特征。

2）女性头骨棱角不显，柔和圆浑，最大特点是额结节突出，"大奔头"是女性的特征。

3）男性面骨较大，眼眶相对显小，鼻骨、下颌骨发达。

4）女性面骨较小，眼眶相对显大，鼻骨、下颌骨不及男性发达。

5）老人头骨棱角分明，但上、下颌骨萎缩，所以整个头形显小。

6）儿童头骨轮廓圆润，脑颅部骨骼显大，面颅部骨骼显小（图3-20）。从体表上看不到眉弓，鼻骨也较小，加之面颊脂肪丰厚，所以看上去是圆额头圆脸翘鼻子翘嘴。儿童头部各部分的比例与成人有所不同。儿童脑颅部较大，面颅部较小，随着年龄的增长，面颅部越来越大。成人是眼睛在头部中间，儿童是眉毛在头部中间，儿童五官紧凑，下巴较短，下嘴唇位于下庭中间。儿童与成人的头部比例不同在于由上至下逐步缩短，把握这一点就不至于把儿童画成小大人。

此外，成人颅骨由脑颅骨和面颅骨两部分组成，除下颌骨外，都借软骨或缝牢固地结合在一起，彼此间不能活动。

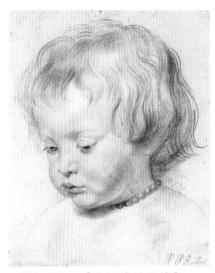

图3-20 《小男孩的肖像》，彼得·保罗·鲁本斯，红色及黑色粉笔，25.2 cm×20.2 cm，阿尔贝蒂娜博物馆藏

二、头部肌肉与外形关系

一般来说，画家应该了解每一块影响外形的肌肉，包括起止点位置及其对外形有何种影响。普通肌肉起止点位置是固定在骨骼两端的，而头部肌肉则有的是一端固定在骨骼上，另一端附着在附近的肌肉或表皮上，尤其是表情肌。表情肌的这种特性，使得肌肉收缩时变短，表层明显鼓起并形成皱纹，而皱纹的方向与肌肉纤维的方向呈垂直关系（图3-21）。

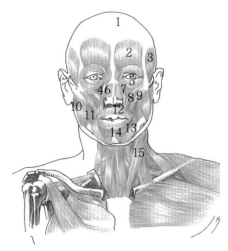
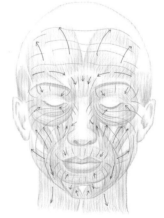

头部（前面观）最主要的肌肉　　肌肉运动与皱纹的形成图

1.帽状腱膜；2.额肌；3.颞肌；4.提上唇鼻翼肌；5.眼轮匝肌；6.鼻肌；7.提上唇肌；8.颧小肌；9.颧大肌；10.咬肌；11.颊肌；12.口轮匝肌；13.降口角肌；14.降下唇肌；15.胸锁乳突肌。

图3-21 头部肌肉

三、头部的造型及五官特性

（一）头部的造型要点

头部形体可概括为一个高比宽长的立方体，脑颅部呈圆拱状，前面颧骨线以上至发际线为一个正方形，由颞线向侧面转折；颧骨线以下至颏部为三角形，向侧面转折形成两个面；嘴的部分是镶嵌在三角形上的半圆柱体等，这些是根据头骨和外形的结构确定的，这种概括形成了一个具有共性的头部整体。在这个基本形体的基础上，加上头发、五官等的正确布置，基本上能显示出头部的原形。同时，头骨不是简单的立方体或简单的球体，而是有着具体的结构转折规律的。头颅部分，要抓住其上、下、左、右的转折线，如正面额结节的连线就是正面向顶面球形过渡的起点；颞线和颅结节就是侧面与正面、顶面球形过渡的转折线；顶结节是顶面球形过渡的高点；颧突是正面、侧面的转折等。

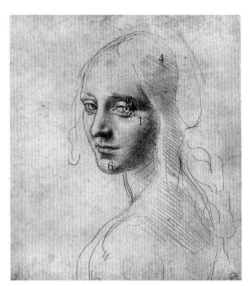

图3-22 《年轻女子头像》，达·芬奇，1483年，37 cm×37 cm，都灵皇家图书馆藏

达·芬奇在画《年轻女子头像》（图3-22）时，可能把她的头考虑成蛋形。直接光源从左侧和上方射来，反射光从右边和下面射来。画中使用了许多球体象征，形如：眼、颧骨（1）、下颌。仔细观察图中右边眼睛的下眼睑，有一条画得细窄的白色向上的块面（2），注意它和下眼睑下部的块面（3）形成的强烈对比。再看看上眼睑，那里正面与侧面也有着很强烈的对比。从上眼睑到下眼睑连贯的明暗交界线，让眼睛的球体显得更加明确。达·芬奇想让眼睛在这幅画里占主导地位，而且他非常清楚如何通过强烈的明暗对比吸引观众的注意力。通过从头顶的颞线（4）到眉弓（5）转折处到颧骨（1）再到额结节（6）的线条，将头部的球体明暗划分出来，大师正是利用这条重要的分界线快速塑造头部外形，把重点放到了对眼睛的刻画上。注意在这条明暗交界线的灰面做微妙处理，使脸部显得更加柔和圆润。在体块意识的基础上，建立分面的意识，通过骨点准确找到结构转折点，会事半功倍地塑造出头部的体块空间结构。

（二）头的基本形和比例

头部可以理解成卵形、球体、立方体、橄榄形或球体加楔形。头部比例自古便有"三庭（停）五眼"的说法，"三庭"指脸的长度比例，把脸的长度三等分，从前额发际线至眉心，从眉心至鼻翼下缘，从鼻翼下缘至下颌骨下缘，各占脸长的1/3（图3-23）。"五眼"指脸的宽度比例，以眼的长度为1个单位，把脸的宽度五等分，从左耳到右耳的距离为5只眼的长度。2只眼睛本身共为2个单位，两眼之间为1个单位，两眼外侧各1个单位（从正面看）（图3-24）。此外，前面观，颅顶至发际线距离相当于发际线至眉心距离的一半，耳的上端一般与眉心齐平，下端与鼻尖齐平，两眼外眦与鼻尖形成等腰三角形，鼻翼宽度等于两眼内眦的距离，两个瞳孔间的距离等于两口角的距离，口裂处在鼻尖

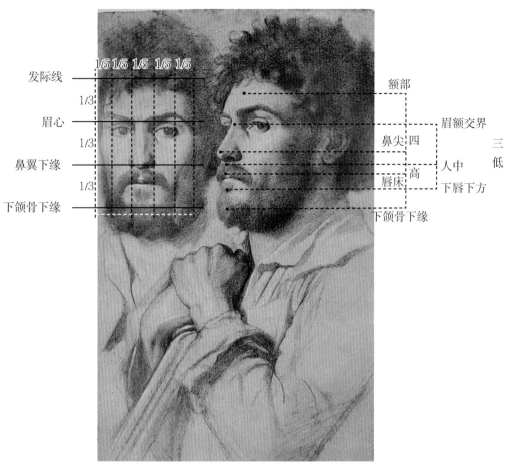

图3-23 《男性肖像习作》（对同一对象的不同角度的写生），德加，1857年，铅笔，
440 mm×289 mm，法国

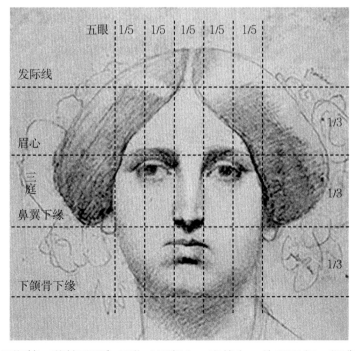

图3-24 《伊尼斯特·莫特西耶》习作（局部），安格尔，约1851年，华盛顿国立美术馆藏

至下颌1/3的位置。侧面观，眼外眦至耳屏距离与它至口角距离相等，耳轮脚大致在头部的中心。眼外眦到鬓角等于1个眼长，从眉毛到下眼睑等于半个鼻子长，这就构成了侧面头部的一个"田"字形区域。这个"田"字是三维的，从七分面的角度去看才是一个准"田"字。从五分面的角度看，自颏结节画一根线到额结节，一般要通过鼻翼和眼内眦，这根线叫面线。从额结节到鼻尖所画的一根线与面线所形成的夹角叫面角。从颏结节到顶丘画一根线一般要通过耳轮脚，其正好平分头部。

（三）五官的形体及特性

在描绘头部的形象时，除应了解头部整体的骨骼、肌肉外，对于五官的基本形及其特性也必须有所认识。我们要求初学者先练习用线来画立体结构框架，再从立体形状出发，把注意力集中在研究五官特征和对头部整体结构成分的理解上。

1. 眼眉　《眼睛的研究》（图3-25）从简单基本线条的作品开始，为它加上精准到位的暗部，最后完整地绘出一幅充满生命活力的关于眼的作品。像里贝拉那样完美的艺术家也喜欢这种练习方法。绘制正面肖像的时候，两只眼没有发生透视变化，大小是相等的。当脸偏向同一侧时，会发生近大远小透视变化，在描绘眼形状时，不要忽略两只眼的眼角（内、外眦）位置，它与眼球最高点和瞳孔位置都是对应的。眉内端（占全眉的2/3）称眉头，长在眶内缘里，较平直浓密；眉外端（占全眉的1/3）叫眉梢，长在眶外缘上，呈弧形，比较疏淡。

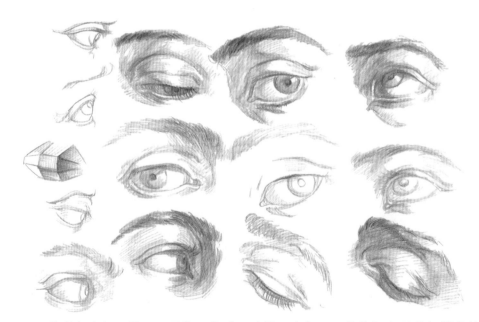

图3-25　临摹胡塞佩·德·里贝拉原作《眼睛的研究》，原作为阿尔贝蒂娜博物馆藏

2. 鼻　鼻子上部的隆起为鼻骨，其形状决定了鼻的长度、宽度等。鼻骨下边连接着鼻软骨，包括鼻中隔软骨、鼻侧软骨和鼻翼软骨，鼻翼可随着呼吸或表情的变化张缩。鼻的形状因人而异，鼻孔的形状随鼻子的形状变化而变化。鼻的形体可以被简单地概括为梯形体。在分析鼻子的结构时，要与鼻子的组成部分结合起来，主要分为鼻骨、鼻软骨和鼻翼3部分。鼻的形体结构会随着头部的转动而发生透视变化，特别要注意鼻翼和鼻孔大小的变化（图3-26）。

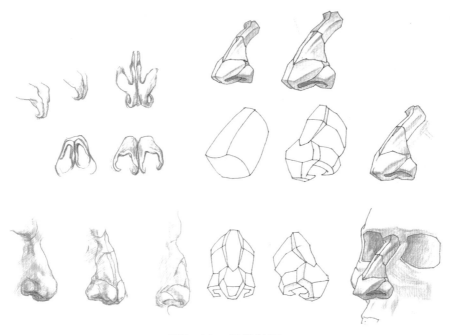

图3-26　鼻的绘图

3. 口唇　口唇的基本结构：上唇中间有个楔形体即人中。两片唇细长向两边延伸止于口角。下唇中间有个浅沟，沟两侧呈圆形微凸，下唇曲线向外突出。牙对口唇外形有一定的影响，牙齿齐全，唇部丰满；牙齿脱落，口唇就向内瘪。牙齿的斜度也影响上唇的形状与美观（图3-27）。

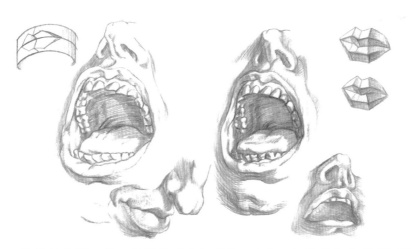

图3-27　临摹胡塞佩·德·里贝拉《鼻与嘴的研究》，原作为阿尔贝蒂娜博物馆藏

4. 耳郭　耳郭可以大致看成一个椭圆形，再在椭圆形的基础上勾出线条，并添加细节部分。耳郭的长度对应眉弓到鼻底的距离，大致与三庭五眼的中间一庭相等。头部侧面观，耳郭的位置和方向与下颌支处于同向直线上，无论头部怎样转动其关系始终不变。耳郭与鼻的倾斜角度也大致相同。头部后面观，耳郭与颅壁大致呈30°角，大于这个角度（尤其是大于45°角）就会形成俗称的"招风耳"。耳郭的形状相当复杂，并且会根据视角的不同而改变。图3-28中是几种不同视角下的耳

郭形状。一般来说，男性耳郭大而厚实，女性耳郭小而薄，老人耳郭干瘪多皱，小孩耳郭圆小娇嫩。

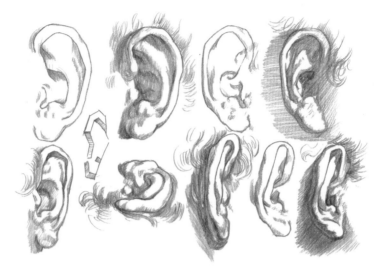

图3-28　临摹胡塞佩·德·里贝拉《耳朵的研究》，原作为阿尔贝蒂娜博物馆藏

四、面部表情

　　面部表情是人表达情感的一种方式，面部表情肌能表达五官运动和情感，是皮肌的一部分，大多起自颅骨的不同部位，止于面部皮肤。表情肌的基本功能以开、闭面孔的孔裂为前提，面肌以其功能可分为两种：一种是关闭口裂、眼裂及鼻孔的肌，这些肌呈环形，称为括约肌；另一种是开启和扩张孔裂的肌，称为辐射状肌。表情是人的情绪表现于外表的一种复杂的心理活动，其表现方式主要有面部表情、语言和肢体表情。面部表情最能直接表达一个人的情绪。人的面部肌肉大都具有表达情感的作用。

　　面部表情主要集中在两个区域（图3-29）。第一表情区是眉眼之间，包括皱眉肌、眉毛、眼睑和眼轮匝肌等。第二表情区是口鼻之间，包括鼻唇沟、唇、口轮匝肌和鼻肌等。表情肌的生长多半以两眼与口角为止点。由于表情肌的动力引起口角、眼角和眉的外形产生微妙的变化，而反映出各种不同的表情。面部表情基本可分为3种：喜悦、平静、悲痛。喜悦类表情包括微笑、大笑等，面肌围绕孔裂（口裂、眼裂）上提；平静类表情包括思考、轻蔑、怀疑等，肌肉基本不动，情感靠眼神和头部轻微动作表达，有时稍微有皱眉，口角、鼻翼微动等动作；悲痛类表情包括悲哀、愤怒、恐怖、惊吓等，面肌向下方运动，口裂、眼裂向下方斜。上面3种是基本的面部表情，但不是所有的表情都能被包括进去，有些细微的表情很难被规定为具体的样式。另外，各种表情和部位的运动也是互相联系、互相配合的，如笑中就有一种痛苦的笑，把两种相反的感情交杂在一起，表情就变得复杂了。像"思考"这类中性的表情，如果和喜悦类结合，就可以变成带有喜悦的回想、幻想等；如果和悲痛类结合，就可能变成伤心的追忆和对未来的担忧。

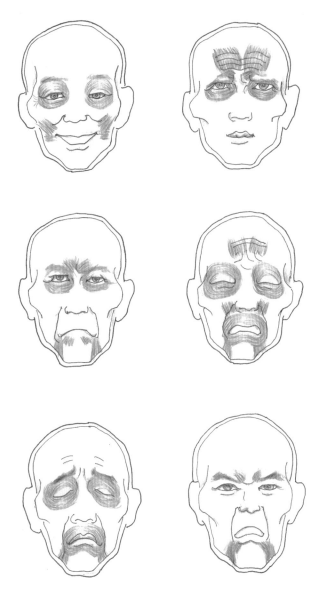

图3-29　面部表情变化与表情肌运动示意图

五、头部造型艺术分析

　　《西蒙·约翰肖像》（图3-30）与其骨骼、肌肉侧面观剖析图相对照起来观察，可以发现大部分肌肉被掩盖在脂肪组织之下，在皮肤表面看起来并不是很明显，但仍然有一些肌肉起到了修饰头部轮廓的作用，减小或增大了头部的起伏。注意头像侧面转折连线的位置，它们使得整个画面看起来更加立体。在描绘头部侧面像时，要注意把握头部整体的轮廓和面部的起伏，利用侧面视角更直观地显示出了面部的立体感，适当地表现出眉骨、颧骨、鼻骨和下颌骨等可在皮肤表面观察到的骨骼，注意面与面的转折和明暗变化。耳郭在侧面视图中位于头部的中央，需要注意的是，不能过分强调耳郭，要保持耳郭与面部的和谐。注意头、颈、肩之间的连接。

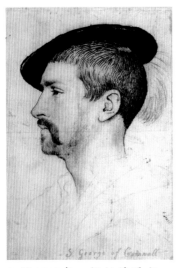

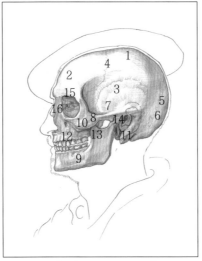

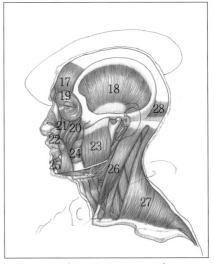

A.约1535年，银针笔墨水，
28 cm×19 cm

B.头部骨骼侧面观剖析

C.头部肌肉侧面观剖析

B.1.顶骨；2.额骨；3.颞骨；4.冠状缝；5.人字缝；6.枕骨；7.颞窝；8.颧弓；9.下颌骨；10.颧骨；11.乳突；12.上颌骨；13.下颌骨冠突；14.颞下颌关节；15.眉弓；16.鼻骨。

C.17.额肌；18.颞肌；19.眼轮匝肌；20.颧肌；21.提上唇肌；22.口轮匝肌；23.咬肌；24.颊肌；25.下唇方肌；26.胸锁乳突肌；27.斜方肌；28.颅顶肌枕部。

图3-30　荷尔拜因《西蒙·约翰肖像》

表情是内心感受、精神世界和人物情感通过动作，尤其是面部动作的体现。16世纪初，形象艺术就已经开始研究如何生动地表现人物的表情。达·芬奇认为，表情是绘画中十分重要的一个方面，它可以使画面看上去更有"感情"，而这也是所有艺术中最伟大的一点。表情是艺术中最容易展现出人物情感的表达方式之一（图3-31）。例如在绘画中，类似于笑和哭这两种表情所反映的精神世界是完全不一样的。恩斯特·贡布里希在他的著作《艺术与错觉》中提到了表情的复杂性，其中提到"表情很难分析，更难描述"。17世纪的艺术家们又提出了与其相反的观点，认为表情是需要依靠设计、创造、姿态与比例才能实现，认为表情是创造的产物。他们强调了表情这种能看到的情感的重要性，要求使观赏者能与绘画作品产生共鸣。18世纪的画家又提出了夸张的表情会让作品看上去像一幅漫画的危险性。

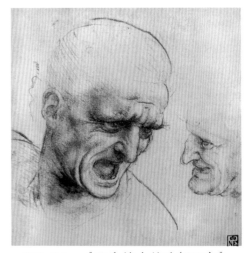

图3-31　《两个战士的头部研究》（Study of Two Warriors Heads for the Battle of Anghiari），达·芬奇，1504—1505年，匈牙利，纸面铅笔画，188 mm×191 mm，布达佩斯美术博物馆藏

（许莹）

第九节 头部运动解剖解析

颅骨除了舌骨和下颌骨外，其他颅骨借缝或软骨牢固连接，共同围成腔，具有容纳和保护脑及感觉器官的作用，唯一以关节形式连接的是颞下颌关节。头肌主要包括面肌（表情肌）和咀嚼肌2部分，本节主要讨论的头部运动包括表情肌、颞下颌关节以及咀嚼肌的相关运动。

一、表情肌和相关运动

表情肌属于皮肌，分布在眼、耳、鼻等周围，如额肌、眼轮匝肌、口轮匝肌、鼻肌、耳郭肌等。其大多一端起于颅骨（或皮肤上），另一端止于皮肤，收缩时改变眼裂或口裂形状、皮肤皱褶，呈现喜、怒、哀、乐、忧、伤、恐等表情。例如：枕额肌额腹在额骨正面、眉弓上方，可向上提拉眼眶上的皮肤和肌肉，收缩时可提眉并使额部皮肤产生皱纹；口轮匝肌在嘴角处交织，与其他扩张肌相接，一般分为内、外两圈，内圈为唇缘，外圈为唇缘外围，收缩时闭口，并使上、下唇与牙紧贴，口轮匝肌与颊肌共同作用，能做吹口哨的动作；颏肌位于下巴颏上侧，起到下拉下唇的作用；降口角肌位于下唇下方，可以下拉口角，起到降口角的作用；颧大肌在上唇上方，可以起到提口角和上唇的作用，收缩时可做出开心大笑的表情；笑肌位于口角两侧，收缩时可做出微笑的表情；皱眉肌位于眼眶上缘、靠近眉心处，可拉动眼眶皮肤向眉心运动，做出皱眉的表情；鼻肌在鼻骨和鼻软骨上，起到皱鼻和收缩鼻孔的作用；降眉间肌在眉心处、鼻骨上方，可拉动额头皮肤和肌肉向下运动（图3-32）。

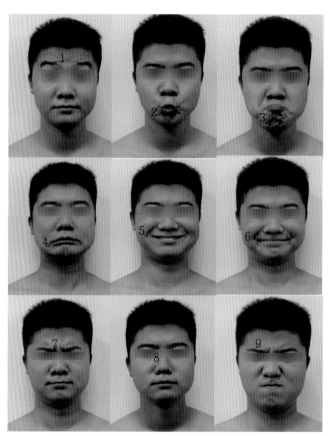

1.枕额肌额腹；2.口轮匝肌；3.颏肌；4.降口角肌；5.颧大肌；6.笑肌；7.皱眉肌；8.鼻肌；9.降眉间肌。

图3-32　面部表情肌

二、颞下颌关节和相关运动

颞下颌关节由下颌骨的下颌头和颞骨的下颌窝组成，属于拥有3个运动轴的似球窝关节。颞下颌关节在结构上是独立的，在功能上属于联合关节，运动时左右两侧同时运动。颞下颌关节可以进行上提、下降、前伸、后缩和侧向运动（图3-33）。

下颌骨下降导致嘴巴张开，从而构成咀嚼的基本组成部分。最大限度地张开嘴巴通常发生在打哈欠和唱歌等活动中。成年人最大限度地张开嘴巴时，上端前齿和下端前齿切缘之间平均距离为50 mm。日常张口幅度通常能容纳3个成年人的指关节（近端指间关节），典型的咀嚼需要平均最大张口18 mm，约为最大值的36%（足以容纳1个成年人的指关节）。下颌骨上提，可以接近上唇，在咀嚼过程中，这个动作用于嚼碎食物。

当下颌骨向前移动并且无重大旋转时，就产生了下颌骨前伸，前伸是最大限度地张开嘴巴这一动作的重要组成部分。下颌骨后缩发生在相反的方向

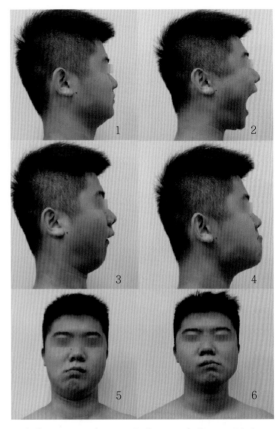

1.上提；2.下降；3.后缩；4.前伸；5.侧向运动（右）；6.侧向运动（左）。

图3-33 颞下颌关节的运动

上。在前伸和后缩中，下颌骨髁突和关节盘分别相对于关节窝向前和向后平移，髁突和关节盘沿着关节结节向下的坡度移动。

下颌骨侧向运动主要以边对边移动的形式出现，在成年人中，平均为11 mm的最大单边移动被视为正常。

三、咀嚼肌和张嘴、闭嘴相关的肌肉运动

（一）咀嚼肌

主要的咀嚼肌包括咬肌、颞肌、翼内肌和翼外肌。次要的咀嚼肌包括舌骨上肌和舌骨下肌。

咬肌是一块厚厚的强壮肌肉，位于下颌角的正上方，可轻松触摸到。咬肌拥有浅头和深头。较大、较多的浅头纤维向后下方伸展，并且附着在接近下颌角的下方区域；较小的深头纤维在下方附着在下颌支的上部区域；咬肌浅头和深头的活动基本上相同（图3-34）。在咀嚼过程中，咬肌的双边收缩提升了下颌骨，从而使牙齿相互接触，其肌肉力线与磨牙的咬合表面几乎垂直，所以它的主要功能是增加磨牙之间的力量，以便有效地压碎和磨碎食物。咬肌单边收缩导致下颌骨产生轻微的同侧偏移，当发生伴随着咀嚼的磨碎运动时，就可能使下颌骨发生同侧偏移的运动，咬肌的多种活

动对于有效的咀嚼来说非常必要。

　　颞肌是一块扁平的扇形肌，它填充了颅骨颞窝凹面的大部分。从颅骨附着点开始，颞肌形成一个宽阔的肌腱，当穿过颧弓和颅骨侧边形成的空间时，在远端变窄，并附着在下颌骨冠突和下颌支的前缘和内侧面。颞肌收缩提升了下颌骨，较倾斜的后侧纤维提升还可以使下颌骨后缩。与咬肌一样，当颞肌接近远端附着点时，会产生轻微的内侧偏移。所以，当以边对边的形式咀嚼时，颞肌的单边收缩会导致下颌骨产生轻微的同侧偏移（图3-34）。

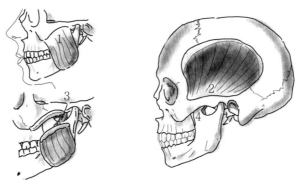

1.咬肌；2.颞肌；3.下颌神经的分支；4.下颌骨冠突。

图3-34　咬肌和颞肌

　　翼内肌具有两个头，较大的深头附着在蝶骨翼突外侧板的内表面，较小的浅头附着在上颌骨后面的一个区域，位于第3磨牙的正上方。两个头的运动路线都与咬肌平行并且附着在下颌支的内表面，接近下颌角。翼内肌的两个头的运动基本上是相同的，通过双边运动，翼内肌上提并前伸了下颌骨。由于翼内肌具有在冠状面内倾斜的力线，翼内肌单边收缩产生了非常有效的下颌骨对侧偏移（图3-35）。

　　翼外肌通常被描述为具备2个明显不同的头的羽肌。上头连于蝶骨的大翼，较大的下头连于蝶骨翼突外侧板和邻近上颌骨区域的外表面。多数学者认为翼外肌两个头的单侧收缩产生了下颌骨的对侧偏移，单侧收缩还促使髁突在水平面内向前内侧旋转。大多数资料表明，翼外肌下头是下颌骨的主要降肌，尤其是在抵抗嘴巴张开时；相反，在抵抗下颌闭合时，翼外肌上头有助于控制关节盘的张力及位置，两者的相互配合在抵抗单侧下颌闭合时极其重要，如咬断一块硬糖时（图3-35）。

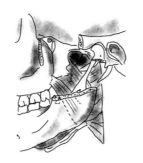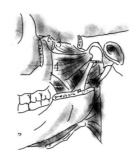

1.翼内肌深头；2.翼内肌浅头；3.翼外肌上头；4.翼外肌下头。

图3-35　翼内肌和翼外肌

以上这些肌肉收缩时相互作用，从而在口的上下唇两侧产生磨牙和食物之间的非常有效的剪力，联合肌肉活动对吞咽前磨碎和压碎食物非常有效。

（二）张嘴、闭嘴时的肌肉运动

1. 张嘴　张嘴主要是通过翼外肌的下头和舌骨上肌群联合收缩完成的。翼外肌的下头主要负责下颌骨髁突的向前移动，翼外肌和舌骨上肌的联合运动使下颌骨髁突向前下方旋转，尽管在张开嘴的后期，下颌旋转的程度最小，但是它促进了张大嘴这种极端的活动。此外，重力也会协助人张嘴。关节盘和髁突在张嘴的后期作为一个整体向前滑动，尽管翼外肌的上头附着在关节盘上，但是当嘴巴张开时，翼外肌上头相对不收缩。

2. 闭嘴　在阻力作用下，闭嘴主要是由咬肌、翼内肌和颞肌的收缩执行的。执行该活动时，这些肌肉都有一个非常有利的矩臂，颞肌较倾斜的后侧纤维还可以后缩下颌骨，这项运动沿着下后方向移动下颌骨，有助于在关节窝内重新定位髁突。在闭嘴时，翼外肌的上头可能发生离心收缩，这种收缩可以增加咀嚼的力度，离心收缩对关节盘和下颌颈施加了一个向前的张力，该张力有助于稳定髁突和关节结节之间的关节盘并且为它提供最佳的定位。翼外肌的收缩还有助于平衡由颞肌的后侧纤维产生的强大的后缩力。

四、颞下颌关节紊乱及相关活动障碍

颞下颌关节紊乱症状范围广且通常界限较为模糊，它是指一系列关于咀嚼系统的临床问题。颞下颌关节紊乱通常与肌肉、关节或者两者的损伤有关。除了颞下颌关节在移动过程中产生的疼痛，该关节紊乱迹象和症状还包括关节声响（"爆裂音"）、磨牙咬力减小、嘴巴张开幅度减小、头痛、关节锁定以及面部和头皮的牵涉性痛。颞下颌关节紊乱与许多因素有关，包括压力或者其他情绪困扰、日常功能异常的咬合习惯（如磨牙、重复地咬嘴唇或者舌头）、不对称的肌肉活动、夜磨牙症、长期头部前置姿势或者中央神经系统敏感等。

（姜雪梅）

第四章

04

Chapter Four

颈 部

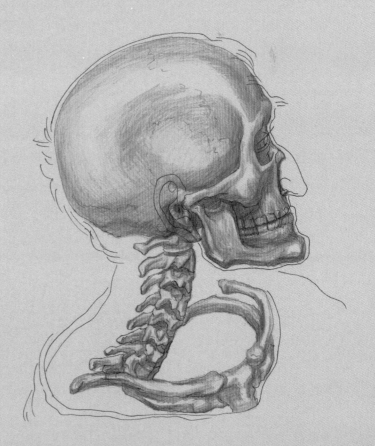

颈部（neck）位于头部、胸部和上肢之间，其外形与性别、年龄和体形有密切关系。女性和小儿颈部的皮下脂肪较多，轮廓较圆，瘦长体形颈细而长，肥胖体形颈粗而短。颈部以脊柱颈段为支架，前面正中为喉、气管颈段、咽和食管颈段，有纵向行走的大血管和神经；后部正中是脊柱颈段；颈根部除有斜行于颈和上肢之间的血管神经束外，还有胸导管和右淋巴导管，以及胸膜顶和肺尖等。颈部肌肉分为颈浅肌群、舌骨上肌群、舌骨下肌群和颈深肌群。颈部淋巴结丰富，多沿血管和神经排列，因此颈部肿瘤沿淋巴管扩散时，累及的范围较广泛，进行根治手术治疗时，清扫的范围也相应扩大。颈部各结构之间，有疏松结缔组织填充，并形成若干与临床诊治有密切关系的筋膜和筋膜间隙。颈部的活动范围较大，移动时颈的长度和各器官的位置都有所改变。头后仰时，颈前部变长，气管颈段与皮肤接近；头旋动时，喉、气管和血管移向旋转侧，而食管移向对侧。了解这些特点对进行颈部手法康复及各器官手术时有重要意义。

第一节 颈部的境界与分区

颈前外侧部的皮肤较薄，活动性较大，且有横行皮纹，故进行颈部手术时多选择横行切口，以保持美观并有利于皮肤愈合。颈纹是由表皮细胞衰老和结缔组织萎缩造成的，是体现颈部外观衰老的表现之一。颈部的浅筋膜一般较薄，含有少量脂肪，在颈前部和颈外侧部浅筋膜内含有颈阔肌。浅筋膜内还有浅静脉、浅淋巴结和皮神经，均位于颈阔肌的深面。颈外静脉位置表浅，是颈部浅静脉最大的一支，在活体上可隔皮看到，颈外静脉怒张为上腔静脉回流受阻或右心衰竭的重要体征之一。此静脉亦是内、外科常用穿刺、置管，进行诊断和治疗的常用部位之一。颈阔肌是宽阔薄片状皮肌，有部分纤维参与笑肌的组成。颈后部的皮肤较厚，活动性较小（图4-1）。

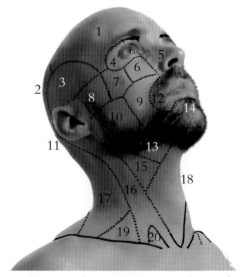

1.额部；2.顶部；3.颞部；4.眶部；5.鼻部；6.眶下部；7.颌部；8.颞下部；9.颊部；10.腮腺咬肌部；11.枕部；12.口部；13.下颌下三角；14.颏部；15.颈动脉三角；16.胸锁乳突肌部；17.颈外侧三角；18.颈前部；19.锁骨上大窝；20.锁骨上小窝。

图4-1 头颈部分区

一、境界

颈部上界以下颌骨下缘，下颌角、乳突尖、上项线和枕外隆凸的连线与头部分界；下界以胸骨颈静脉切迹、胸锁关节、锁骨上缘、肩峰至第7颈椎棘突的连线与胸部及上肢分界。

二、分区

颈部分为固有颈部和项部。固有颈部即通常所指的颈部，其区域为两侧斜方肌前缘和颈段脊柱前方。项部为两侧斜方肌前缘之后与脊柱后方的区域。

固有颈部分为颈前区、胸锁乳突肌区和颈外侧区。颈前区的内侧界为颈前正中线，上界为下颌骨下缘，外侧界为胸锁乳突肌前缘。颈前区以舌骨为界分为舌骨上区和舌骨下区。胸锁乳突肌区即为该肌所在区域。颈外侧区位于胸锁乳突肌后缘、斜方肌前缘和锁骨中1/3上缘之间。

项部又称为颈后区，上界为枕外隆凸和上项线，下界为第7颈椎棘突至两肩峰的连线。

第二节 颈部的表面标志

在颈部前面正中，从上而下可触到舌骨、甲状软骨、环状软骨等。颈部前外侧还能观察到胸骨上窝、胸锁乳突肌和锁骨上大窝等结构（图4-2）。

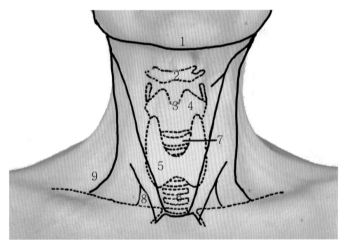

1.颏；2.舌骨；3.喉结；4.甲状软骨；5.甲状腺；6.气管软骨；7.环状软骨；8.锁骨上小窝；9.锁骨上大窝。

图4-2 颈部表面标志

一、舌骨

舌骨（hyoid bone）位于颈部，呈马蹄铁形，中间部位称舌骨体，向后外延伸的长突称为大角，向上延伸的短突称为小角。大角和舌骨体可在体表摸到。舌骨在下颌骨与喉之间支持舌，并作为舌肌的附着处，舌骨亦称"语言骨"。舌骨不与其他任何骨形成关节，而以韧带及肌肉悬挂于颞骨茎突。循舌骨体向两侧可扪及舌骨大角，其是寻找和结扎舌动脉的体表标志。双眼平视时，舌骨体适平颏隆凸下缘；其后方适对第3、第4颈椎椎间盘平面。此外，舌骨与吞咽和发音有关，可随吞咽和发音上下移动。

二、甲状软骨

甲状软骨（thyroid cartilage）位于舌骨与环状软骨之间，其上缘平第4颈椎高度，颈总动脉在此高度分为颈内动脉、颈外动脉。前正中线上的突起为喉结，男性较为突出。男性在青春期比女性更早发育喉结，且男性的喉结一般比女性的更为突出。妇女和儿童的喉结不明显，但也可以触及。

三、环状软骨

环状软骨（cricoid cartilage）位于甲状软骨下方。环状软骨弓平对第6颈椎横突，在此平面上，椎动脉穿入第6颈椎横突孔，肩胛舌骨肌下腹跨越颈动脉鞘前方。环状软骨是喉与气管、咽与食管的移行部和分界标志，亦可作为计数气管软骨环的起始标志。环状软骨是呼吸道软骨支架中唯一一个完整的软骨环，对支撑呼吸道、保持其畅通有重要作用。环状软骨与甲状软骨之间可摸到一条横裂，是环甲正中韧带（又称环甲膜）所在处。急性喉阻塞时，可在环甲正中韧带处进行穿刺，以建立暂时性通气道。

四、颈动脉结节

颈动脉结节（carotid tubercle）即第6颈椎横突前结节，位于环状软骨两侧，相当于胸锁乳突肌前缘中点的深处，其前方有颈总动脉经过。在体表于此点向后按压，可阻断颈总动脉的血流，达到暂时止血的目的。

五、胸锁乳突肌

胸锁乳突肌（sternocleidomastoid muscle）斜列于颈部两侧，起自胸骨柄前面和锁骨的胸骨端，二头会合斜向后上方，止于颞骨乳突（图4-3）。胸锁乳突肌的胸骨头、锁骨头与锁骨胸骨端上缘之间有一凹陷，称为**锁骨上小窝**（lesser supraclavicular fossa），位于胸锁关节上方，其深面左侧有颈总动脉经过，右侧为头臂干分叉，颈总动脉外侧有颈内静脉，为颈内静脉穿刺插管部位之一。

六、胸骨上窝

胸骨上窝（suprasternal fossa）位于胸骨上端颈静脉切迹上方的凹陷处，于此处可触及气管颈段。

七、锁骨上大窝

锁骨上大窝（greater supraclavicular fossa）位于锁骨中1/3段的上方三角形的凹陷处，窝底可扪及锁骨下动脉、臂丛及第1肋。臂丛自内上向外下经过此窝的上外侧部，瘦体形者可以摸到。行锁骨上臂丛阻滞麻醉术时，通常在锁骨中点上方1～1.5 cm处进针，在此处用指压按摩手法可获得一定的镇痛作用。在吸气性呼吸困难时，此窝加深，是"三凹征"之一。

八、棘突

棘突（spinous process）位于后正中线上，上6个颈椎的棘突埋于厚实的项韧带深面，不易触得，自第7颈椎以下直至脊柱的终端，所有棘突均可摸到。第7颈椎又称隆椎，它棘突较长且呈水平位，末端通常不分叉而呈结节状，在皮下形成一隆起，易于触及，常作为辨认椎骨序数的标志。

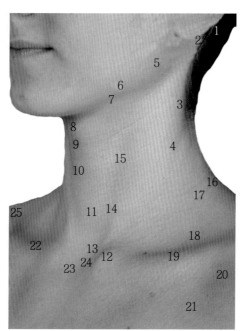

1.乳突；2.寰椎横突尖；3.胸锁乳突肌；4.颈外静脉；5.下颌角；6.咬肌前缘及面静脉；7.下颌下腺；8.喉结；9.声皱襞；10.环状软骨弓；11.甲状腺峡；12.锁骨的胸骨端；13.胸锁乳突肌的胸骨头；14.触摸颈总动脉处；15.颈前静脉；16.斜方肌前缘；17.臂丛上干；18.锁骨上大窝；19.锁骨；20.锁骨下窝；21.胸大肌；22.胸锁乳突肌的锁骨头；23.胸锁关节及颈内静脉与锁骨下静脉合成头臂干处；24.颈静脉切迹及气管；25.三角肌。

图4-3 颈前区的表面标志

第三节 颈部的血管、神经体表投影

颈部结构的体表投影如下（图4-4）。

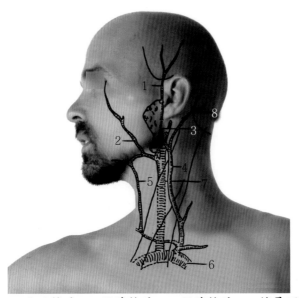

1.颞浅静脉；2.面前静脉；3.面后静脉；4.颈外静脉；5.颈前静脉；6.锁骨下静脉；7.颈内静脉；8.耳后静脉。

图4-4　头颈部的静脉投影

一、颈总动脉和颈外动脉

自下颌角与乳突尖连线的中点起，右侧至右胸锁关节，左侧至锁骨上小窝之间的连线，即为**颈总动脉**（common carotid artery）和**颈外动脉**（external carotid artery）的体表投影。甲状软骨上缘是颈总动脉和颈外动脉的分界标志，上段为颈外动脉的体表投影，下段为颈总动脉的体表投影。此外，于环状软骨侧可摸到颈总动脉搏动，将动脉向后内方压迫于第6颈椎横突上，可使一侧头部止血。

二、锁骨下动脉

右侧自右胸锁关节，左侧自左锁骨上小窝，向外上至锁骨上缘中点画一凸向上的弓形线，弓形线的最高点距锁骨上缘约1 cm，即为**锁骨下动脉**（subclavian artery）的体表投影。于锁骨上窝中点向下压锁骨下动脉，将其压在第1肋上，可使肩和上肢止血。

三、颈外静脉

颈外静脉（external jugular vein）位于颈阔肌的深面，下颌角至锁骨中点的连线即为颈外静脉的体表投影，是行小儿静脉穿刺的常用部位。一般在活体上可隔皮看到颈外静脉。尤其是在憋气时可见其充盈。患有充血性心力衰竭、右心房高压或上腔静脉阻塞者安静坐位时也明显可见颈静脉怒张。从颈外静脉插管可达上腔静脉以供中心静脉压测定、长期静脉高营养及介入治疗之用。颈外静脉在穿过颈深筋膜时，静脉壁附着于颈深筋膜，若此处静脉不慎被切断，则不易塌陷，在吸气时空气可能被吸入静脉，引起静脉栓塞，危及生命。

四、副神经

从乳突尖与下颌角连线的中点，经胸锁乳突肌后缘上、中1/3交点，至斜方肌前缘中、下1/3交点的连线，即为**副神经**（accessory nerve）的体表投影。

五、神经点

神经点（nerve point）约位于胸锁乳突肌后缘中点处，是颈丛出筋膜的集中点，颈部皮神经阻滞麻醉可在此部位进行。

六、臂丛

从胸锁乳突肌后缘中、下1/3交点至锁骨中、外1/3交点内侧的连线，即为**臂丛**（brachial plexus）的体表投影。或者上肢外展90°，将锁骨中点到肘窝连线4等分，上1/4即为臂丛的体表投影。臂丛在锁骨中点后方相对集中，位置表浅，易于触及，常作为臂丛阻滞麻醉锁骨上入路的部位。

七、胸膜顶及肺尖

胸膜顶（cupula of pleura）和**肺尖**（apex of lung）位于锁骨内侧1/3段上方，其最高点距锁骨上方2~3 cm。在颈根部施行臂丛阻滞麻醉时，禁止在锁骨内侧1/3段上方进行，以免刺破胸膜，导致气胸发生。

（罗利　李莉霞）

第四节 颈部艺术解构

一、颈部解构概要

颈部的基本形为圆柱体。在圆柱体正面由胸锁乳突肌与下颌的底部形成颈前三角，圆柱体侧面由胸锁乳突肌与斜方肌、锁骨形成颈侧三角，在斜方肌厚厚的肌肉和锁骨之间构成深窝。从侧面看，由于颈椎是向前倾斜的，所以整个颈部是一个向前倾斜的圆柱体（图4-5）。但因年龄、性别的不同，颈部倾斜度和造型感也不同：儿童基本不倾斜，老年人倾斜明显，男性比女性更加倾斜。

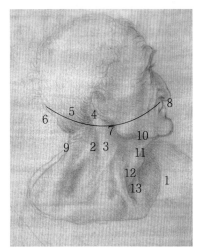
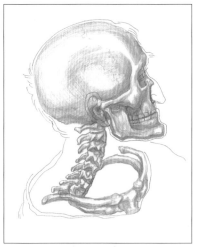
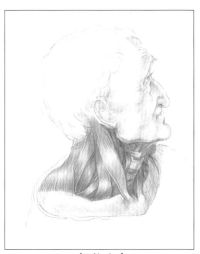

A.犹大像原作　　　　　　　B.解构分析1　　　　　　　C.解构分析2

图4-5　达·芬奇在1495年左右，为准备《最后的晚餐》而画的一幅犹大像，红色纸上的红色粉笔，18 cm×15 cm

颈部圆柱形的曲线在达·芬奇素描（图4-5A）中的衣服曲线（1）上得到反映。颈部前面底部的界标是锁骨上大窝（2）。胸锁乳突肌（3）即起于锁骨上大窝，它斜向上穿过颈部插入耳后的颞骨乳突（4）。当这块肌肉在这两个界标之间收缩时，就可以实现扭头、歪头或头后仰动作。颈后部的顶端是头颅骨中的枕骨（5）。在这张图中枕骨被头发盖住，但轮廓线的凹陷（6）使我们知道它的位置。从枕骨下面（6）、耳下部（7）到鼻底（8）可以画出一条构造线。这些点在垂直侧面图上应该在一条直线上。但在这张图中头部向画面里侧倾斜，因此由这些点画出的构造线不是一条直线，而是沿结构弯曲，呈现出圆柱体的形状。在颈部后面，斜方肌（9）自枕骨（5）弯曲而下。从前面看，舌骨肌（10）覆盖在甲状软骨（11）上。甲状软骨即所谓的"亚当的苹果"。甲状软骨之下，是甲状腺和气管（12），它们在左侧的胸锁乳突肌（13）之上。达·芬奇素描中的界标相当夸张，但它们对我们在肖像绘画中确定界标大有裨益，尽管我们不必如此夸张。

从背面看，颈部位于双肩之上，双肩有坡度，颈部在中间。颈部两侧有斜方肌支撑，颈的背部较平坦，与脑颅底部相连（图4-6）。

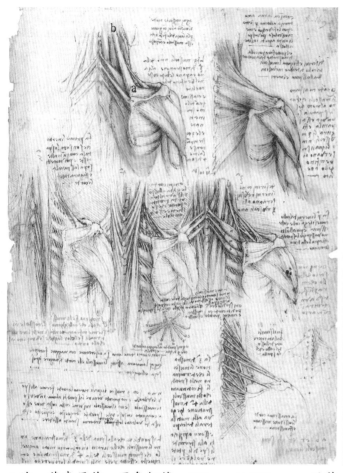

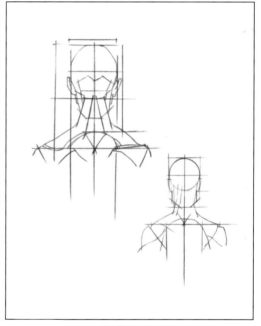

A.达·芬奇原作，黑色钢笔，190 mm×139 mm，温莎皇家图书馆藏

B.解构分析图

图4-6 《背面颈部骨骼肌肉习作》

注：达·芬奇记录到每条颈部的脊骨上都有10条长肌相连。你首先要表现出颈部的脊骨像船的桅杆，连接着头部下方的筋腱，让头围绕着颈部这个核心轴运动。肌肉a、b源于人体的锁骨部位，依靠纵向的肌肉保持头部直立。b是颈部脊柱的一部分，它连接着3块肌肉的起始端，最终与肩胛骨相连。因此位于肌肉a、b起始端的这块骨头不能破裂。

二、颈部的造型要点

（一）颈部形体归纳

一切形体，无论它的内部结构和外在形态多么复杂，都可以被概括为简单的几何体组合。在本书第三章中已经阐述，头部的形体可以概括为球体加楔形体，而颈部的形体就可以归纳为与之相连的圆柱体。这个圆柱体会因为头颈部的运动而产生弯曲，但总体而言是比较规则的（图4-7）。

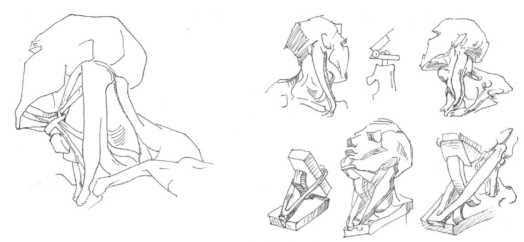

图4-7　颈部造型示意图

（二）颈肩部的造型标志（图4-5、图4-6）

1. 第7颈椎　也称隆椎，是颈座（颈椎和颈肩部）中重要的人体外观标志之一。它是颈部和胸部的分界点，也是背后中线的重要骨点，是表现人体背部重要的依据。在造型上与颈窝（胸骨大窝）具有同等重要的意义，要注意其与颈枕转折的关系，这对头、颈、肩3者的关系十分重要。

2. 菱形窝　以第7颈椎棘突为中心的斜方肌，其起始部的腱膜较大，形成一个菱形，称为"菱形腱膜"。此菱形腱膜，使背部形成一个凹陷，又称为"菱形窝"，也是颈背部的重要造型点。

3. 颈肩部　颈肩部由锁骨和肩胛骨构成。锁骨和肩胛骨在胸廓的上方形成了一个环形结构，标志着胸腔的顶面和侧面的区域。

4. 锁骨　正面的锁骨成为胸腔正面胸大肌顶面和肩部之间的分界岭。它形成的造型要点：①胸骨上窝（颈窝），在造型上极其重要，它与头部的关系对人体表情、动态有很大的影响。②锁骨下窝，是体现锁骨转折的关键，也是体现颈肩部厚度、体积的关键。尤其是两条锁骨形成的对称弓形，一定不能画成平面，这样人体才会显得结实。

5. 肩胛骨　在背部的体形上相当于一个"屋脊"，是背部从上斜面向下斜面的转折处，而且两肩胛之间从左到右呈"W"形。此外，它的运动使躯干背部产生了丰富的变化，其基本形中的很多结构点在这些变化中有着明显的外部表现。胸背面和顶面的转折关系主要表现在肩胛冈上，由于肩胛冈上方有很厚实的斜方肌，因此这一转折较正面锁骨转折要平缓许多。

颈部的宽度大约是肩的1/4。由于女性的胸廓较小，因此她们的肩部往往向下斜，显得颈部较长。还应注意的是，儿童的颈部比成人的要短，但老年人的颈部由于物理变化和姿势习惯也会缩短。

三、颈部的造型艺术分析

鲁本斯作品（图4-8）中很好地表现了颈部与躯干的关系，上肢的向前抬起和弯曲是随肩部的动作产生的。这个动作是由三角肌前束（1）与锁骨部位的胸大肌（2）的收缩，连同部分喙突肌与肱二头肌（3）的参与共同发起的。当上肢被从身体一侧移到正面时，锁骨（4）沿着它的长轴经过胸锁关节（5）与肩峰（6）和肩胛骨一起向上转动。锁骨上的圆突的曲线（7），使锁骨在胸廓上做有限的移动。当锁骨从胸锁乳突肌（8）和颈部移开时，手臂的前伸加深了锁骨上大窝（9）的凹陷程度，并且减少了肩胛冈与锁骨之间的角度。鲁本斯知道当肩膀向前移动时，位于胸锁关节（5）上的锁骨内侧端点不太突出，因此他对它附近的肌肉进行了强调。

达·芬奇认为，当表现一个随性或者其他优雅动作的时候，一定注意避免将其表现得像木头一样僵硬，但是对那些极力想要表现出的强壮却不能那样做，除了扭头的动作。虽然达·芬奇所有的作品都在展现内心世界，都在表达他对描绘情绪的渴望，但是这一点在《圣杰罗姆》上表现得尤为突出（图4-9）。圣人扭曲的身体和痛苦的跪姿传达出内心的热忱。达·芬奇在此后多年反复对这幅画进行修改，由此可以看到他的解剖学研究与艺术追求之间的紧密联系。他继承和发扬了阿尔贝蒂的理念，即应由内而外构思人物，在这一点上，他显得特别执着。达·芬奇认为，画家要想善于设计人体的姿势和手势，则有必要了解与肌腱、骨骼和肌肉有关的解剖学知识。在《圣杰罗姆》上有一个令人疑惑的细节，解开这个谜团有助于更好地理解达·芬奇的艺术创作。他大约从1480年开始绘制这幅作品，但是画中的解剖学知识是他后来才掌握的，有些还是1510年他在尸体解剖中学到的。值得特别注意的是，圣杰罗姆的颈部，无论是在达·芬奇早期的解剖学手稿中，还是在1495年左右他为准备《最后的晚餐》而画的一幅犹大像中，他都把胸锁乳突肌画错，本来应该是2块从锁骨上行到颈部外侧的肌肉，结果他画成了1块肌肉。但是在他于1510年根据人体解剖绘制的图谱中，他画的胸锁乳突肌是2块肌肉，可在圣杰罗姆颈部的胸锁乳突肌也是2块，这多少让人有些疑

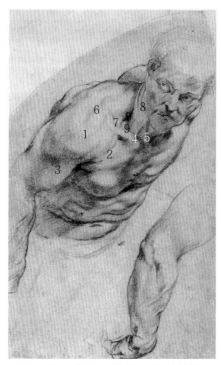

图4-8 彼得·保罗·鲁本斯作品，1628—1635年，黑铅粉笔

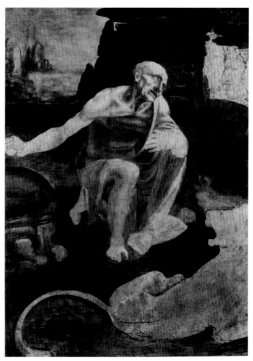

图4-9 《圣杰罗姆》，达·芬奇，1478—1480年，木板油彩，103 cm×75 cm

惑，他画于15世纪80年代的作品中怎么会出现他在1510年才发现的解剖学细节。温莎城堡的绘画策展人马丁·克莱顿给出了最令人信服的解释。他认为这幅作品是分两个阶段绘制的，第一阶段是在1480年左右，第二阶段是在1510年他开始解剖学研究之后。红外线分析的结果也支持克莱顿的观点，分析发现原来的底稿上没有那2块颈部肌肉，而且它们的绘制技法也和画面的其他部分不同。在完成最初的人物勾勒20年后，圣杰罗姆造型的一些重要部分才被添加上去。克莱顿认为这些部分的造型结合了达·芬奇在1510年冬天的解剖学发现。

（许莹）

第五节 颈部运动和功能解剖

"颈部"与"颅颈部位"这2个术语可以互换使用。它们是指由3种关节构成的关节组合：寰枕关节、寰枢关节复合体、颈内关节突关节（C2~C7），此区域为了获得较好的活动性而牺牲了稳定性，导致颈椎很容易受到损伤。

一、颈部的关节及运动形式

寰枕关节是颈部最上方的关节，可以支持颅骨相对独立运动（相对于寰椎）。寰枕关节是由向外凸起的枕髁与向下凹陷的寰椎上关节面吻合而成（图4-10），这种吻合的凹凸关系为寰枕关节提供了固有的结构稳定性，两侧在运动过程中保持协调一致，是一对联合关节。寰枕关节的主要运动形式为屈曲运动和伸展运动，屈伸活动度为15°~20°，即点头运动；侧屈运动幅度较小，大约为10°；其轴向旋转严重受限，通常认为此关节不能旋转。

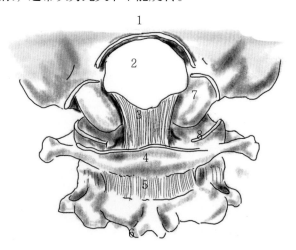

1.枕骨；2.枕骨大孔；3.覆膜；4.寰椎；5.黄韧带；6.枢椎；7.枕髁；8.寰椎上关节面。

图4-10 充分暴露的寰枕关节的后面观

寰枢关节复合体由2个关节组成：寰枢正中关节和1对侧方的关节突关节。寰枢正中关节由C2的齿突和寰椎后方的齿突凹组成，该齿突结构穿过1个由寰椎横韧带和寰椎前弓组成的骨韧带环，由于齿突充当着寰椎水平面旋转的纵轴，寰枢关节通常被描述为枢轴关节。寰枢关节构成了脊柱最灵活的关节，颅颈部在水平面方向上进行的所有（轴向）旋转运动中，近50%发生在寰枢关节复合体，大约有50°；此复合体还有一种自由运动形式为屈伸，大约有15°；侧屈运动幅度非常有限，大约有5°。

通常来说，如果一个人可以谈话或咀嚼，那么C1~C2关节就会运动。寰椎的横韧带是寰枢关节的主要支撑韧带，其将枢椎的齿突固定于寰椎的前弓，患类风湿关节炎时这些韧带变得脆弱或发生断裂。如果颈椎旋转幅度大于50°，对侧椎动脉会发生扭曲，在旋转45°时，同侧椎动脉就会发生扭曲（图4-11），这会引起眩晕、恶心、耳鸣、猝倒症、视物模糊或更罕见的休克、死亡。

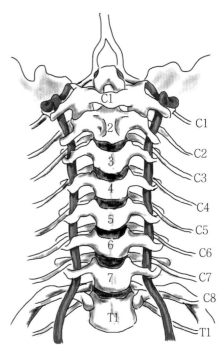

图4-11 颈椎横突孔内椎动脉的走行（前面观）

C2~C7关节突关节的关节面方向如同坡度为45°的瓦片一般，颈椎的上关节面向上、后、内侧，下关节面向下、前、外侧，这种关节面方向增加了关节突关节在3个平面内的运动自由度。C2~C7关节突关节属于滑膜关节，其运动主要依靠滑动。关节囊的松弛使其能充分地活动，同时为关节提供稳定支持和一定的限制性阻力。C5~C6之间的关节拥有最大的屈伸运动能力，C4~C5和C6~C7之间的关节的屈伸能力与之相近，正因为如此，这些节段最容易出现退行性疾病。正常休息状态时的颈椎是轻度后伸的，关节突关节完全吻合后，颈椎是过度后伸的。C2~C7的整体运动范围：屈曲为35°～40°，伸展为55°～60°，侧屈为30°～35°，轴向旋转为30°～35°。

总体来说，120°～130°的屈曲和伸展运动发生在颈部，从解剖位置（30°～35°的伸展，脊柱前凸）看，颈部还可以进一步伸展75°～80°，屈曲45°～50°。在颈部，伸展运动范围平均超过屈曲运动范围1～1.5倍。除了颈部可以进行屈曲和伸展运动外，头部还可以在矢状面上进行向前（前伸）和向后（后缩）的移位。全范围前伸比全范围后缩的幅度大80%（在正常成年人中，分别为6.23 cm和3.34 cm）。通常，头部前伸可以导致中下段颈椎发生屈曲运动，同时上段颈椎发生伸展运动；相反，头部后缩可以导致中下段颈椎发生伸展运动，同时上段颈椎发生屈曲运动。在这2种头部运动形式中，中下段颈椎都会随头部发生运动而位移。假如长时间保持头部前伸姿势，可导致慢性前伸头位出现，从而导致颅颈部伸肌群牵张过度。

头颈部的轴向旋转运动是一项与人体视听觉密切相关的重要运动功能，颅颈旋转运动的范围是65°～75°，但因为年龄的不同而有所差异。整个颅颈部脊柱可以向两侧进行35°～40°的侧屈运动，当人体试图用耳郭触及两侧肩峰时，头部侧屈运动幅度最大，大多数侧屈运动均由C2～C7颈椎节段完成，然而寰枕关节的侧屈运动幅度也可达到5°，寰枢关节复合体的侧屈运动幅度则几乎可以忽略不计。

二、颈部运动及其对椎间孔直径的影响

颈部的运动对椎间孔的大小有着很大的影响，尤其是在屈曲与伸展运动的过程中。由于脊神经根位于椎间孔内，所以在临床上颈部的运动对椎间孔有重要意义。磁共振成像表明，从中立位置开始的40°屈曲运动使颈部椎间孔的面积增加了31%；相反，30°的伸展运动使其面积减少了20%。如图4-12所示，通过比较中立位置与极限屈曲位置，可以了解屈曲与C3～C4椎间孔面积增大之间的机械联系。在屈曲运动的过程中，C3颈椎的下关节面的上滑可在很大程度上使C3～C4椎间孔加宽。因此，完全屈曲为脊神经根的穿过提供了更大的空间。

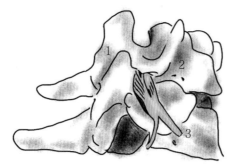 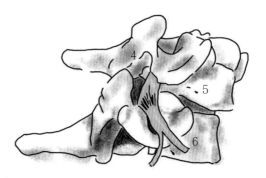

在中立位姿势，关节突关节内的面
完全接触

颈椎屈曲增大了椎间孔的面积，为C4
神经根的通过提供了更大的空间

1.关节突关节；2、5.C3椎体；3、6.C4椎体；4.C3的下关节突关节面。

图4-12　C3～C4颈椎运动如何影响椎间孔的大小

除了在矢状面上运动外，椎间孔面积的大小在侧屈与轴向旋转运动的过程中也会有所变化。侧屈增大了对侧椎间孔的面积，在40°的轴向旋转运动之后，对侧椎间孔的面积增大了20%。

对脊神经根的挤压可导致身体同侧手臂的神经根病，如果这种挤压力使脊神经根发炎，也会导致人手臂的神经根痛，这种神经根痛通常是由过度颅颈运动引起或加剧的。例如，一个右侧椎间孔严重变窄的人颅颈部完全伸展时，穿过其中的神经根会受到挤压，尤其当右侧屈和右侧回旋的耦合运动合并发生，如剃左侧下颌的胡须时，这种神经根压迫症状便会加重。

三、颈部运动相关的肌肉

仅在头部起作用的肌肉可分为2组：①头颈部前外侧肌肉；②头颈部后外侧肌肉。头颈部前外侧肌肉包括胸锁乳突肌、斜角肌、颈长肌、头长肌、头前直肌和头外侧直肌；头颈部后外侧肌肉包括夹肌和枕下肌群。这2种肌群主要有2种功能：①稳定头颈部；②产生各种头颈部运动，以优化

视、听、嗅觉系统的功能。

头颈部大多数肌肉的稳定性是由较短的节段肌肉来维持的，例如多裂肌、回旋肌、颈长肌、头长肌以及棘间肌，其他较长的肌肉（其中包括斜角肌、胸锁乳突肌、肩胛提肌、头半棘肌和颈半棘肌以及斜方肌等）可以进一步加强该节段的稳定性。

在整个中轴骨骼系统的所有节段中，头颈部在3个运动平面内的活动度最大。充足的活动范围对于眼、耳和鼻的最佳空间定位具有举足轻重的意义。头颈部的充分旋转运动可以使人体眼球的视野覆盖范围达到180°以上。左侧胸锁乳突肌与右斜方肌、右侧头夹肌和颈夹肌、右侧上部竖脊肌（头最长肌）及左侧横突棘突（如多裂肌等）可以推动头颈部向右侧旋转，枕骨下肌（右侧头后大直肌和右侧头下斜肌）可主动控制寰枢关节旋转。以上这些肌肉活动不仅可以为头颈部提供必需的旋转动力，还可以在冠状面和矢状面内稳定头颈部，例如，由头夹肌和颈夹肌及上部竖脊肌提供的伸展运动潜能可以抵消由胸锁乳突肌和前斜角肌提供的屈曲运动潜能。此外，左侧胸锁乳突肌产生的左侧侧屈运动潜能可以抵消右侧头夹肌和颈夹肌产生的右侧侧屈运动潜能。

（姜雪梅）

第五章
Chapter Five

胸　　部

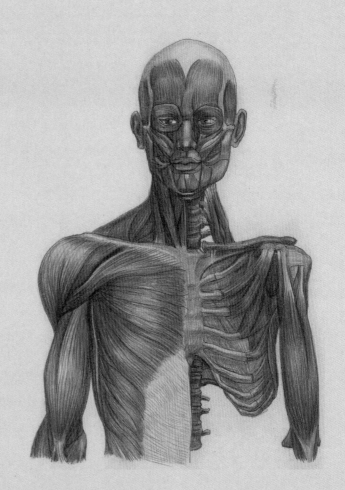

第一节 胸部表面概要

胸部位于躯干的上部，介于颈部与腹部之间，其上部两侧与上肢相连。此部以胸廓作为支架，表面覆以皮肤、筋膜和肌肉等软组织，内衬以胸内筋膜，共同构成胸壁。胸腔由胸壁与膈围成，向上经胸廓上口通颈部，向下借膈与腹腔分隔。胸腔中部为纵隔，两侧部容纳肺和胸膜腔。本章节主要叙述胸部的表面解剖学内容和胸部重要器官（如心、肺、胸膜等）的体表投影及胸部常用的一些手术切口等。

一、胸部的境界与分区

胸部的上界是以**颈静脉切迹**（jugular notch），向两侧沿**胸锁关节**（sternoclavicular joint）、**锁骨**（clavicle）上缘、**肩峰**（acromion），由此向后至第7颈椎棘突的连线与颈部分界。胸部的下界是以剑突向两侧沿**肋弓**（costal arch）、第11**肋**（rib）的前端、第12肋至第12胸椎棘突的连线与腹部分界。其两侧移行于上肢，并以三角肌的前缘为界与上肢分界。

胸壁一般划分为胸前区、胸外侧区和胸背区（图5-1）。

胸前区（pectoral anterior region）　位于前正中线和腋前线之间。

胸外侧区（pectoral lateral region）　介于腋前、后线之间。

胸背区（pectoral posterior region）　又称背部，位于腋后线和后正中线之间。

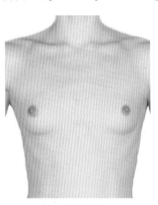 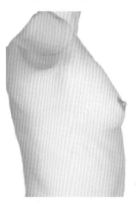 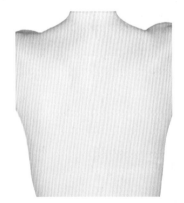

胸前区　　　　　　　　胸外侧区　　　　　　　　胸背区
图5-1　胸部分区

上述分界并不代表胸腔的真正范围，这是由于膈呈现穹隆状并突向胸腔。因此，胸腔内也有腹腔上部的某些器官，而胸腔内的某些器官也突出胸廓上口伸入颈根部。

二、胸部的标志线

胸部的标志线指通过胸部的垂直线，常用来表示胸部脏器的前、后和内、外侧的位置关系（图5-2）。

（一）前正中线

前正中线（anterior median line） 是经胸骨正中点所作的垂线。

（二）胸骨线

胸骨线（sternal line） 是经胸骨外侧缘最宽处所作的垂线。

（三）锁骨中线

锁骨中线（midclavicular line） 是经锁骨中点所作的垂线，一般经过乳头。

（四）胸骨旁线

胸骨旁线（parasternal line） 是经胸骨线与锁骨中线之间连线的中点所作的垂线。

（五）腋前线和腋后线

腋前线（anterior axillary line）**和腋后线**（posterior axillary line） 分别是经腋前、后襞与胸壁相交处所作的垂线。

（六）腋中线

腋中线（midaxillary line） 是经腋前线和腋后线之间连线的中点所作的垂线。

（七）后正中线

后正中线（posterior median line） 是经躯干后面正中所作的垂线，相当于沿各椎骨棘突尖所作的垂线。

（八）肩胛线

肩胛线（scapular line） 是两臂下垂时经肩胛骨下角所作的垂线。

三、胸部的表面标志

在胸部前面正中，从上而下可触到颈静脉切迹、胸骨角、胸骨体和剑突等。胸骨上缘平对第2胸椎体下缘，女性的略低（图5-2）。

（一）颈静脉切迹

颈静脉切迹（jugular notch） 为胸骨柄上缘的切迹，平对第2、第3胸椎之间。从颈静脉切迹向外可摸到锁骨全长。

（二）胸骨角

胸骨角（sternal angle） 是胸骨柄和胸骨体的连接处，向前突出，胸骨角的两侧连接第2肋软骨，因而可作为计数肋的标志。胸骨角平对第4胸椎体下缘，此处正对主动脉弓的起始、气管分叉、左主支气管与食管交叉处，末端和心脏上界处于同一水平面。此外，胸骨角与第4胸椎体下缘的连线为上、下纵隔的分界。

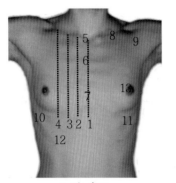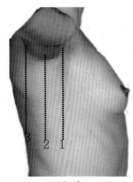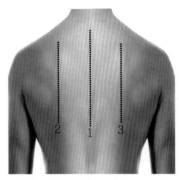

A.胸前区　　　　　　　　　　B.胸外侧区　　　　　　　　　C.胸背区

A.胸部前方的标志及标志线：1.前正中线；2.胸骨线；3.胸骨旁线；4.锁骨中线；5.颈静脉切迹；6.胸骨角；7.剑突；8.锁骨；9.锁骨下窝；10.肋；11.肋间隙；12.肋弓；13.乳头。

B.胸部侧方的标志线：1.腋前线；2.腋中线；3.腋后线。

C.胸部后方的标志线：1.后正中线；2、3.肩胛线。

图5-2　胸部的表面标志及标志线

（三）剑突

剑突（xiphoid process）　为胸骨的下部，扁薄而狭长，上接胸骨体，平对第9胸椎。

（四）锁骨和锁骨下窝

锁骨的全长在体表可触及。**锁骨下窝**（infraclavicular fossa）是位于锁骨外1/3下方的凹窝。该窝的稍外侧相当于锁骨下方1横指处，可触及肩胛骨的喙突。腋血管和臂丛神经干位于喙突的内下方。

（五）肋和肋间隙

第1肋的大部分位于锁骨内侧端的后方，故在体表难以触及。第2肋在锁骨下方可以扪到。肋和**肋间隙**是胸部及腹上部器官定位的重要标志。

（六）肋弓和胸骨下角

剑突两侧向外下可触及肋弓，肋弓是由第7～10肋的肋软骨自内上斜向外下连接成的弓状结构，是临床上进行肝、胆囊和脾触诊的标志。两侧肋弓与剑胸结合共同围成胸骨下角，角内夹有剑突。剑突与肋弓的夹角称为**剑肋角**（xiphocostal angle），左侧剑肋角为心包穿刺的常用部位。

（七）乳头

男性**乳头**（papillae）常位于锁骨中线与第4肋间隙交界处，乳头周围的乳晕着色较深。女性乳房发达，乳头的位置变化较大。成年女性未授乳的乳房位于第2～6肋之间、胸骨旁线至腋中线的范围内。

第二节 乳房

乳房（mamma，breast）是哺乳动物特征结构。一般两侧对称生长，人类仅有胸前的一对乳房。

一、乳房的形态、位置及构造

（一）形态

成年未孕妇女的乳房多呈半球形或悬垂形，紧张而富有弹性（图5-3），重150～200 g，其大小、形态个体差异较大，主要由纤维组织和脂肪的含量不同所致。妊娠期及哺乳期，由于激素影响，乳腺高度增生、肥大，呈球形，哺乳期后乳腺萎缩，乳房变小且扁平。老年期，乳房体积明显萎缩变小，松弛下垂。

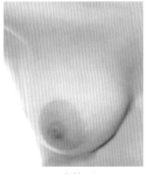 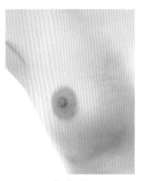

圆锥形　　　　　半球形

图5-3　乳房的类型

乳房表面中央矮柱状突起为乳头，通常青年女子乳头正对第4肋间或第5肋与锁骨中线相交处。乳头表面有许多裂陷状凹陷，凹陷内有15～20个**输乳管**（lactiferous duct）的开口，称为输乳孔。乳头周围色泽较深的环形皮肤区称为**乳晕**（areola of breast），乳晕的颜色因人的肤色和乳房的生理状态而异。少女乳晕呈蔷薇色，妊娠后变为深褐色。乳晕表面有许多小而隆起的乳晕腺，它分泌油脂性物质以润滑乳头（图5-4）。乳晕的薄层皮下组织中还含有平滑肌纤维，收缩时可使乳头挺直，以利于婴儿吸吮。

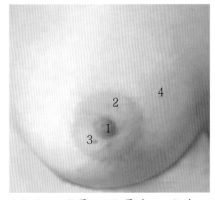

1.乳头；2.乳晕；3.乳晕腺；4.乳腺。

图5-4　乳房的形态

（二）位置

发育完全成熟的乳房，其所占范围：向上起自第2~3肋，向下至第6~7肋；内侧起自胸骨旁线外侧到达腋中线。整个乳房约2/3位于胸大肌表面，其余1/3位于前锯肌表面，其内下部则位于腹外斜肌腱膜表面。

临床医生为方便检查，经常过乳头作垂直线和水平线，并围绕乳晕作环形线，据此将乳房分为5个区：内上象限、内下象限、外上象限、外下象限及乳头区。进行乳房检查时，按照上述顺序进行，防止遗漏。

（三）构造

乳房主要由皮肤、脂肪组织、纤维组织及**乳腺**（mammary gland）构成（图5-5）。乳腺被致密结缔组织分为15~20个乳腺叶。每个乳腺叶又分为若干乳腺小叶。每一乳腺叶都有一排泄管，称为输乳管，末端开口于乳头。乳腺叶及输乳管均以乳头为中心呈放射状排列，因此乳腺脓肿切开引流时，宜做放射状切口，并注意分离结缔组织间隔，以方便引流。乳房内的脂肪组织包于乳腺周围，脂肪的多少可决定乳房大小。浅筋膜深层与胸肌筋膜间有一间隙，称为**乳房后间隙**（retromammary space），内有疏松结缔组织和淋巴管，可使乳房轻微移动，行隆乳术时假体由此植入。此间隙内炎症也容易蔓延，宜低位切开引流。胸壁浅筋膜发出许多与皮肤垂直的纤维束，一端连于皮肤和浅筋膜浅层，另一端连于胸肌筋膜，对乳房起固定和支持作用，称为**乳房悬韧带**（suspensory ligament of breast）或Cooper韧带。患乳腺癌时，癌细胞侵犯乳房悬韧带，使其缩短，牵引皮肤形成许多凹陷，使皮肤表面呈"酒窝征"，此为乳腺癌病变过程中的一种特殊体征。

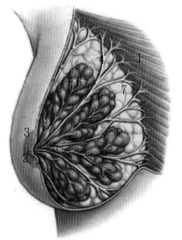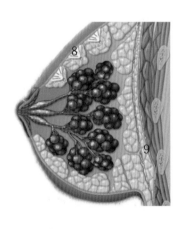

1.胸大肌；2.乳头；3.乳晕；4.输乳管；5.输乳管窦；6.乳腺小叶；7.乳房内脂肪体；8.乳房悬韧带；9.乳房后间隙。

图5-5　乳房的构造

二、女性一生中乳房的变化

正常乳房的生长发育受到内分泌系统的直接调控。卵巢和垂体前叶对乳腺发育影响最大，肾上腺、甲状腺对其也有一定影响。卵巢主要分泌2种激素即雌激素与孕激素：雌激素促进乳腺管的增长发育，孕激素促进乳腺腺泡的发育增大。在这2种激素协调作用下，乳腺逐渐发育成熟。在各个不同的年龄阶段，机体内分泌激素水平差异很大，受其影响，乳房的发育和生理功能各具特色，乳腺的病变也为多见。

（一）新生儿期

新生儿期乳腺内仅有乳腺导管，没有乳腺小叶。但因为母体激素还会在新生儿体内存留一段时间，受此影响，新生儿在出生后3~4天，乳头下有时可触及片状组织块或1 cm的硬结，甚至有时还可分泌少量乳样分泌物。1~2周后，新生儿体内激素水平下降，乳房肿大及泌乳的现象逐渐消退，乳房呈幼儿期的静止状态。

（二）幼儿期、儿童期

幼儿期或儿童时期的男孩或女孩，一侧或双侧乳房有时可触及扁平的小肿块，可活动，有时会有瘙痒、微疼感。这是发育期间体内激素水平出现短暂的不平衡所致，多数属于生理范围内，在数月内可自行消失。

（三）青春期

青春期在卵巢分泌激素的影响下，乳房明显发育。发育时，乳房先是乳头隆起，乳头、乳晕相继增大且着色加深，之后乳头下可触及乳核，乳腺导管及腺体相继增生，同时乳房周围伴有纤维组织增生及脂肪沉积，乳房逐渐丰满、隆起。一般16~18岁乳房发育成熟，22岁停止发育。

（四）成年期

成年期女性乳房随月经周期不同阶段激素的变化而发生相应变化。月经来潮前3~4天，雌激素、孕激素水平逐渐升高，乳腺组织增生活跃，导管上皮增生，间质充血，表现为乳房增大，甚至出现胀痛及触痛。排卵以后，孕激素水平升高，小叶内导管上皮细胞肥大，导管内分泌物亦增多。月经来潮后，雌激素、孕激素水平迅速降低，雌激素对乳腺的刺激减弱，乳腺小叶萎缩，间质充血消退，乳腺小叶的体积缩小，腺泡上皮及分泌物消失。这时乳房变小、变软，疼痛和触痛消失。有的乳腺小叶在增生后不完全退化复原，这就可能形成临床上所称的乳腺增生症。另外，雌激素不仅与乳腺的生理性变化有关，也与乳腺的一些病理变化有关，女性体内较高的雌激素水平也会引起乳腺纤维腺瘤等疾病的发生。

（五）哺乳期

在妊娠5~6周时，乳房在大量雌激素及孕激素等激素的作用下，乳腺导管和腺泡明显增多，乳房增大，乳头、乳晕增大，着色加深，乳晕处的皮脂腺肥大而隆起，形成许多圆形结节状突起，称为蒙氏结节，可分泌润滑和保护乳头的物质。妊娠中期，乳腺小叶增大更明显，腺泡数量增多且排列整齐，常见分泌颗粒，呈现泌乳状态。此时乳头、乳晕色素沉着更明显，这种色素日后很难完全消失。孕后期，乳腺进一步扩张，乳晕腺将逐渐分泌皮脂，为分泌乳汁做准备。在妊娠期与哺乳期，良性及恶性肿瘤可能会迅速发展，需引起注意。

（六）老年期

绝经前后，由于女性卵巢功能衰退，雌激素、孕激素水平明显下降，乳腺小叶和乳腺导管逐渐萎缩，而乳房内脂肪组织却增多。由于脂肪的沉积，加上乳房表面皮肤的松弛，乳房逐渐下垂，这种现象随着年龄的增加而越发明显。绝经后乳腺小叶结构明显减少，乳房萎缩变小，且表面皮肤失去弹性而下垂，乳腺周围纤维组织增多，硬化甚至钙化，输乳管及血管可消失，整个乳房最后只剩下皮肤皱襞、乳晕及乳头。

三、乳房的病变表现

临床上乳房出现病变时，乳房的某些部分常出现异常回缩或凹陷，常见下面3种类型。

（一）先天性乳头回缩

乳房发生过程中，乳头内逐渐可容纳15～20根乳腺导管的开口，乳腺导管的周围由乳晕延伸的平滑肌包绕。**先天性乳头回缩**（congenital papilla reaction）的主要原因是乳头胚胎发育期中胚层增殖障碍，表现为乳头、乳晕的平滑肌和乳腺导管发育不良，导致乳腺导管未能导管化，形成短缩的条索，以及其周围的平滑肌和纤维结缔组织短缩导致乳头下支撑组织缺乏，加上乳腺导管向内牵拉，致使乳头外凸不明显或乳头内陷。

（二）炎症性乳头回缩

炎症性乳头回缩（inflammatory papilla reaction）多见于哺乳期妇女，由于输乳管发生阻塞无法将分泌物正常排出，导致分泌物淤积于输乳管内，常导致感染，最后形成脓肿或瘘管。若此类炎症迁延不愈，引起输乳管周围组织纤维性变，乳腺导管短缩和组织纤维化挛缩，从而常导致乳头回缩。

（三）与乳癌有关的回缩

可出现3种情况，各因不同的解剖结构受累所致。

1. 皮肤凹陷　由于癌变侵及Cooper韧带，该韧带挛缩缩短时，会牵拉皮肤，使局部皮肤凹陷，如同酒窝，称之为"酒窝征"。

2. 乳头回缩　乳腺癌侵犯乳头、输乳管和乳腺导管周围的结缔组织，引起这些组织的粘连固定，若向下牵拉乳头，即造成乳头回缩、凹陷，甚至方向改变。

3. 皮肤橘皮样变　这主要是由于乳腺癌侵犯皮肤毛细淋巴管，淋巴管被癌细胞阻塞，引起淋巴回流障碍，出现真皮水肿，同时皮肤毛囊及毛囊孔明显下陷，皮肤呈橘皮样。

四、乳房的先天性异常

乳房的先天性异常有2种表现：一种是数目减少，如乳房发育不全、无乳房或无乳头等；另一种是数目增加，如副乳房、副乳头等。前者比较罕见，常与胸壁畸形合并发生。后者却比较常见。一般情况下，副乳房除了有碍视觉美观以外，不影响人体的健康，故无须治疗。但也有部分副乳房可发生腺瘤和癌。

乳房的发生始于胚胎发育的第6周，外胚层细胞增生，形成一条从腋窝到腹股沟的线，称为"乳线"。胚胎时期乳线出现后，又在此线上形成6~8个乳头状突起，即乳房始基。在胚胎发育第3个月时，乳芽临近部分形成小叶芽，即乳腺腺泡的原始结构，乳芽远端部分发育成乳腺导管，其远端发育成乳头。正常情况下，人类除胸部一对乳头外，其余乳房始基均在出生前退化消失。如有不退化者，则形成副乳腺，构成多乳头或多乳房。临床检查多乳房症或多乳头症可在乳线位置处进行。

1. 多乳头症　凡乳头的数目超过2个的都属于多乳头。正常乳头以外的又称副乳头，副乳头的数目不定，在女性中的出现率为1%。若在形成副乳头的下方同时有乳腺组织，则称为完全性副乳；而仅有乳头无乳腺组织，则称为副乳头。有的并无乳头突起，仅有两侧对称的局限性凹陷或细小区域的皮肤色素沉着，一般无临床意义，无须处理。

2. 多乳房症　凡乳房的数目多于2个的都属于多乳房。正常乳房以外的乳房称为副乳房，其大小不定，常有一定的乳腺组织。有的副乳房有乳头，有的则没有乳头。这种没有乳头的副乳房又称迷走乳房组织，有发生恶性肿瘤的可能。副乳房最常见于乳线的上端，即正常乳房的外上方近腋窝处偏内位置。有的在正常乳房和脐之间的一段乳线上，位置偏外。副乳房较小且无明显症状可不必处理，但是若遇到乳腺逐渐增大、疼痛不适，副乳房内扣及异常肿块，有乳腺癌家族史，副乳房明显隆起或乳头肥大，乳晕色素影响外观等情况，应考虑手术治疗。

第三节　胸部脏器的投影

胸部脏器主要包括心、肺及胸膜等，本节主要阐述它们在胸部各方位上的体表投影及临床意义。

一、心的投影

心是胸腔内的重要器官，掌握其位置和瓣膜的体表投影以及各瓣膜听诊区与体表的位置关系对临床医师来说非常重要。

（一）心界

心体表投影的个体差异较大，也可因体位改变而变化。心在体表的投影可用四点连线表示。左上点在左侧第2肋软骨下缘，距胸骨左缘约1.2 cm；右上点在右侧第3肋软骨上缘，距胸骨右缘1 cm；左下点在左侧第5肋间隙，距锁骨中线内侧1~2 cm；右下点在右侧第6胸肋关节处。左、右上点连线为心上界，左、右下点连线为心下界，右上、右下点间向右微凸的弧线为心右界，左上、左下点间向左微凸的弧线为心左界。心尖的投影即左下点，此处可明显触及**心尖**（cardiac apex）搏动（图5-6）。

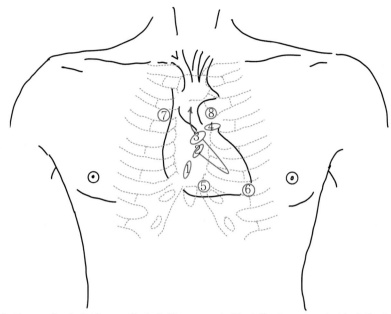

1.三尖瓣；2.二尖瓣；3.主动脉瓣；4.肺动脉瓣；5.三尖瓣听诊区；6.二尖瓣听诊区；7.主动脉瓣听诊区；8.肺动脉瓣听诊区。

图5-6　心及心瓣膜的体表投影

（二）心瓣膜

心瓣膜（valve）的体表投影位于自左侧第3胸肋关节至右侧第6胸肋关节的连线上。**二尖瓣**（mitral valve）的投影在左侧第4胸肋关节处，即位于胸骨体下部左半的后方。**三尖瓣**（tricuspid valve）的投影在胸骨正中线的后方，平对第4肋间隙。**主动脉瓣**（aortic valve）的投影在胸骨左缘第3肋间隙，部分位于胸骨之后。**肺动脉瓣**（pulmonary valve）的投影在左侧第3胸肋关节的稍上方，部分位于胸骨之后（图5-6）。

瓣膜活动时，其声音可达到远侧的心腔或血管与胸壁的紧密相接处，从而导致各种心音与瓣膜位置并非一一对应，所以瓣膜的体表投影在临床上用处不大。

（三）心脏听诊区的表面解剖学基础

心脏听诊已成为临床医师，特别是心血管科医师最常规的检查手段。心脏各瓣膜开放与关闭时所产生的声音传导至体表最易听清的部位称为心脏瓣膜听诊区，与其解剖部位不完全一致，通常有5个听诊区（图5-6）。

1. 二尖瓣听诊区　位于心尖区。通常在胸骨左缘第5肋间隙，锁骨中线内侧，位于血液从左心房向左心室射血的方向上。

2. 三尖瓣听诊区　位于胸骨下端的左缘，在胸骨左缘第4肋间隙附近。

3. 主动脉瓣听诊区　位于胸骨右缘第2肋间隙，相当于升主动脉的位置。

4. 主动脉瓣第二听诊区　位于胸骨左缘第3肋间隙。

5. 肺动脉瓣听诊区　位于胸骨左缘第2肋间隙，与肺动脉口的解剖位置基本一致。

二、肺的投影

肺（lung）位于胸腔内纵隔的两侧，左、右各一，表面被**脏胸膜**（visceral pleura）直接包绕。

（一）肺的体表投影

1. 肺的体表投影线　**肺尖**（apex of lung）高出锁骨内侧1/3上方2～3 cm。肺的前界、后界和下界相当于肺的前缘、后缘和下缘。肺前界的投影线由胸锁关节开始向内下行，至胸骨角平面靠近前正中线，与胸膜前界几乎一致。肺后界的投影线在紧靠胸段脊柱的两侧。肺下界的投影线高于胸膜下界，平静呼吸时，肺下界的投影线按照锁骨中线、腋中线、肩胛线分别与第6、第8、第10肋相交，在后正中线两侧平对第10胸椎棘突（图5-7至图5-10）。小儿肺下界的位置，比成人约高1个肋骨平面。

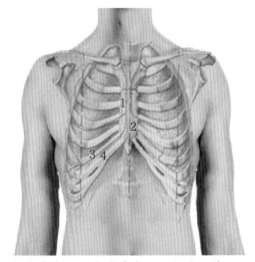
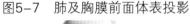

1.右肺前缘；2.胸膜前线；3.右肺下缘；4.胸膜下线。

图5-7　肺及胸膜前面体表投影

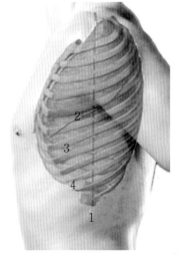

1.腋中线；2.斜裂；3.左肺下缘；4.胸膜下线。

图5-8　左肺及胸膜侧面体表投影

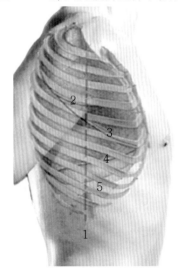

1.腋中线；2.水平裂；3.斜裂；4.右肺下缘；5.胸膜下线。

图5-9　右肺及胸膜侧面体表投影

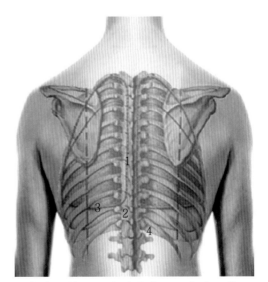

1.左肺后缘；2.胸膜后线；3.左肺下缘；4.胸膜下线。

图5-10　肺及胸膜后面体表投影

2. **肺裂**（lung fissure）**的体表投影** **左肺斜裂**（oblique fissure of left lung）位置较垂直，变异也较多，投影线的上端大多数也在第3～4胸椎棘突外侧约2.5 cm处，但可低至第5胸椎棘突平面，下端在第6肋与肋软骨相接处下方，或第7肋与肋软骨相接处上缘。**右肺斜裂**（oblique fissure of right lung）由第3～4胸椎棘突外侧2.5 cm处开始，向外下前行至第6肋与肋软骨相接处，即距前正中线约5 cm处。**右肺水平裂**（horizontal fissure of right lung）由右肺前缘投影线与第4肋软骨平面的交点开始，大致沿水平方向向外至斜裂投影线与腋中线的交点（图5-7至图5-10）。

（二）胸膜的体表投影

胸膜的体表投影：前界是**肋胸膜**（costal pleura）与**纵隔胸膜**（mediastinal pleura）间在前内侧的返折线，两侧胸膜前界均自锁骨内侧1/3上方2～3 cm处向内下方经胸锁关节后方至胸骨柄后方，约在第2胸肋关节高度向左右侧靠拢，并沿正中线偏外侧垂直下行。右侧在第6胸肋关节处移行为下界；左侧则在第4胸肋关节处转弯向外下，沿胸骨外侧2～2.5 cm下行，至第6肋软骨后方处移行为下界。两侧胸膜前界在第2～4肋软骨平面间互相靠拢，在第2肋软骨平面上段及下段彼此分开，所以在胸骨柄后方形成上、下2个三角形区，均无胸膜覆盖。上三角形区为胸腺区，内有脂肪组织和胸腺；下三角形区称为**心包区**（pericardium region），此处心包前方未被胸膜覆盖，故又称心包裸区，心包直接与胸前壁相贴，临床上可在此进行心包穿刺术。

胸膜的下界是肋胸膜与**膈胸膜**（diaphragmatic pleura）的返折线。右侧起自第6胸肋关节后方，左侧起自第6胸肋关节后方，两侧分别在锁骨中线处与第8肋相交，在腋中线处与第10肋相交，在肩胛线与第11肋相交，并转向后内侧，最后在椎骨体外侧处终于第12胸椎棘突。在右侧由于受肝及膈的影响，所以右侧胸膜下界常略高于左侧（图5-7至图5-10）。

第四节 胸部常用手术切口的解剖学基础

一、切口的选择

暴露良好是胸部手术切口的基本要求。手术切口部位及方向的选择主要依据需要进行手术的器官或病变位置而定。胸腔内有心和肺等重要器官，胸部切口的选择要尽量减少手术对呼吸和循环功能的影响。胸部有胸廓作为支架，则比较容易依照骨骼的构型和位置来选择胸部切口，经胸骨、肋骨、肋间隙的手术入口为常规开胸手术入口，不致使胸部产生很大的畸形，也不会造成很大的功能障碍。但传统开胸手术创口大，患者术后疼痛明显，康复缓慢，近年来兴起的胸腔镜手术，即在胸壁套管或微小切口下完成胸内复杂手术的微创胸外科新技术，该类手术不切断胸壁肌肉，不撑开肋骨，保留了胸廓的完整性和患者的呼吸功能，因此患者术后肺功能恢复情况均优于常规开胸手术患者。

二、常用切口举例

（一）肋骨切除

肋骨切除是许多胸部外科手术的步骤之一，也可以是一项独立的手术。肋骨切除需进行肋骨计数，以免因为定位错误而造成误切。肋骨计数方法除在体表定位外，在手术中也可以从胸骨角进行摸认。由于第2肋骨体中有部分前斜角肌和后斜角肌附着，且第1肋不易被触及，因此可触及的最高肋为第2肋。第1肋位置深且水平，第2肋倾斜度较大，第3肋以下肋位置较表浅，下位肋骨位置又趋向水平。此外，熟悉肋的毗邻关系对肋骨切除也很重要。肋和肋间隙浅面有上肢带肌、腹前外侧壁肌和背浅部肌覆盖。肋之间有肋间肌附着，第1肋和第2肋还有斜角肌附着。肋间隙内紧贴肋骨，有肋间血管和神经，前斜角肌间隙内有锁骨下动脉及臂丛神经通过。剥离和切除肋时，需注意保护这些重要的血管及神经。

肋的前端接肋软骨，连于胸骨，切除时需保留适当长度的前端肋骨，以固定胸骨的位置。第7肋前端一般只切到腋中线附近。肋的后端与椎骨连接，表面有背肌覆盖，切除时要先把后锯肌和竖脊肌推开，钝性分离横突上、下的小肌肉和韧带，注意保护肋间血管和神经。在肋骨深面需避免损伤胸膜。

（二）后外侧胸切口、前外侧胸切口与外侧胸切口

经胸侧壁切口进入胸腔，是胸部外科常用的手术途径，特别适用于肺、食管、纵隔、主动脉和膈肌手术，其手术野暴露稳定而充分。

后外侧胸切口的位置选择，依手术目的而定，肺切除术常经第5肋间隙，主动脉手术经第4肋间隙，膈肌与食管手术经第7或第8肋间隙。切口从乳头下方开始，向外后绕至肩胛骨下角下方约2.5 cm处，最后转向上至肩胛骨与棘突间。该手术的切开层次由浅入深依次为：切开皮肤、皮下筋膜、肌肉（背阔肌、前锯肌、斜方肌）、肋间肌，经肋间进入胸腔。此切口手术野暴露好，应用范围广。

前外侧胸切口的长度不一，前纵隔手术常选择经第2或第3肋间做胸骨旁短切口，心、主动脉和食管上段手术入口常选择在第5或6肋间隙做长切口，切口沿乳腺下缘，转向外上方，前到胸骨，后沿肋骨走行达腋中线或腋后线。前开胸切口通常局限在乳腺下缘的锁骨中线到腋前线之间。钝性分离胸大肌及前锯肌的筋膜和肌肉后进入对应的肋间。如切口内端抵达胸骨，需注意保护胸廓内血管。此切口损伤结构少，但对后纵隔和后胸下部手术野暴露不利。

外侧胸切口沿第6肋上缘由锁骨中线至肩胛骨，切开第5肋间隙。切开皮肤及浅筋膜后，到达背阔肌前缘，并向此肌深面作钝性分离，深入4～5 cm，手术中注意避免损伤前锯肌浅面的胸长神经。之后钝性分离前锯肌，切断第5肋间隙的肋间肌，进入胸腔。此切口操作简单，不切断大的肌肉，手术野暴露也比较好。此切口适用于肺门前区，肺根及前、中纵隔等处的手术，但到达后纵隔比较困难。

（三）胸骨正中切口

胸骨正中切口常从胸骨柄上缘颈静脉切迹上方做弧形切开，沿胸前正中线向下到剑突下方

3~5 cm，深达胸骨骨膜和腹白线，沿胸骨正中线锯开胸骨。锯开胸骨时需注意保护紧贴胸骨深面的胸膜。此切口常用于前纵隔手术，可充分暴露心、近心端大血管。此切口对胸腔下部和后纵隔暴露欠佳。胸骨正中切口长且深，患者术后伤口愈合时间较长。另由于胸骨沿正中线锯开，术后有可能使胸骨不稳定，可能产生胸骨裂开等并发症。

（四）横断胸骨双侧胸切口

在双侧腋前线之间，男性沿第4肋间隙，女性沿乳房下缘做横越胸骨的切口，切开胸大肌和胸小肌，自第4肋间隙切开肋间肌进入胸膜腔。在胸骨缘左右两侧显露胸廓内血管，并结扎其上下两端，之后将胸骨横断。此切口可很好暴露前纵隔、双侧肺及肺门和心脏，特别是能较好暴露左心室。但由于切口长、创伤大，双侧胸膜腔均敞开，术后早期对肺功能影响较大。

（五）胸腹联合切口

采用后外侧切口经第7肋间切开皮肤与浅筋膜后，沿切口线剪开前锯肌和腹外斜肌，进入胸腔。如有必要切开腹腔时，延长胸部切口到脐与剑突连线的中点，切断肋弓，从肋弓向食管裂孔方向剪开膈肌，即可显露胸腔和腹腔脏器。此切口的手术野大，广泛用于胸部和上腹部手术。但术后肋弓不稳定，疼痛剧烈。

（六）胸腔镜手术切口

胸腔镜手术切口常根据病变的部位、性质和手术方式进行体位选择，常见的有单孔、双孔、经剑突下切口。第一切口不可过低以免伤及腹腔内器官，切口间不可相距太近以免器械互相碰撞，3个切口间呈三角形排列。侧卧位时，一般在腋中线至腋后线的第7或第8肋间做一个1~1.5 cm长的小切口用以放置胸腔镜，待明确病变部位后再确定另外2个切口的位置，切口间距10~15 cm，应呈三角形分布。仰卧位时，将放置胸腔镜的切口选在腋前线第4或第5肋间，其余切口安排原则同上。半侧卧位，仰卧后将一侧之背部垫高30°~45°达到需求之体位。胸腔镜手术精细，创伤小，无须撑开肋间隙或锯断胸骨及肋骨进行手术，患者术后易恢复。

（周畅）

第五节　胸部艺术解构

一、胸廓的构成

坚固而富有弹性的胸廓由胸椎、肋、胸骨组成。由于胸廓是人体中重要的结构，因此很有必要重视胸廓并了解它是如何影响体态的。胸骨下方的胸骨下角在外观上非常明显，是重要的造型点之一（图5-11）。

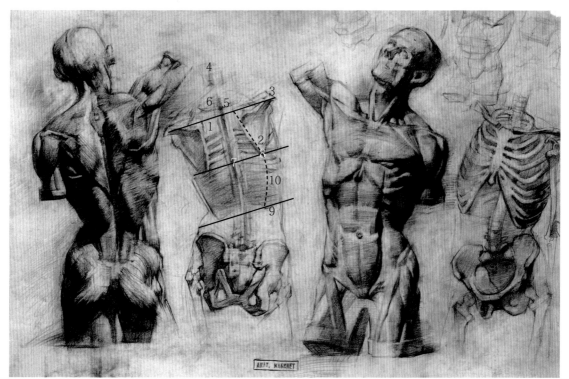

图5-11 《躯干背面、正面》，俄罗斯列宾美术学院二年级学生，2005年，39 cm×60 cm

二、胸部肌肉

胸部肌肉主要由胸大肌、胸小肌和前锯肌等组成（图5-12）。

图中的躯干被分成两半，以区分该区域2层肌肉。左侧的肌肉是浅表肌肉（靠近表面），右侧的肌肉为深层肌肉。

胸大肌位于胸廓前上部的浅层，为扇形扁肌。健壮男性的胸大肌宽阔而厚实，高出胸骨和肋骨很多，形成高起的体块；女性的胸大肌在乳房之下，形体表面几乎不起结构作用。胸小肌位于胸大肌的深面，为三角形扁肌。前锯肌位于胸廓侧壁，为宽大的扁肌，以肌齿起自上第8～9肋的外面，肌束向后绕胸廓侧面，止于肩胛骨内侧缘及下角。

达·芬奇的胸部素描（图5-13A）中，模特异常瘦弱，因此肌肉的每一条纤维都清晰可辨。从这一视角，我们主要关心的是胸大肌（1）。人类的胸部很平坦，否则就容易向前摔跟头。胸大肌（1）实际上分为2部分：一部分起自锁骨内侧（5），称为锁骨部；另一部分起自胸骨（6），称为胸骨部。在后一部分，达·芬奇又把它分为3股肌肉。这2

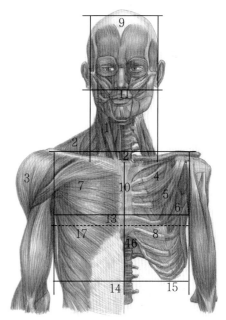

1.胸锁乳突肌；2.斜方肌；3.三角肌；4.肋间外肌；5.胸小肌（胸小肌会从底层将胸大肌往外推）；6.前锯肌；7.胸大肌；8.肋间内肌。

图5-12 胸部的正面肌肉图

部分胸大肌都从三角肌（7）下面延伸到肱二头肌（8）的后面，与臂的骨骼相连。胸大肌的功能为将手臂拉向前方。普通人的胸部都有很多脂肪，但如果模特非常瘦就可以辨认出肌肉的形态。胸部前面的界标：从颈窝（2）出发的锁骨的内端（3）可以算作一个界标。锁骨向外延伸与肩峰（4）相交。当模特举起胳膊时，三角肌（7）也会随之运动。附着在喙突（9）上的胸小肌（10）为上面的胸大肌提供了一个平台。腋窝的前侧由胸大肌的边缘（11）、背阔肌的后侧和大圆肌（12）构成。

　　胸廓的大块被构想成一个蛋形，这是一个统领整体的大体块（图5-13B）。前锯肌（1）的上部被胸大肌覆盖，下部被背阔肌覆盖，只有中段的4个肌齿与腹外斜肌的5个肌齿成锯齿状相交错，显于外表。其作用是拉肩胛骨向前，使肩胛骨下角外旋。（2）处表示的隆起肌肉是腹外斜肌的起始端，它们的扇形排列幅度更大，学生们最容易把它们和肋骨混淆。胸大肌（3）从三角肌的下面穿过插向其终止端，这2块肌肉共同构成了正面的腋窝沟。腋窝前壁由胸大肌、胸小肌构成。腋窝的后壁则由背阔肌（4）和大圆肌（5）构成，腋窝的外侧壁由肱二头肌（6）和肱骨构成。

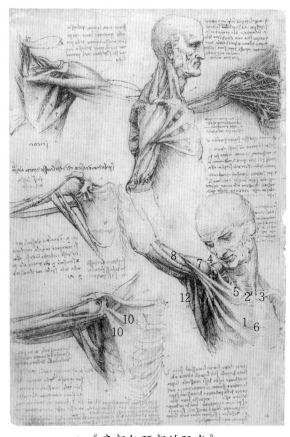
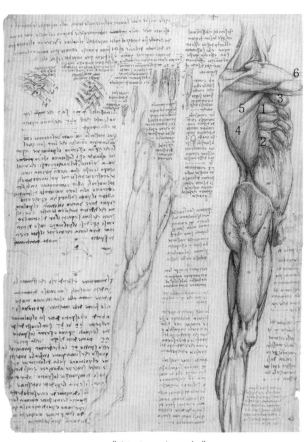

A.《肩部与颈部的肌肉》　　　　　　　　　　B.《侧面人体肌肉》

图5-13　达·芬奇，黑色粉笔上用钢笔和墨水

三、胸部的比例和界标

（一）胸廓正面外形显露的造型要点

1. 胸大肌下缘的乳下弧线。

2. 前锯肌与腹外斜肌交错的锯齿状线。

3. 胸骨上窝及胸骨下窝　胸廓的正面中心是胸骨，上边界衔接锁骨头并在中间形成胸骨上窝；下边界便是剑突下向内凹的胸骨下窝（正位于胸骨弓的弓状顶点），又称心窝，这2个窝是躯干中线中2个重要的结构点。

4. 胸纵沟　由于胸骨的体表没有肌肉，其两侧胸大肌的厚度或高耸的乳房使其变成凹沟，称为胸纵沟。

5. 乳头　胸骨两侧各有1个圆形的乳头。

（二）胸廓背部外形显露的造型要点

1. 脊柱沟　其胸椎部分的沟槽不像腰椎部分的那样深，接近腰椎部分，脊椎的沟槽开始变深。

2. 肩胛区　在背部，第7颈椎棘突、肩胛冈（1）、肩胛骨下角（2）及肩峰（3）等都是体表可见的骨性标志（图5-11）。

（三）胸部的比例特点

人体有许多不同的比例结构（图5-12），运用骨骼作为参考点与其他比例结构相比要准确得多。胸廓由4个立方体组成，每个立方体有5个眼宽。这4个立方体的宽度也等于头（9）的球体宽度和胸骨（10）的长度。这4个胸盒总体构成一个矩形块体。有了这个块体，确定胸廓处许多的骨骼界标和肌肉界标就方便了。从前面看，从鼻下端（11）到颈窝（12）为1个胸长。再往下1个胸长就是胸骨的底端（13）或胸廓的中点。再往下1个胸长是胸廓的底部（14）第10根肋骨的尖端（15）。从剑突（16）画1条结构线（17），就可以确定出胸廓最宽的位置。从后面看（图5-11），从头骨底部（4）往下1个胸长给出颈窝（5）的位置，即前视图中胸廓的顶端。胸廓背部的位置稍高，顶端位于第7颈椎界标（6）的底部。从这里往下1个胸长是胸廓的中点（7）。注意肩胛骨的底端（8）也在这条线上，有时稍稍偏下一点。再往下1个胸长就是胸廓的底部（9）。在胸廓中央，很容易就可以确定出肋骨转角（10）这个重要的角，这是背部下边主要的面的交界线的位置。

四、胸廓肌肉的运动变化

当上肢的位置从自然下垂状态向上举起至侧平举时，三角肌收缩并向上隆起，与举起上肢同侧的胸大肌跟着向外侧拉伸，与上肢齐平且基本处于同一水平线上。上肢从侧平举状态继续上举时，三角肌继续收缩，和斜方肌一起作用将手臂举高。此时与上肢同侧的胸大肌跟着向斜上方拉伸，另一侧胸大肌往下倾斜以保持躯干平衡（图5-14）。注意背阔肌和前锯肌的位置变化。

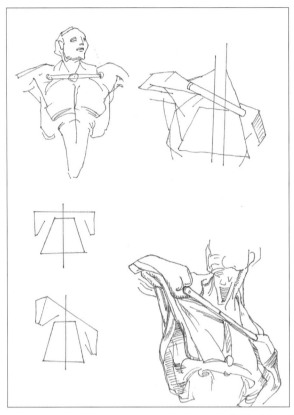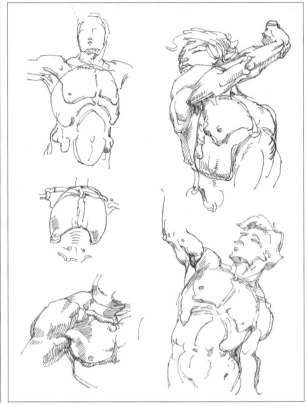

图5-14 胸部造型示图

五、乳房的造型特点

（一）乳房在运动时的变化特征

（1）弯背时，乳房一定低于背部的肩胛骨。

（2）挺胸时，乳房一定高于背部的肩胛骨。

（3）直背时，乳房恰好与肩胛骨齐平。

（4）人体姿势的变化也会影响乳房的形状。当手臂高举时，胸部变平；当手放下时，则胸部突起。

（二）女性乳房特点与艺术

女性乳房在外形上差异较大，有圆盘状、半球状、圆锥状、平坦状等。女性乳房从矢状面看，每侧乳底连向每侧乳头的连线与胸廓壁形成一定角度，两乳头是向外侧倾斜的。发育成熟的乳房较圆，从前面观察，乳房外形变化和运动有关，一臂上举，同侧乳房上升；两臂同时上举，两乳变化成长方形，乳房下缘线变浅；胸部前倾，乳房下垂；仰卧，乳房变扁（图5-15）。

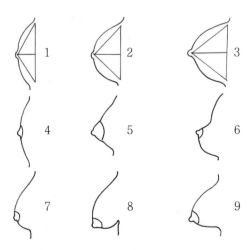

1.圆盘状；2.半球状；3.圆锥状；4.平坦状；5.鸟嘴状；6.上翘状；7.钩状；8.下垂状；9.下翘状。

图5-15 乳房外形

乳房在艺术中又有不同的象征意义。西方艺术中（图5-16，图5-17），乳房是母亲身份的象征。因为乳房是女性的性特征之一，所以常常使人联想到生育。同时，乳房也是产生乳汁的地方，而母乳是新生命的第一餐，象征着生命的起点。喂奶的女性是拟人化了的"慈善"和"施舍"，常常将其与给予、奉献、私密、避风港联系在一起。例如文艺复兴时期的画家很喜欢根据罗马故事描绘佩罗给被监禁的父亲喂奶的场景。而裸露的胸膛可以表现谦卑、忧伤或者愤怒。自古以来几乎所有的文化都极力表现女性的人体美，总是把乳房视为女性美的极其重要的特征。对乳房的审美随时代不同也有所变化。人们眼中最美的女人乳房的标准也不同。

1. 丰满肥硕　母系社会中，原始人类对女性的崇拜表现为对女性乳房夸张性的描绘。奥地利出土的，制作于新石器时代的《维伦堡的维纳斯》是一个圆雕。这个雕像有些令人迷惑不解的地方：首先是维纳斯的头部，没有五官和脸部，只有一些线条似乎是对头发的象征性暗示；她的身体比例极不协调，两条腿非常瘦弱，而胸部和臀部却被描绘得十分夸张，似乎整个雕像只是为了表现这两个硕大无比的乳房。而中国古代也曾崇尚丰腴肥美的体型，唐玄宗的贵妃杨玉环就是典型的胖美人，在古代绘画《簪花仕女图》《挥扇仕女图》等作品中可以窥见一斑。

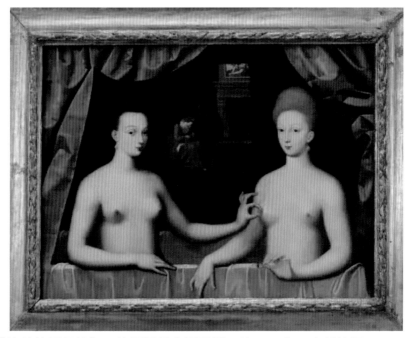

图5-16　《埃丝特雷姐妹》，法国枫丹白露画派，约1594年，木板油画，96 cm×125 cm，
卢浮宫博物馆藏

《埃丝特雷姐妹》这幅画的名称是后人加上的，年代也是根据图中女子的发型推断出来的（图5-16）。根据推测，右边这位被捏住乳头的女子叫加布莉埃尔·埃丝特雷（Gabrielle d'Estrées），左边是她的妹妹维拉尔公爵夫人（duchess de Villars）。加布莉埃尔（1573—1599年），据说她是那个年代最美丽的女人之一，后来她成了法国国王亨利四世的情人。此画描绘的是加布莉埃尔和维拉尔公爵夫人两姐妹沐浴时相互嬉戏的情景。人物手捏乳房的动作暗示着贵妇期望怀孕得子。

2. 内敛含蓄　东晋时期顾恺之画的《女史箴图》中，就体现出魏晋南北朝时对女性"瘦骨清像"形象的推崇。西方中世纪以来，受宗教文化的影响，也出现过一些以平胸为美的时期，如清教徒强迫女性穿紧身胸衣，使胸部看起来平坦，呈现清新童稚的轮廓；17世纪西班牙的年轻女性用铅板压胸部等。

在《基督受难像》这幅生动的习作中（图5-17），鲁本斯首先将胸廓设想为一个透视角度下的立方体。胸骨和中线（1）通过加了阴影的胸肌内侧边缘表现出来，从而确定胸廓在空间中的位置。沿着胸骨线条向上到达颈部的凹处或是胸骨上"V"形缺口（2）。这就是胸廓的顶端以及颈部的起点。胸部弧状部分（3）的线条用白粉笔加以强调，在这个弧形的顶部是胸骨下方的"V"形凹陷或者叫作胸腔窝（4），是一个非常重要的界标。它标志出了剑状胸骨、胸骨底部、第5根肋骨的高度、胸肌的底线和胸廓的中点等位置。微小的剑状胸骨位于"V"形的缺口内，平常难以看

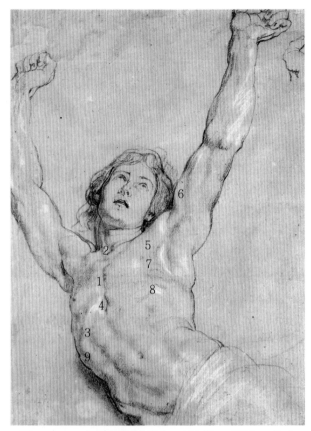

图5-17　《基督受难像》，彼得·保罗·鲁本斯，黑白粉笔及褐色淡彩，53 cm×37 cm，大英博物馆藏

到。剑状胸骨的底部，正好位于正面角度的胸廓最宽处。如果我们将从胸骨上窝到剑突的这一段距离翻一倍，则正好是胸廓底部的位置。当画家在决定胸廓底部的位置有困难时，那么这就是一个简便的测量方法。当胸肌向两侧聚积时显示出了由胸骨剑突形成的凹槽（4），这可能说明了为何骨架上凸出的位置在有血有肉的人体上却变成了凹陷的状态。拉长的胸肌纤维（5）从胸廓一直延伸到肱骨（6）的前部。在胸肌底部的下方（7），鲁本斯采用4根指状的线条（就像并拢的手指）来表示前锯肌（8）。其下明显的突起部分（9）为第10肋的顶端。

（许莹）

第六节 胸部运动解剖学

胸部或者胸腔是一个密闭的系统，它充当的是通气的机械风箱。其中胸椎与胸廓相连，在脊柱中最为稳定，胸廓保护心脏和肺。本节重点关注作为机械风箱的胸部，以及脊柱胸段的运动特点。

一、呼吸时胸廓内体积的变化

胸廓的运动功能，主要为呼吸运动。在吸气过程中，胸腔的垂直径主要通过收缩膈肌及随后的膈肌顶部的下降来增加。在平静呼气过程中，膈肌放松，使得膈肌顶部向上缩回直到静止位置。肋骨和胸骨的上提和下压导致胸腔前后径和内外径的变化，胸腔内的所有关节对这些直径的变化不同程度地起到一定的作用。

胸廓的活动主要依靠肋椎关节的运动以及肋和肋软骨的弹性。肋头关节和肋横突关节两者在功能上是一个联合关节，肋颈围绕贯穿肋结节与肋头中点的运动轴转动，在吸气过程中，肋体沿着一条几乎与穿过肋横突关节和胸肋关节的旋转轴垂直的路径上提。向下倾斜的肋体向上、向外旋转从而增加了前后径和内外径，扩大了胸腔体积。

每一根肋骨如同一根杠杆，杠杆的支点在肋横突关节稍外侧，当肋颈下降时，肋体上提；反之，肋颈上升时，肋体下降。由于肋结节的位置靠近肋骨后端，肋体在肋结节的前段的长度远较后端长，故肋骨在肋结节的前、后两端的力臂长度相差很大，肋骨后端的少量运动，可使肋结节前段产生大幅度运动。第1、第2肋的活动度很小，第3~6肋的前端直接与胸骨相接，当这些肋骨的肋颈后旋时，上提肋体，推胸骨体向前上，增大胸廓的前后径。肋颈后旋同时上提肋体中部，可使肋下缘外翻，增大胸廓的左右径。第7~10肋的肋软骨彼此相连，每一肋都把它上位的肋推向前上，最后把胸骨下端推向前上。肋体的上提，也伴随着少量向外向后运动。肋骨前端上提，使胸骨下角开放，运动的主要结果是增大胸廓左右径。第11、第12肋前段游离，而且只有肋头关节，它们在各个方向都只有少量运动，当其他肋体上提时，这2对肋被腰方肌牵拉，形成固定位置，给膈肌的运动创造条件。

提升的肋骨和胸骨使胸肋关节处的肋软骨产生了轻度的屈曲和扭转运动，在胸肋关节中，肋软骨的这种扭转储存了一部分用于提升肋骨的能力。在呼气过程中，吸气肌肉放松，肋骨和胸骨能够回到它们吸气前的位置。肋骨下降以及胸骨向后下方运动，缩短了胸腔的前后径和横径。在用力呼气过程中，肋骨运动伴随着胸椎的轻度屈曲。

二、呼吸时的肌肉活动

呼吸（通气）的运动功能学非常复杂，包括整个肌肉的相互配合并且跨过整个中轴骨。需要强健的系统来精确地控制许多不同的通气强度，包括大笑、打哈欠、游泳时屏住呼吸、叹息及吸鼻子等相关活动。此外，除了膈肌，所有其他的呼吸肌通常同时与躯干和颅颈区域的运动和稳定性的控制直接相关。

（一）平静吸气的肌肉

平静吸气的肌肉包括膈肌、斜角肌和肋间肌（图5-18）。这些肌肉之所以被视为平静吸气的肌肉，是因为在所有的工作强度上，这些肌肉基本上都是活跃的。膈肌的主动收缩完全致力于吸气，肋间肌和斜角肌还可以稳定和旋转部分中轴骨。

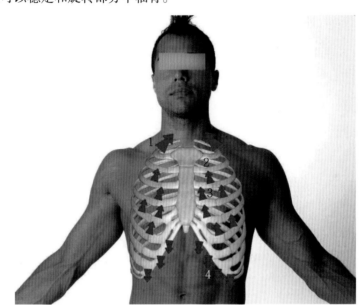

1.斜角肌；2.肋间外肌；3.肋间内肌；4.膈肌。

图5-18 吸气的肌肉力学

由于肝脏在腹部的位置，静止不动的膈肌的右侧比左侧稍高。在平静吸气过程中，膈肌的顶部大约下降1.5 cm。在用力吸气的过程中，膈肌变平，下降6~10 cm。在最大吸气时，右侧下降到T11位置，左侧下降到T12的位置。膈肌是一块重要的吸气肌肉，60%~80%的吸气功能是由它执行的。膈肌在吸气过程中的主导作用主要是由它在3个直径（垂直径、内外径和前后径）上增加胸腔体积的能力所致。膈肌是努力吸气过程中由神经系统激活的第1块肌肉，当下位肋稳定时，膈肌初始收缩导致它的顶部中心腱下降、变平。下降的活塞运动极大地增加了胸腔的垂直径，这种运动是膈肌增加胸腔体积的主要方法。

前斜角肌、中斜角肌和后斜角肌附着在颈椎和第1肋、第2肋之间。假设颈椎不动，那么斜角肌的双边收缩可通过提高上位肋和附着的胸骨来增加胸腔体积。

肋间肌是一组3层的占据肋间隙的薄肌群，分为肋间外肌、肋间内肌和肋间最内肌。肋间外肌是最浅的肌肉，每侧有11块，每块肋间外肌产生于肋骨的下缘并且插入下方肋骨的上缘，肌纤维在肋骨之间由外上斜向内下。肋间内肌位于肋间外肌的深处，每侧也有11块，每块肌肉以一种与肋间外肌相似的方式占据1个肋间隙，肌纤维的方向与肋间外肌的方向相垂直。肋间最内肌是最深且最不发达的肋间肌，其运动与肋间内肌相似。肋间肌的特定运动是可变的且仍未被完全了解，目前较为一致的看法是：肋间外肌是主要的吸气肌肉，这种运动效力在胸腔的背侧区域和上部区域最大而在腹侧到下部的方向上减小；肋间内肌的胸骨旁纤维是主要的吸气肌肉，不过，这种运动的效力在自上而下的方向上逐渐减小，肋间内肌的骨间纤维是主要的用力呼气的肌肉，这种运动的效力在胸腔内保持不变。

除了充当吸气或者呼气肌肉，外侧的肋间肌显示了在躯干轴向旋转中巨大的肌肉收缩作用。肋间外肌是对侧躯干旋转中最活跃的肌肉，而肋间内肌是同侧躯干旋转中最活跃的肌肉。除了在吸气过程中扩张胸腔体积，肋间外肌和肋间内肌中胸部旁肌的收缩还增强了胸腔的固定程度。

（二）用力吸气的肌肉

用力吸气需要更多的肌肉来支持主要的吸气肌肉，每块肌肉都有可直接或者间接增加胸腔体积的作用。该过程主要由上后锯肌、下后锯肌、肋提肌、胸锁乳突肌、背阔肌、腰髂肋肌和颈髂肋肌、胸小肌、胸大肌和腰方肌等参与。

（三）用力呼气的肌肉

平静呼气通常是一个被动过程，主要受到胸腔、肺部和松弛的膈肌的弹性回弹的驱动。在健康的肺中，这个被动过程足以呼出大约500 mL的空气。在用力呼气过程中，需要肌肉主动收缩来快速减小胸腔体积。用力呼气的肌肉包括4块腹肌、胸横肌和肋间内肌的骨间纤维（图5-19）。

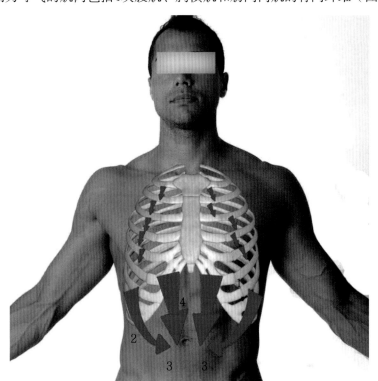

1.肋间内肌；2.腹外斜肌；3.腹直肌；4.膈肌。
图5-19　呼气的肌肉力学

三、脊柱胸段的运动学

当一个成年人站立时，胸段通常呈40°～50°的自然后凸。从中立位置，运动在3个平面内发生。虽然每个胸椎间关节的运动范围相对较小，但整个脊柱胸段的累加运动幅度仍然相当可观。发生在既定平面中的胸廓运动的方向与程度受到一些因素的影响，包括胸段的静息姿势、关节突关节、与胸腔的连接以及椎间盘的相对高度。

整个脊柱胸段的屈曲运动幅度可达30°～40°，伸展运动幅度可达20°～25°。屈曲运动的极限程度受到位于椎体后方的结缔组织拉力的限制，包括关节突关节的囊、棘上韧带与后纵韧带；伸展运动的极限程度受到前纵韧带的拉力及椎板或相邻的棘突之间潜在碰撞的限制，尤其是在中上胸椎中。脊柱胸段关节突关节的运动学特征与上述第2～7颈椎关节突关节的运动学特征大致相似，两者之间的细微差别与椎骨形状、肋骨的连接与关节突关节的关节面空间方位等因素有关。例如，第5～6胸椎发生屈曲运动时，第5胸椎的下关节面在第6胸椎的上关节面上发生上滑（偏向前方）（图5-20）。

整个脊柱胸段大约可以在水平面上各向两侧进行30°～35°的轴向旋转运动，胸椎下部的轴向旋转运动自由度逐渐减小。

由于大部分胸椎的关节突关节面接近于额状面，因此它们可以进行相对自由的侧屈运动。然而，这种侧屈运动潜能从未得以充分展示，因为胸椎和肋骨之间可以稳定结合，胸廓的存在限制了侧屈的运动幅度。胸椎大约可以各向两侧进行25°～30°的侧屈运动。如图5-21所示，当第6胸椎在第7胸椎上方进行侧屈运动时，在侧屈运动对侧，第6胸椎下关节面发生上滑；在侧屈运动同侧，第6胸椎下关节面发生下滑。需要注意的是，在侧屈运动同侧，肋骨位置轻度下降；在侧屈运动对侧，肋骨位置轻度上升。

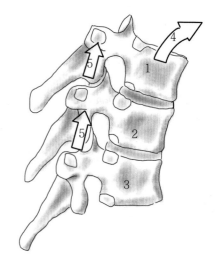

1.第5胸椎；2.第6胸椎；3.第7胸椎；4.屈曲运动；5.滑动。

图5-20　脊柱胸段屈曲的运动学特征

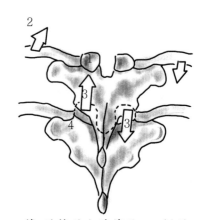

1.第6胸椎的上关节面；2.侧屈运动；3.滑动；4.第7胸椎上关节突关节面。

图5-21　脊柱胸段侧屈的运动学特征

（姜雪梅）

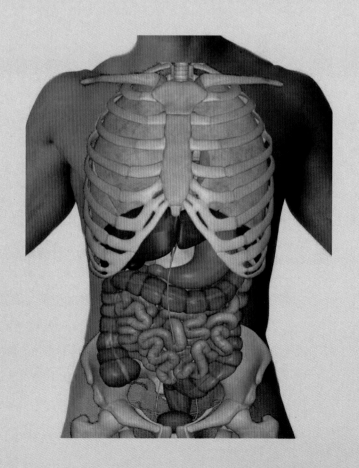

第六章

Chapter Six

腹　　部

06

腹部（abdomen）居于胸部和盆部之间，是躯干的一部分，由腹壁、腹腔及腹腔内容物等组成。腹壁除后方的脊柱为支架外，其余部分由筋膜和肌等软组织参与构成躯干壁，属体壁结构（图6-1）。腹壁所围成的内腔即**腹腔**（abdominal cavity），其上界为膨隆的膈，下界为骨盆上口，向下与盆腔相通。腹腔内有许多内脏器官、血管、神经、淋巴管、淋巴结、淋巴导管及腹膜等结构。

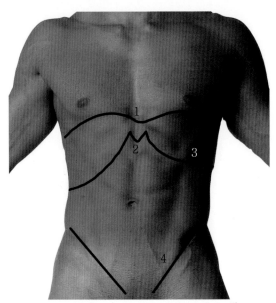

1.膈；2.剑突；3.肋弓；4.腹股沟韧带。

图6-1 腹壁前面观

第一节 腹部的境界与分区

腹部的外形随年龄、性别、体形、营养发育和疾病状态不同而有所不同。小儿由于肝脏比例大，骨盆比例小于成人，因此腹部外形较大。妊娠、长期腹水等导致腹壁呈隆起下垂状，此时腹前外侧壁皮肤的浅红色斜向条纹，称为红纹或妊娠纹。老年人因肌力减弱，韧带松弛，脏器位置较低。

腹壁分为腹前外侧壁和腹后壁，二者以腋后线为界。腹前外侧壁的皮肤薄且富有弹性，血供丰富，除脐部以外，皮肤较易与皮下组织分离，能适合生理、病理状态下高度膨隆的腹部，可见妊娠纹、腹内巨大肿瘤及腹水等。临床上进行整形手术时，常从腹部采取皮瓣进行移植手术，尤其是移动性较小的部位如腹股沟附近的皮肤，可供吻合的皮下血管血供丰富，常在该处切取皮瓣或皮片用作移植。

腹前外侧壁的浅动脉主要来自肋间后动脉、肋下动脉和腰动脉的分支，较细小；腹前外侧壁正中线附近的浅动脉来自腹壁上、下动脉的分支；腹前外侧壁下半部分的浅动脉（腹壁浅动脉和旋髂浅动脉）均起自股动脉。腹壁的浅静脉丰富，尤其在脐区的浅静脉细小（图6-2），彼此吻合成脐周静脉网。肝门静脉高压时，肝门静脉血液反流至脐周静脉网，形成"海蛇头"征。腹前外侧壁的浅淋巴管与浅血管伴行，脐平面以上浅筋膜中淋巴管注入腋淋巴结，脐平面以下注入腹股沟浅淋巴结近侧群（上群）。腹前外侧壁的皮肤感觉神经分布具有重叠现象，且具有明显的节段性（图6-2）：第6肋间神经分布于剑突平面，第8肋间神经分布于肋弓平面，第10肋间神经分布于脐平面，第12肋间神经分布于脐与耻骨联合连线中点平面。临床上可通过皮肤感觉缺失平面初步评估脊髓或神经根病变部位及外科手术所需麻醉平面。腹后壁的汗腺丰富，皮肤较厚，主要由第12胸神经和第1~3腰神经的后支支配。

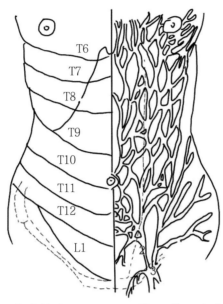

1.胸腹壁静脉；2.腹壁浅静脉；3.大隐静脉；T6~T12：第6至第12胸神经皮支；L1：第1腰神经皮支。

图6-2 腹前壁的浅静脉及胸神经皮支的分布

一、境界

腹部的上界一般自剑突和两侧肋弓最低点，经第11肋、第12肋的游离缘，直至第12胸椎棘突的连线；下界为耻骨联合上缘、两侧耻骨嵴（从耻骨结节外侧到中线上的耻骨联合）、耻骨结节、腹股沟襞、髂前上棘、髂嵴（从髂结节向下至髂前上棘）和髂后上棘连至第5腰椎棘突。然而实际的腹部范围比上述勾画的范围更大，腹部上方高居膈肌穹窿，下达小骨盆盆腔。由于腹腔的上界高于体表上界，仰卧位时第4肋和第5肋间隙至肋缘之间的躯干部分兼有胸腔和腹腔脏器（"胸腹区"）。腹腔上部脏器受此区胸廓的保护，如该区域受外伤，应考虑胸腹部脏器合并损伤的可能。此外，经过此区进行的诊断技术或做的手术切口，如经皮肝胆管道造影（引流）、经腹心包穿刺术、胸腹联合切口等可同时用于处理胸下部或腹上部脏器的病患。

二、分区

为了方便描述腹腔内各器官的位置及其体表投影，可以腹部的骨性标志画出若干假设的水平线和垂直线，对腹部进行分区，这对于确定相关固定的腹内结构具有重要意义。常用的腹部分区法为四区划分和九区划分，即将腹部分成4个区域和9个区域。

（一）四区划分

四区划分为临床上常用的腹部分区简便方法，通过脐各作一水平面和矢状面，将腹部划分为左上腹、右上腹、左下腹和右下腹4个区域。

（二）九区划分

四区划分法分区虽简单，但更实用的是九区划分法，即经两侧肋弓最低点（第10肋的最低点）所作的肋下平面和经双侧髂结节所作的结节间平面，将腹部分为上腹部、中腹部和下腹部，再经两侧腹股沟韧带中点作两个矢状面，将腹部划分成9个区域，包括上腹部的腹上区和左、右季肋区，中腹部的脐区和左、右腹外侧（腰）区，下腹部的腹下（耻）区和左、右髂（腹股沟）区（图6-3）。

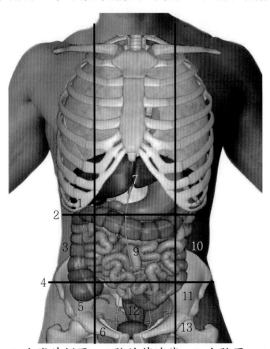

1.右季肋区；2.经肋弓下线；3.右腹外侧区；4.髂结节连线；5.右髂区；6.右腹股沟韧带中线；7.腹上区；8.左季肋区；9.脐区；10.左腹外侧区；11.左髂区；12.腹下区；13.左腹股沟韧带中线。

图6-3　腹部分区和器官投影

第二节　腹部的表面标志

一、耻骨联合

耻骨联合（pubic symphysis）由纤维软骨构成，位于左、右髋骨在前方的连接处（即两块耻骨间的中线连接）。体表腹部前正中线下端可扪及耻骨联合，其上缘是小骨盆上口的标志之一，成人的膀胱在空虚状态时位于耻骨联合上缘平面以下（图6-4）。

二、脐

脐（umbilicus）平面通过第3、第4腰椎之间，脐平面上方约2.5 cm平对肠系膜下动脉起始处。脐的位置因年龄、性别、体形、腹肌张力和腹部隆起情形等不同而变化。肥胖者直立与仰卧时脐的位置改变尤为明显；儿童因盆部发育不完善，脐的位置较低；老年人由于脂肪堆积和腹肌乏力，脐也处于低位（图6-4）。

三、腹上窝

腹上窝（epigastric fossa）俗称心窝，位于剑胸结合的正下方，其两侧是肋缘，系腹部前正中线最高处的浅窝，仰卧位时更明显（图6-4）。左、右两侧肋缘的夹角称为胸骨下角或肋下角，此角角度可随腹部膨隆和腹内压增高而增加。胸骨下角内有胸骨的剑突，一侧肋缘与剑突侧缘之间，为剑肋角。行心包穿刺术时经左肋剑肋角向左上后方乳头方向刺入，可进入心包腔。

四、耻骨嵴和耻骨结节

耻骨嵴（pubic crest）是自耻骨联合上缘向外侧方延伸的横向骨嵴，长度为2～3 cm，终于**耻骨结节**（pubic tubercle）。男性从阴茎悬韧带向上2横指可以触及，肥胖者不易扪及。

五、髂嵴

髂嵴（iliac crest）位于腹侧壁，距离第10肋最低点3～4 cm，向前止于髂前上棘，向后终于髂后上棘，全长易于扪及，其肥厚的髂结节在髂前上棘后上方约6 cm处。髂前上棘是重要的骨性标志，也是多块肌肉的起点交会处，腹部脏器或下肢结构的体表投影，许多都以其为标志点。髂后上棘位于腹后壁，其表面皮肤有小窝，可借以辨认。髂后上棘与第2骶椎处于同一平面，是蛛网膜下腔下界的标志。

六、横线

横线（transverse line）为前正中线脐上段两旁横向皮肤浅沟，沟的深部是腹直肌腱划。横线一般为每侧3条，分别见于剑突平面、脐平面和此两平面之间（图6-4）。

七、半月线

半月线（linea semilunaris）是前正中线两侧方的纵向皮肤浅沟，也称腹直肌线或Spiegel线，上起第9肋软骨与肋缘相交处，距前正中线3~4横指，向下逐渐接近前正中线，经脐与髂前上棘连线中点，下达耻骨结节，全长略呈弧形，凸向外侧方。半月线大致与腹直肌的外侧缘相当，是确定该肌外侧缘的常用体表标志。左、右侧半月线与左、右侧肋缘的夹角，称前肾点，是肾盂的前方投影所在位置。半月线平对脐处为上输尿管点，平对髂前上棘处是中输尿管点（图6-4）。

八、肋脊角（腰肋角、肾区）

肋脊角（costospinal angle）为第12肋与竖脊肌外侧缘的夹角，又称腰肋角或后肾点、肾区。肾结石、肾结核、肾周围炎等患者按压或叩击腰肋角（肋脊角）可引起轻重不等的压疼和叩击疼，故两角为肾的背部压疼（叩击疼）点。

九、腹股沟浅环

腹股沟浅环（superficial inguinal ring）位于耻骨结节正上方，可以用小指顶推阴囊壁向上触及。正常的腹股沟浅环仅能容纳小指尖，如小指端能置入浅环，说明浅环已经扩大。

十、腹股沟襞

腹股沟襞（inguinal fold）是腹部与股前内侧区的皮肤分界凹沟，是由于此处皮下脂肪少于腹部和股部而形成的。腹股沟襞的稍上方的深处，有腹股沟韧带，外侧端始于髂前上棘，内侧端止于耻骨结节，全长呈凹侧向上的弧形（图6-4）。

十一、幽门平面

幽门平面是通过颈静脉切迹与耻骨联合上缘连线中点的横截面。该平面是腹部许多结构的体表标志：幽门平面同两侧肋缘的交点，即第9肋软骨同肋缘的交点，同时也是半月线与肋缘的交点；幽门平面与右侧肋缘的交点或右肋缘与右半月线的交点，是临床上常用的胆囊点，此处腹部的内面大都与正常胆囊的底部直接毗邻。除胆囊底外，经幽门平面亦是十二指肠空肠曲、胰颈、左肾盂、脾静脉、结肠左曲、肠系膜上动脉起点以及脊髓下端等的体表标志。

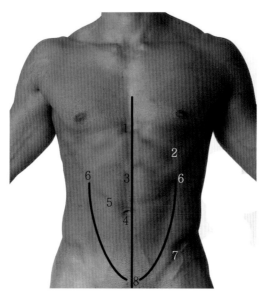

1.腹上窝；2.肋弓；3.前正中线；4.脐；5.横线；6.半月线；7.腹股沟襞；8.耻骨联合。

图6-4 腹前壁的标志

第三节 腹部主要脏器的投影

一、肝脏

正常人肝（liver）的上界大致相当于双侧乳头稍下方的连线，在右侧锁骨中线上一般平对第5肋间隙高度，临床上叩诊的肝浊音区上界则在第6肋间隙。肝下界部分与右侧肋缘平行，深吸气时，肝下界可在肋缘下触及。在右侧锁骨中线上，肝下界低于剑突约3cm。婴幼儿肝下缘较易触及（图6-5）。

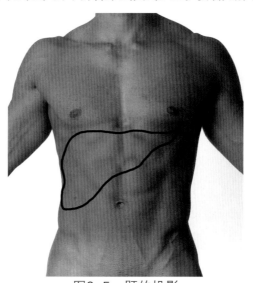

图6-5 肝的投影

二、脾

脾（spleen）位于左季肋部深处，第9、第10和第11肋深面，下缘不超过肋弓，故正常时不能触及。

三、胆囊

胆囊（gallbladder）底正对第9或第10肋软骨尖，相当于右侧腹直肌外缘与右侧肋弓相交处。正常胆囊柔软，不能触及。如胆囊有病变，则该部位有触疼、肿块或腹直肌紧张等表现。Murphy征，即以拇指按压胆囊底的部位，并让患者深呼吸，若吸气动作因疼痛而中止，即为Murphy征阳性，说明胆囊有急性炎症。

四、胰

胰（pancreas）位于脊柱的前方，可用幽门平面来确定其高度。

五、腹主动脉

腹主动脉（abdominal aorta）在腹前正中线的左侧，至髂嵴平面分为左、右髂总动脉。因此在髂嵴平面以下的搏动性肿块可能是髂总动脉瘤或髂内、外动脉瘤，而不是腹主动脉瘤。

六、肾

肾（kidney）在腹后壁的投影可在腹后壁上画一长方形，其两水平线为近第12胸椎（T12）水平和第3腰椎（L3）水平。两垂直线分别在距后正中线4 cm和10 cm处。在以上纵横标线所组成的四边形范围内，慢性肾炎和肾积脓的患者多在此处伴有腰痛或查有肿物的体征。通过肾脏的投影来了解肾的局部关系，对肾脏疾病诊断具有重要意义（图6-6）。

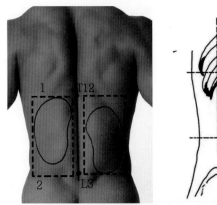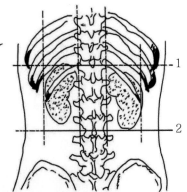

1.过第12胸椎的水平线；2.过第3腰椎的水平线。

图6-6　肾脏的投影

七、阑尾

阑尾（vermiform appendix）根部的体表投影大多在Mcburney点上，该点在脐与右侧髂前上棘连线的中、外1/3交界处，但阑尾游离端的位置变化较大（图6-7，图6-8）。

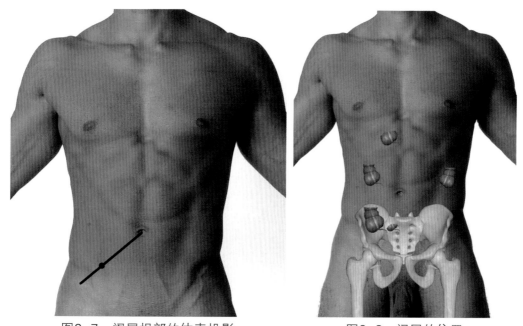

图6-7　阑尾根部的体表投影　　　　图6-8　阑尾的位置

此外，腹部手术选择切口时，多选在腹前外侧壁。腹前外侧壁的不同部位，其层次和结构有很大差异，外科手术时不同切口手术入路，须熟悉其层次和结构，常见腹部手术切口见图6-9、图6-10。

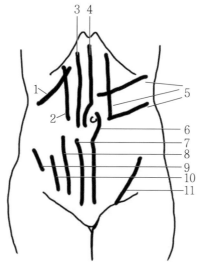

1.肋下切口；2.上腹经腹直肌切口；3.正中旁切口；4.上腹正中切口；5.上腹正中或正中旁切口向侧方延伸；6.下腹正中切口；7.下腹正中旁切口；8.下腹经腹直肌切口；9.麦氏切口；10.腹直肌旁切口；11.腹股沟斜切口。

图6-9　腹前外侧壁的斜、直切口

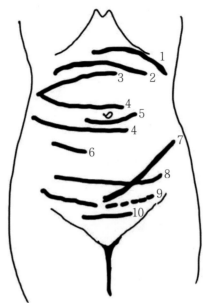

1.左上腹高位切口；2.上腹部切口；3.右上腹切口；4.中腹部切口；5.脐区横切口；6.Davis和Rockey切口；7.左下腹切口；8.下腹部切口；9.单层或双层腹股沟切口；10.Pfannenstiel切口。

图6-10　腹前外侧壁的横切口

（罗涛　罗利）

第四节　腹部艺术解构

一、腹部造型特征

腹部经长方形的腹直肌和菱形的腹外斜肌与骨盆相连。其中，腹直肌为长板状的体块，由腱划分成4大段8小块。腹直肌与腹外斜肌相接形成浅沟，称为半月线。由于大部分腹肌都要止于腹白线之上，因此形成了腹中部的沟带、沟线状，称为"前正中沟"。又由于腹直肌是一个多腹肌，因此形成了脐以上多段的腱划。腹直肌的下部为一个球形，称为"腹下球"。自髂前上棘至耻骨间有一条明显的腹股沟韧带，这是腹部与大腿相接处的明显标记。腹股沟韧带上缘的腱膜同耻骨联合构成一个半圆形的"白线支座"，也称**耻骨沟**（pubic sulcus），其可以托住腹下球。这些外形特点，形成了腹部的造型特征（图6-11）。

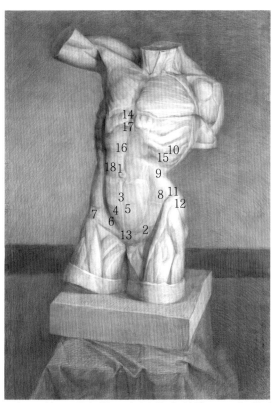

图6-11　躯干前面观素描，广州美术学院2020级学生邹希妍

　　腹部前面观可以看成一个半球体，在腹部球面上从脐（1）向下到腹股沟（2）画了一条弯曲的中线（3）。在这条中线的两侧，我们可以看到腹直肌下半部分的2块肌肉（4和5）。腹股沟韧带（6）是躯干与大腿之间的正式界线，它从骨盆一侧的前点（髂前上棘）（7）延伸到与其对称的另一侧前点（8）。腹股沟韧带又称**布帕韧带**（Poupart's ligament），取名于路易十四的情人曼特农夫人的医生让·弗朗索瓦·布帕。人体结构中充满了伟人的名字，这些伟人发现了身体中的某些部位，布帕就是其中之一，韧带成了他的纪念碑。腹外斜肌（9）在胸廓侧面（10）和骨盆顶部（11）之间隆起。腹外斜肌轮廓线下面的隆起是臀中肌（12），其作用是外展髋关节。腹直肌首先可以被看作躯干前部胸廓与骨盆之间的连接部分。它从耻骨联合上缘（13）开始，沿着长而平坦的垂直肌肉一直向上到达第5、第6和第7肋，其最高点胸骨剑突（14）沿假肋的形状形成了胸部的**肋弓**（costal arch）。两侧第10肋（15）的顶端，沿着第一横腹沟（16）的轮廓形成的横线大约处于其上方的胸下"V"字形缺口即胸骨下角（17）和肚脐的中点，为腹外斜肌（9）的上方标记。健壮男性的腹外斜肌群在腰部两侧髂嵴上缘形成2块明显的体块，"虎背熊腰"中的熊腰在很大程度上取决于这组肌肉的发达程度，而中年男性如不常运动，其腹外斜肌之外会积累大量脂肪，致使腰部变粗，这组肌肉就会被覆盖在脂肪之下；女性的骨盆较大，腹外斜肌群不发达，青年女性在体表几乎不可见肌块，形成于胸廓和髋部的细腰。第二横腹沟（18）划分了肚脐上方的腹直肌。其中腹部造型要点则包括：两侧腹直肌之间的正中沟（腹白线），上、下腹直肌之间的腱划（第1、第2腹部横沟），脐，躯干中线中重要的结构定位点，腹直肌与腹外斜肌之间的半月线，腹直肌与下肢间的腹

股沟韧带，耻骨沟。

腹部结构正面观中胸部与骨盆为2个对立的梯形，胸腔较方，骨盆稍扁，两者以脊柱相连接。两梯形之间活动范围最大的为腰腹部，前部是呈扁平的腹直肌，两侧为呈长方形的为腹外斜肌。

腹部侧面观（图6-12），绘图没使用长方形而是选择了更为适合的椭圆形。因此也可以将胸廓和骨盆概括为2个椭圆形，胸廓大一些，骨盆稍小，由于背部脊柱有4个生理性弯曲，2个椭圆形的中心线不在一条线上，而是各向相反方向倾斜。胸廓椭圆形后倾，肩膀后拉，胸廓正面外突。骨盆椭圆形前倾，下腹内收，后臀部呈弧形拱起。

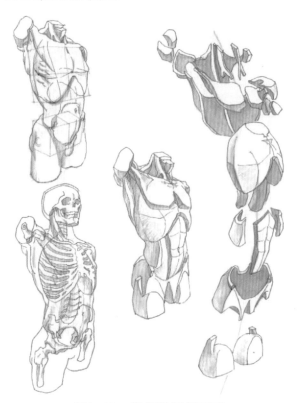

图6-12　腹部造型侧面观

二、腹部运动造型特点

（一）躯干运动的造型特征

人体躯干可以做伸、屈、侧屈、旋转等肌肉运动组合，使得躯体产生各种运动，同时躯干部分的形态会产生各种改变。在绘画中要注意把握躯干处于运动状态时肌肉和骨骼所产生和呈现出来的变化，并加以表现。脊柱灵活运动，骶部完全不动，胸部很少运动，颈部和腰部则比较灵活。脊柱的弯曲，特别是颈曲与腰曲，会随着重力的变化而改变曲度。如图6-13A所示，躯干动态体块大致分为胸廓、腰腹和骨盆3部分，用简单几何体来进行概括，可以都看作长方体或圆柱体。最为灵活的是腰腹部分，它的运动带动了其他部分的运动。为了便于说明和理解胸廓与骨盆的动态关系，这里把胸廓和腰腹合并为一个部分来进行分析。胸廓与骨盆之间的相对位置变化较为灵活，仔细观察可以发现：当人体保持直立时，胸廓与骨盆平行；当人体活动时，胸廓与骨盆方向相对，胸廓向下运动的一侧骨盆必定上提，胸廓向上运动的一侧骨盆则向下运动以保持人体的平衡。从图6-13B中胸廓与骨盆的动态变化规律可以看出，人体各部位不是僵死的，其动态结构会相应地产生变化，并具有一定规律。从图6-13C看，躯干弯曲的最大转角在腰腹，为动态的核心部位。躯干的后伸和前屈都是产生于胸椎和腰椎的运动，后伸主要依靠竖脊肌收缩，斜方肌、大收肌等协同完成；躯干前屈原动力来自腹直肌，腹内斜肌、腹外斜肌和髂腰肌进行协同。

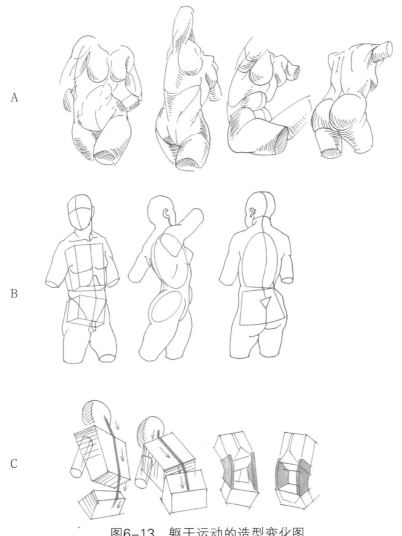

图6-13　躯干运动的造型变化图

（二）腹部侧屈运动的造型特征

侧屈运动侧的腰腹部皮肤会出现褶皱，堆积在一起，对侧皮肤则得到伸展。绘画中要注意皮肤堆积处出现的结构变化和明暗变化，以及胸腔和骨盆的相对位置。在表现侧屈的躯干时要把握整体，注意躯干两侧如何发生变化以保持人体平衡，通过阴影的运用把这种变化表现出来。

1. 腹部侧面侧屈运动的造型特征　在表现躯干侧面时，要注意几处比较明显的肌肉和骨骼在皮肤表面呈现出来的形态，前锯肌的形状在躯干伸展时尤其突出，颈部、背部的肌肉形状有时也能明显地观察到，比如斜方肌、胸锁乳突肌等。因脊柱的弯曲而造成的侧面弧度会因为脊柱的灵活性差异而呈现不同的形状，腰椎部分向前弯曲时，臀部的曲线更加明显。

《美惠三女神》（图6-14）中的人物塑造主要依靠简单几何形体，乳房是纯粹的圆球形，腹外斜肌（1）是简略的蛋形，股部（2）是蛋形，左侧上肢的屈肌群（3）也是蛋形。注意观察阔筋膜张肌（4），当模特稍稍向前弯腰时，画家们常把此处处理成2个蛋形象征物。画中（4）处是高光，（5）处是暗部，（6）处是反射光。（5）是贯穿暗部最暗部分的一条线，即块面与块面交界的边线，这根理论上的线条若处理得当，将大大增强形体的造型感。臀部两边的明暗与体块很相似，背部（7）和（8）作为2个锥体来画。上肢的投影（9）强调了腹部的球体。阴影（10）增强了胸廓的体积感。髂嵴（11）仅仅是被轻轻地标示出来。然而，在髂前上棘（12）上，仍然能够通过阔筋膜张肌的曲线（13）区分出它的短棘突。臀中肌（14）从上方的髂骨前部开始，然后嵌入下方的股骨大转子（15）。扇形的臀中肌，在外形和作用上都与肩部的三角肌类似。它的侧面肌肉纤维（16）与下面的臀小肌一起起到使股骨外展的作用。其前部的肌肉纤维（17）起到使股骨向内侧旋转及屈伸的作用。至于后部的肌肉纤维（18），其作用在于伸展股骨或使之向外转动。拉斐尔在臀大肌（19）的平面交接处运用了强烈的明暗对比。这使得腰腹部相对圆润，女性线条更加柔美。

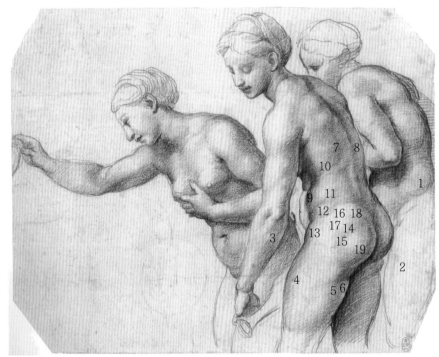

图6-14　《美惠三女神》，拉斐尔·桑西（Raffaella Santi，1403—1520年），1517年，粉笔，
20 cm×26 cm，温莎皇家图书馆藏

2. 腹部正面侧屈运动的造型特征　在表现躯干正面时，通常用加了阴影的胸肌内侧边缘来表现胸骨和中线，胸骨下方的"V"字形凹陷（腹上窝）是非常重要的界标，可以标示剑突、胸骨底部及胸廓的中点等位置。在胸肌底部下方通常用指状线条来表现前锯肌。在肋骨下方通常用轻微的

调子来标示腹直肌和腹外斜肌的分界线。肚脐的位置在与髂前上棘水平连线垂直的腹部正中线上。

　　高超的艺术家能在人体上发现许多标记，这些标记更多的是与骨骼产生联系，而不是皮肉，因为皮肉上的标记（尤其是脐）会因模特形体不同产生很大变化。标记的作用在于艺术家们要通过它们来画出结构线（图6-15），例如从胸骨上窝（1）处到胸骨（2）的重心线，艺术家们利用这些标记来确定比例。在画人体素描的时候，艺术家先在画上标出许多点，不管这些点是实际存在的还是构思中的都可以用作标记，最终要靠这些标记来完成绘画。米开朗基罗在此画中所用的线条取决于他的解剖学知识，而不仅仅取决于他眼前所见。在腹部，画家运用了投影（3），让投影留在腹直肌上，投影曲折环绕于腹直肌上，增强了形体的造型感。（4）位置上的线条体现了这一部位形体的块面的转折，（5）是腹外斜肌（6）和腹直肌的分界处，也体现了腹直肌的厚度。在用线条绘画素描时，学生们总是忘记光源所起的作用。腹外斜肌上的阴影线是顺着肌肉纤维产生的，这就是学生有必要掌握肌纤维方向的理由之一。另外还有一个理由，就是肌肉倾向于顺应肌肉纤维的方向，在直角处的肌肉纤维会鼓胀或出现皱纹。米开朗基罗惊人的解剖学知识在这里得到了充分展示，这一点在他运用包括人体轮廓线在内的线条方面体现得尤其明显。这些线条被运用得协调而统一，它们所塑造的每一处形体都具有鲜明的解剖特征。

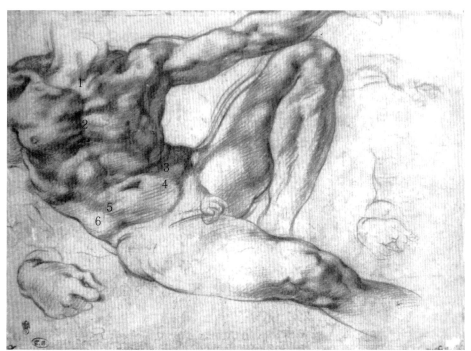

图6-15　《裸体亚当写生》，米开朗基罗·博那罗蒂（Michelangelo Buonarroti，1475—1564年，意大利人），蓝色粉笔，193 mm×259 mm

（许莹）

第五节 腹部运动解剖学

　　腹部的运动主要与躯干前侧壁肌肉即腹肌有关，腹肌上附着于胸廓，下附着于骨盆，腹前壁、侧壁和后壁的大部分均由腹肌构成。腹前壁有1对纵行的直肌，两侧是3层宽阔的扁肌，这3层肌的肌束方向彼此交叉，并在腹前壁处形成广阔的腱膜。腹肌位于胸廓与骨盆之间，按部位分为前外侧群和后群，前外侧群包括腹直肌、腹外斜肌、腹内斜肌和腹横肌，后群是腰方肌。腹肌具有几种重要的生理学功能，包括支持和保护腹部脏器、增加胸内和腹内的压力。腹肌可协助执行以下功能：强制呼出肺部的空气、咳嗽、通便及分娩。本节主要讨论腹肌在腹部运动方面的作用。

　　腹肌双侧作用可以减小剑突和耻骨联合之间的距离。由于人体各节段稳定性不同，腹肌收缩可以使胸廓和脊柱上腰段发生屈曲运动，也可以使骨盆发生后倾运动，或两种运动方式同时发生。当人体完成斜向仰卧起坐动作时，对腹外斜肌的力量要求相对较高（图6-16），不过在矢状面上进行仰卧起坐运动时，不同腹肌所具有的相反轴向旋转和侧屈运动趋势会被其左右两侧相对的肌肉中和。就躯干而言，其运动的垂直轴相对靠后会使腹肌（最明显的是腹直肌）产生十分有利的扭矩，从而使躯干发生屈曲运动。

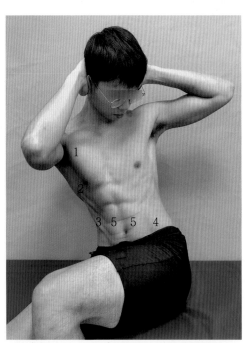

1.胸大肌；2.前锯肌；3.腹外斜肌；4.腹内斜肌；5.腹直肌。

图6-16　斜向仰卧起坐的肌肉激活

当发生单侧收缩时，腹肌可以使躯干发生侧屈运动。由于腹外斜肌和腹内斜肌具有相对有利的扭转力矩（力臂较长），以及左右两侧肌肉具有相对较大的横截面积，在第4~5腰椎水平，腹外斜肌和腹内斜肌的横切面积之和大约是腹直肌横切面积的2倍，因此它们在完成该动作过程中都具有非常重要的作用。躯干发生侧屈运动时通常与躯干屈肌和伸肌的共同作用有关。如抵抗右侧阻力发生侧屈运动时，需要右侧腹外斜肌和腹内斜肌、右侧竖脊肌和右侧腹横肌收缩。

到目前为止，腹内斜肌和腹外斜肌是人体躯干中最有效的轴向回旋肌。腹外斜肌是躯干对侧回旋肌，腹内斜肌是躯干同侧回旋肌，由于两者均具有相对较大的总横截面积和相对有利的旋转扭矩，因此它们具有强大的轴向旋转运动潜能。在沿着某一方向发生轴向旋转运动过程中，腹外斜肌与对侧腹内斜肌协同作用。当两者同时收缩时，这2块肌肉可以减小肩部和对侧髂嵴之间的距离。研究表明，在绕躯干垂直轴旋转过程中，腹横肌中下部的肌肉纤维在不同的时间内均被激活，而上部的肌肉纤维并未如此。尽管腹横肌在绕轴旋转过程中的具体作用并不确定，但是该肌肉更像是腹内、外斜肌的稳定器，而非旋转轴的扭矩发生器，腹横肌的主要作用还在于维持腹压。

由于各种运动的性质及躯体的位置不同，躯干进行轴向旋转运动对回旋肌的扭矩要求也各不相同。在进行强有力的轴向旋转运动（如短跑竞赛、摔跤和投掷铁饼或标枪）时，其对扭矩的要求相对较高，然而，当运动过程中仅需要处于直立位的躯干进行缓慢扭动（如步行）时，其对扭矩的要求则非常低。由于此时机体仅在水平面内进行轴向旋转运动，躯干肌肉无须克服由于重力作用产生的外力扭。其主要阻力来自躯干上部的惯性和由被拉伸的拮抗肌（如竖脊肌）产生的被动张力。

在解剖学上，腰方肌是组成腹壁后部的肌肉。腰方肌下端附着于髂腰韧带和髂嵴，上端附着于第12肋和第1~4腰椎横突尖端（图6-17）。当其发生双侧收缩时，腰方肌是位于腰部的伸肌。当其发生单侧收缩时，作为腰部侧向屈肌，腰方肌具有相对有利的扭矩；然而，由于其肌肉纤维走行近乎呈垂直方向，倾斜度有限，所以腰方肌绕垂直轴旋转的运动潜能极小。在临床上，当患者在第1腰神经及其以下水平发生截瘫时，腰方肌可进行"臀部步行"，即在支架协助行走过程中的摆动期，通过使患者抬高一侧骨盆（步行），利用腰方肌提升下肢以使足部离开地面。

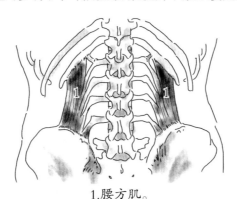

1.腰方肌。

图6-17 腰方肌后面观

（姜雪梅）

第七章

Chapter Seven

会阴（盆部）

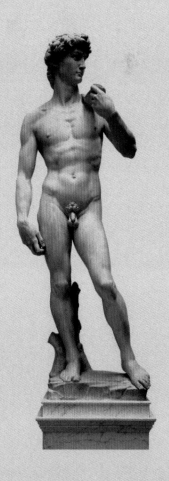

第一节 会阴表面概要

一、会阴的概念

会阴（perineum）有两种不同的概念，广义的会阴是指盆膈以下封闭骨盆下口的全部软组织。狭义的会阴在男性是指阴囊根部与肛门之间的软组织；在女性是指阴道前庭后端与肛门之间的软组织，又称产科会阴。其深部有一呈楔形的腱性结构，尖朝上，底向下，称**会阴中心腱**（perineal central tendon）。会阴深面的盆底肌和会阴部的肌肉都附着于此处，有加强盆底的作用。女性会阴中心腱较大，有韧性和弹性，对阴道后壁有支持作用。女性分娩时会阴易发生撕裂，因此分娩时应注意保护或作会阴侧切。

性成熟时会阴部皮肤有色素沉着，呈深褐色。生有阴毛和肛毛，在正中线有一深色的线，称为会阴缝。男性此缝向前延续为阴囊缝和阴茎缝。会阴部皮下组织中含有丰富的脂肪，具有弹性垫的作用。

二、会阴的境界和分区

会阴位于两侧股部上端之间，站立时呈一窄沟，截石位时则呈一菱形区。其境界与骨盆出口基本一致，前为耻骨联合下缘，后为尾骨尖，前外侧界为坐骨支和耻骨下支，后外侧界为骶结节韧带，两侧角为坐骨结节。若在两侧坐骨结节之间作一连线，则将会阴分为前、后2个三角区，前方为**尿生殖三角**（urogenital triangal），后方为**肛三角**（anal triangal）。男性尿生殖三角有尿道通过，女性尿生殖三角有尿道口和阴道口；肛三角有肛门（图7-1）。

三、会阴的表面标志

会阴部的主要骨性表面标志见图7-2。

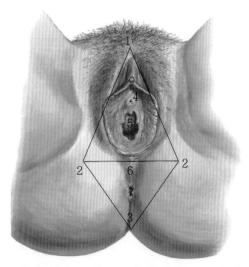

1.耻骨联合下缘；2.坐骨结节；3.尾骨尖；4.尿道外口；5.阴道口；6.狭义的会阴；7.肛门。

图7-1 女性会阴

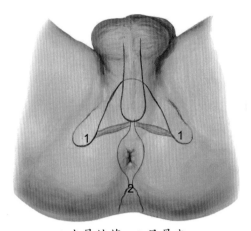

1.坐骨结节；2.尾骨尖。

图7-2 会阴部的主要骨性表面标志

（一）坐骨结节

坐骨结节（ischial tuberosity）位于肛门两侧的稍前方，是测量骨盆出口横径的标志。坐骨结节的内缘深部有阴部神经和阴部血管穿行于阴部管内，临床上行阴部神经阻滞麻醉术常在坐骨结节与肛门之间进针，刺向坐骨棘，在坐骨棘下方注射普鲁卡因。此外，沿坐骨结节向前可触摸到坐骨支、耻骨下支和耻骨弓。两侧耻骨弓的夹角称为耻骨下角。

（二）尾骨

尾骨（coccyx）位于肛门稍后方的正中线上，稍有活动性。尾骨骨折时，对其进行局部检查有明显的压痛感。

第二节 男性外生殖器

男性外生殖器包括阴阜、阴茎和阴囊（图7-3）。

一、阴阜

阴阜（mons pubis）位于耻骨联合上方，由皮肤及丰富的皮下脂肪组成。成人阴阜皮肤上长有阴毛，较硬且弯曲，可向上蔓延至脐，分布范围常呈菱形（图7-3）。皮下脂肪内有皮脂腺和汗腺。中年后阴阜的皮下脂肪会减少，隆起便不显著。

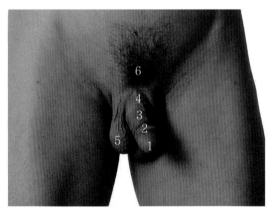

1.阴茎头；2.阴茎头冠；3.阴茎包皮；4.阴茎静脉；5.阴囊；6.阴阜。

图7-3 男性外生殖器

二、阴茎

阴茎（penis）为男性交媾器官，有排尿和射精的功能，分为头、体和根3部分。阴茎根埋藏于阴囊和会阴部皮肤深面，固定在耻骨下支和坐骨支。中部为阴茎体，呈圆柱形，被韧带悬于耻骨联合的前下方，为可动部。阴茎前端膨大称为**阴茎头**（glans penis），尖端有呈矢状位裂隙的**尿道外口**（external orifice of urethra）（图7-3）。阴茎头与体交界的狭窄处称为阴茎颈。

阴茎由2条**阴茎海绵体**（cavernous body of penis）和1条**尿道海绵体**（cavernous body of urethra）组成，呈圆柱状（图7-4）。阴茎海绵体为两端尖细的圆柱体，位于阴茎的背侧，左、右各一，两者紧密相连，前端嵌入阴茎头后面的凹陷内，后端称**阴茎脚**（crus of penis），分别附着于两侧的耻骨下支和坐骨支。尿道海绵体位于两侧的阴茎脚之间，固定在尿生殖膈的下面。每个海绵体外面都被覆一层坚韧的纤维膜，称为海绵体白膜。海绵体内部由许多海绵体小梁和与血管相通的腔隙组成。当腔隙充血时，阴茎即变粗、变硬、变长而勃起。

阴茎的3个海绵体外面包裹深、浅筋膜和皮肤。深筋膜在阴茎前端逐渐变薄消失；在阴茎根处，深筋膜形成富含弹性纤维的阴茎悬韧带，将阴茎悬吊于耻骨联合前面。浅筋膜疏松、无脂肪组织。皮肤薄而柔软，颜色较深呈棕褐色，富有伸展性。因皮肤与阴茎筋膜借阴茎浅筋膜疏松相连，所以阴茎的皮肤活动度极大。在阴茎颈前方，皮肤形成双层游离的环形皱襞包绕阴茎头，称为**阴茎包皮**（prepuce of penis）。外层与阴茎皮肤一样。内层似黏膜，呈淡红色，湿润细薄而柔软，贴附在阴茎头表面。于阴茎颈处行于阴茎头的皮肤，在尿道外口处，移行于尿道黏膜。由内外层皮肤移行部的游离缘围成的口，叫包皮口。包皮内层和阴茎头之间的窄隙称包皮腔，腔内常有包皮垢，主要由包皮腺的分泌物和脱落的上皮组成，故需要经常清洗，保持干净。包皮与阴茎头腹侧中线处连有一条皮肤皱襞，称**包皮系带**（frenulum of prepuce）（图7-4）。行包皮环切术时勿损伤该包皮系带，以免影响阴茎的勃起。

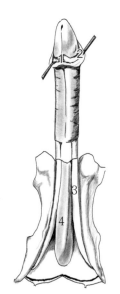

1.包皮系带；2.包皮冠腔；3.阴茎海绵体；4.尿道海绵体。

图7-4　阴茎

包皮的长度，因人而异。儿童的包皮较长，包裹着整个阴茎头，包皮口较小。随着年龄的增长，包皮逐渐向阴茎头冠退缩，包皮口扩大，阴茎头即显露于外。若成人包皮包住阴茎头，但能翻露出阴茎头，称为包皮过长；如果包皮口过小，不能翻露出阴茎头，则称为包茎。在上述两种情况下，受包皮腔内的包皮垢长期刺激，易引起阴茎头炎或诱发阴茎癌。因此，包皮过长或包茎应行包皮环切术，露出阴茎头。

阴茎有2个弯曲，一个位于耻骨联合下方，凸向后下方，称为**耻骨下弯**（subpubic curvature）；另一个位于阴茎根和阴茎体之间，凸向前上方，**称为耻骨前弯**（prepubic curvature）。临床上行膀胱尿道镜检查或导尿术时应将阴茎向上提起，使耻骨前弯变直，避免损伤尿道。

三、阴囊

阴囊（scrotum）是位于阴茎后下方的皮肤囊袋，由皮肤和**肉膜**（dartos coat）组成。皮肤薄而柔软，富有伸展性，有显著色素沉着，呈暗褐色，有少量阴毛，内含丰富的皮脂腺和汗腺，其分泌物有一种特殊的气味。肉膜为浅筋膜，内含平滑肌纤维，故阴囊会随外界温度的变化而改变。在温度较低的环境下，阴囊缩小，会出现皱褶并与睾丸紧贴。当温度升高时，阴囊常伸展呈松弛状态，皱褶消失。阴囊的收缩和舒张，可以调节阴囊内的温度，有利于精子的生存与发育。阴囊皮肤表面沿中线有一纵行的阴囊缝，为左右阴囊生长隆起愈合的痕迹。阴囊缝前达阴茎根，连于阴茎缝，后至会阴中线，接会阴缝。以阴囊缝为界将阴囊分为左、右两腔，容纳两侧的睾丸、附睾及精索等。阴囊内的睾丸一般左侧略低于右侧，新生儿的睾丸相对较大，老年人的睾丸萎缩变小。

临床上通过对阴囊的物理检查，可以诊断一些先天和后天的疾病，如1岁以后睾丸还不能下降进入阴囊内的隐睾症，肠管进入阴囊形成的腹股沟斜疝及睾丸肿瘤等。

第三节 女性外生殖器

女性外生殖器又称女性外阴，包括以下结构（图7-5）。

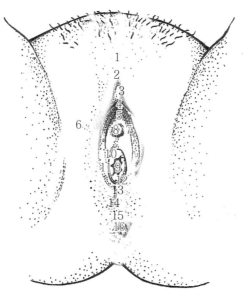

1.阴阜；2.阴唇前连合；3.阴蒂包皮；4.阴蒂头；5.阴蒂系带；6.大阴唇；7.小阴唇；8.尿道外口；9.阴道口；10.处女膜；11.前庭大腺开口；12.舟状窝；13.阴唇系带；14.阴唇后联合；15.会阴；16.肛门。

图7-5 女性外生殖器

一、阴阜

阴阜（mons pubis）位于耻骨联合前面的皮肤隆起，皮下富含大量的脂肪组织，外观上较男性丰满。上缘以耻骨沟与腹部分界，两侧以盆股沟与腹部和股部为界。青春期该部位开始从耻骨联合上缘向后下扩展生长呈倒三角形分布的阴毛。阴毛的疏密、色泽与年龄、种族、个体差异等因素有关。

二、大阴唇

大阴唇（greater lip of pudendum）为两大腿上部内侧1对纵行隆起的皮肤皱襞，从阴阜向后延伸到会阴。大阴唇外侧面为皮肤，有阴毛和色素沉着，内含皮脂腺和汗腺；未产妇大阴唇内侧面湿润似黏膜，经产妇则变为与外面的皮肤一样，但没有阴毛。皮下为疏松结缔组织和脂肪组织，富含血管、神经，外伤后易形成血肿。女性的大阴唇，在发生上相当于男性的阴囊。大阴唇前端和后端左右相互联合，形成唇前联合和唇后联合。未产妇两侧大阴唇自然靠拢而完全遮盖阴道口及尿道口，经产妇大阴唇向两侧分开，绝经后大阴唇可萎缩。

三、小阴唇

小阴唇（lesser lip of pudendum）位于大阴唇内侧，为1对较薄的皮肤皱襞。左、右小阴唇在外阴的前上方互相靠拢，其大小和形状因人而异。未产妇的小阴唇往往被大阴唇遮盖，分开大阴唇后，可见到小阴唇，而经产妇的小阴唇可延伸到大阴唇之外。一般情况下，小阴唇表面光滑湿润、微红、无毛，富含神经末梢，内部含有勃起功能的组织、许多血管和少量平滑肌纤维。两侧小阴唇前端融合，并分为前后两叶，前叶包绕阴蒂形成阴蒂包皮，后叶形成阴蒂系带。大、小阴唇后端会合，形成阴唇系带。

四、阴蒂

阴蒂（clitoris）位于小阴唇顶端的下方，是一个小而长的小体。由2个阴蒂海绵体组成，与男性的阴茎海绵体同源，具有勃起功能。阴蒂分为**阴蒂头**（glans of clitoris）、阴蒂体和2只阴蒂脚3部分，它相当于男性的阴茎。前部的阴蒂头暴露于表面，富含神经末梢，感觉敏锐；中部的阴蒂体包括2个海绵体；后部的2只阴蒂脚附着于两侧耻骨下支和坐骨支。

五、阴道前庭

阴道前庭（vaginal vestibule）是位于小阴唇之间的卵圆形区域，为胚胎期尿生殖窦的残余部分。前端较锐利，达阴蒂；后端较圆钝，后界为阴唇系带。阴道口与阴唇系带之间有一浅窝，称为舟状窝，经产妇受分娩影响，此窝消失。阴道前庭有以下结构。

（一）前庭球

前庭球（bulb of vestibule）位于阴道前庭两侧大阴唇皮下，尿道外口和阴道口的两旁，呈蹄铁形，由具有勃起性的静脉丛构成。它们与坐骨支和耻骨支并列排布，并部分被球海绵体肌覆盖，其前端狭窄并相连，后端膨大且与前庭大腺相邻。从胚胎学的角度看，前庭球相当于男性尿道海绵体。

（二）前庭大腺

前庭大腺（greater vestibular gland）又称巴氏腺，位于前庭球后端的深面，黄豆大小，左右各一。腺管向内侧开口于阴道前庭后方小阴唇与处女膜之间的沟内，该腺相当于男性的尿道球腺，主要分泌黏液起润滑阴道口作用。正常情况下不能触及此腺，若前庭大腺导管口因炎症阻塞，可形成前庭大腺囊肿，又称巴氏腺囊肿。

（三）尿道外口

尿道外口位于阴蒂头后下方，阴道前庭的前半部，呈圆形，边缘折叠而合拢。尿道外口后壁，有一对并列的腺体，称为尿道旁腺。尿道旁腺常开口于阴道前庭，个别女性也偶可开口于尿道外口的后壁处。尿道旁腺开口小，容易有细菌滋生。

（四）阴道口和处女膜

阴道口（vaginal orifice）位于尿道外口后方的前庭后部，其形状和大小因人而异。其周缘覆有一层较薄的黏膜皱襞，称为**处女膜**（hymen），内含结缔组织、血管和神经末梢。处女阴道口往往被小阴唇所遮盖。如果推开小阴唇，则可见到阴道口几乎完全被处女膜封闭。处女膜是否破裂，有时可引起法律纠纷，因此，检查处女时应当慎重下结论。

处女膜的形状和坚固度均有明显的个体差异。其大部分是由具有弹性和胶原性的结缔组织组成。结缔组织少者，处女膜单薄、脆弱，易破裂；结缔组织丰富者，处女膜较肥厚，富有弹性，不易破裂。一般说来，处女膜多数是在第一次性交时破裂，裂口可以分散在数处，多数撕裂位于处女膜的后半部。撕裂的边缘往往很快结成瘢痕（图7-6）。处女膜的类型也是多种多样，最常见的有环状、半月状等，在膜中央有一孔，呈圆形或新月形，少数呈筛状或伞状。孔的大小个体差异很大。大至可容两指，甚至处女膜缺如；小至不能通过一指，甚至闭锁，需手术切开。

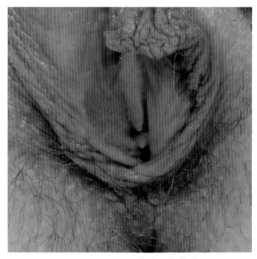

图7-6 显示处女膜瘢痕

六、女性外阴与年龄的关系

胎儿大阴唇不发达，阴裂敞开，可以观察到其内的阴蒂、小阴唇及前庭等结构。新生儿大阴唇已比较发达，色淡红。成年未婚女性的左右大阴唇紧密靠拢，阴裂闭合，阴唇呈暗蓝色，处女膜清晰可见。婚后女性，尤其是经产妇处女膜破裂，形成处女膜瘢痕，阴道口扩大，大阴唇失去弹力而变松弛，阴裂开大，阴道前后壁可突出于阴道前庭（图7-7），前壁较为显著。唇后联合和阴唇系带因分娩受损，常出现瘢痕。老年女性的大阴唇、小阴唇、阴蒂海绵体及前庭大腺，多出现明显萎缩。

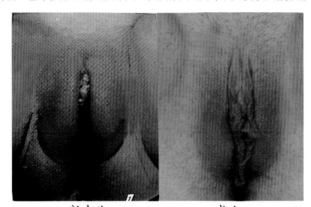

| 新生儿 | 成人 |

图7-7　女性外阴与年龄的关系

（郭文平）

第四节　会阴艺术解构

一、男根崇拜

崇拜男性生殖器，这是原始崇拜的主要内容之一。中国古代很多岩画中都表现了男子的阴茎。例如在新疆呼图壁、内蒙古的阴山和桌子山、广西的左右双江等地都有一些岩画内容反映出原始初民的"男根"崇拜状况。他们以柱状物来象征男性生殖器，朝它顶礼膜拜，并称之为"祖"，如陶祖、铜祖、玉祖、石祖、木祖等，这一"祖"字，就说明他们认为这是祖先，是生命的起源。《说文解字》讲，"祖"字的左边旁"示"字是神祇之意，而右边旁"且"则是男根的象征物，这在甲骨文中再逼真不过。

追溯到西方古希腊时代，又长又粗的阴茎曾被视作是可笑的、滑稽的，通常长在生育之神、半人半兽的怪物、丑陋的老头和野蛮人身上，并且他们认为割过包皮的阴茎最为恶心。人们更欣赏小阴茎，认为完美的希腊男人应该是理性的、智慧的、权威的，小阴茎能让他保持沉着冷静的明智形象。

文以载道，雕塑也是如此。古希腊人的雕塑大多刻画正面人物，赞颂理想的希腊人。重新审视这些希腊雕塑，会发现它们的阴茎都呈疲软状态，因此而导致"小"的观感。也有人认为"许多雕塑描绘的都是运动员在剧烈运动中或运动后的形象，那时的阴茎会比较小"（图7-8）。

在古希腊人眼中阴茎形状比尺寸重要，它象征着青春和活力、智慧和美德。古希腊人将小而不勃起的阴茎视为谦逊的象征，而谦逊是男性阳刚的理想美德。因此在雕像上，英雄、神话人物、运动员的阴茎都表现得很低调；而老年人、社会下层人士及半人半兽的淫欲之神都表现为大阴茎，那是野蛮的符号。那个时代，希腊周边的蛮夷部落都流行生殖器崇拜，自视甚高的希腊人当然不愿意流俗，他们设立与众不同的审美标准，不把生殖力简单等同于阴茎大小。另外，历史学家还认为，古希腊人眼中的人间至美是在青春期前没有发育的少年。

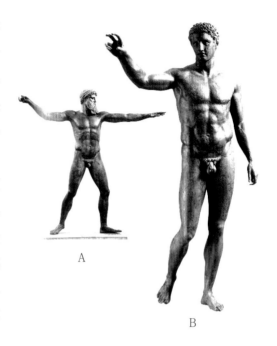

A.主神审斯或海神波塞冬雕像，约公元前460年，青铜，高200 cm，雅典国家考古博物馆（希腊国立考古博物馆）藏，古希腊文物。

B.安蒂基西拉岛的青年雕像，公元前4世纪中叶，青铜，高约194 cm，雅典国家考古博物馆（希腊国立考古博物馆）藏，古希腊文物。

图7-8 古希腊雕塑

古罗马人则有不同的观点，他们的守护神之一法西努斯（Fascinus），是勃起阴茎之神。除了他的本职工作——保佑男性子民的生育能力外，作为雄性能量的化身，在古罗马人的信仰中，他还有防小人、辟邪等众多职能。这位神在人界的化身，大约就是一个长着翅膀的勃起的阴茎，有时候它还会有尾巴，尾巴的形状则如同另一个勃起的阴茎。《潘和达佛涅斯》（图7-9）源自古希腊神话故事：赫拉嫉妒维纳斯，诅咒维纳斯生下的孩子普利阿普斯非常丑陋，且永远"雄起"。普利阿普斯被逐出天国，并被凡间主司丰饶的神潘养大。从此，这个天赋异禀、有着如此清晰象征意义的普利阿普斯，就成为了罗马人心目中最能体现丰饶的神，大家也尽自己之能事，制作和他相关的艺术品，并求其护佑土地肥沃，庄稼丰收，家族繁盛。后来，普利阿普斯也继承了法西努斯神防小人和辟邪的职能。

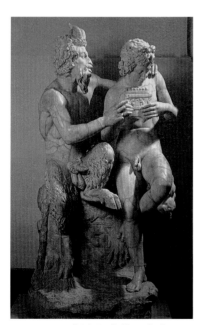

图7-9 《潘和达佛涅斯》，希腊雕像的罗马复制品，大理石，那不勒斯国家考古博物馆藏，由法尔内塞家族收藏

意大利文艺复兴时期的达·芬奇已经开始用科学的态度研究和描绘人类的生殖系统（图7-10）。米开朗基罗作为文艺复兴时期的艺术家，其审美不可避免地深受古希腊的影响。他继承了古希腊人对阴茎的审美：小而细，锥形，覆盖包皮（图7-11）。产生这种审美的另一个原因来自宗教，中世纪之后到文艺复兴时期，天主教担心这些裸体雕像公然放置在公共场所，容易让群众情不自禁地产生过多联想，有伤风化，所以尽可能将阴茎缩小或者额外添加遮羞布或者无花果叶。像许多那个时期的人体作品一样，在米开朗基罗死后，他在梵蒂冈西斯廷教堂创作的壁画被无端添加了许多无花果叶和遮羞布。

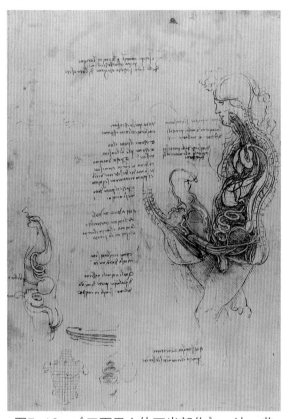 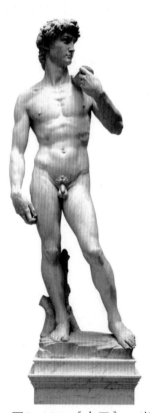

图7-10 《正面男人体下半部作》，达·芬奇，黑色粉笔，190 mm×139 mm，温莎皇家图书馆藏

图7-11 《大卫》，米开朗基罗·博纳罗蒂，1501—1904年，大理石，高434 cm，佛罗伦萨学院美术馆藏，文艺复兴鼎盛时期代表作

二、女阴崇拜

在世界上的许多民族中，女阴崇拜和男根崇拜一样地盛行，甚至有过之而无不及。这和母亲崇拜有很大关系。在漫长的原始时期，民知其母而不知其父，甚至不知道男人的阴茎和生殖有什么关

系，只知道人是从女人的阴户中出来的，所以崇拜女阴，歌颂女阴（图7-12，图7-13）。在中国以及世界上许多民族中，常以孔状物（如玉璧、山洞等）象征女阴，鱼、双鱼、莲花、花苞、贝类动物也是十分普遍的女阴象征物。一方面，鱼形，特别是双鱼和女阴十分相似，双鱼宛如女子的2片大阴唇，中间有孔；另一方面，鱼产子多，繁殖力强，原始初民以此寄托人丁兴旺的美好希望。同时，鱼这种崇拜物的出现也和原始社会渔业生产的发展是分不开的。至于贝类动物，既可张开，亦可闭合，其中还有小小的肉体，更使人产生对女阴的联想。在佛经上，常以"金刚杵""金刚部"代表男根，以"莲花部"代表女阴。

　　法国著名现实主义绘画大师古斯塔夫·库尔贝于1866年创作的现实主义油画《世界的起源》（图7-12），被认为是艺术史上最大胆的油画，也是一件极具争议性的作品，是库尔贝的代表之作。作品描绘的是一位仰躺的裸女，大腿分开，头与脚都没有画出来。画家用写实的手法，以严肃、崇敬和庄重的态度去画女性生殖器，没有丝毫的轻浮和亵渎，借以歌颂女性的伟大。

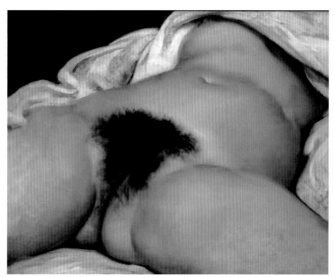

图7-12　《世界的起源》（The origin of the world），古斯塔夫·库尔贝（Gustave Courbet），1866年，布面油画，46 cm×55 cm，法国巴黎奥塞美术馆藏

　　库尔贝画女性生殖器是一个革命性举动。因为那时候绝大多数人认为世界来自上帝，而库尔贝偏偏说世界来自人类，来自女性，而且来自女性生殖器！他用女性生殖器强调世界是人的世界，而不是上帝的世界，由此刻意突出和歌颂人在世界中的地位和价值。

　　库尔贝画女性生殖器也是一种哲学表达。库尔贝是个唯物主义（materialism）者，他认为世界的本原是物质，人也是物质之一，世界的起源不是什么神奇力量推动的结果，而是物质的产生与运动的结果。人类世界源于女性生殖器，就是物质产生与运动的过程，是真实自然的过程。

　　库尔贝画女性生殖器是在歌颂伟大的女性，偌大的世界源自女性的一个器官，由此使人们意识到女性的伟大和永恒。

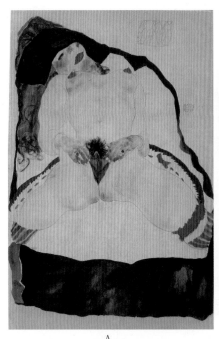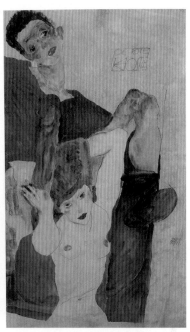

A   B

图7-13 《梦中》（Observed in a Dream）（A），埃贡·席勒（Egon Schiele，1890—1918年，奥地利人），水彩铅笔纸，48 cm×32 cm；《红衣主人》（The Red Host）（B），埃贡·席勒，水彩铅笔纸，48.2 cm×28.2 cm

19世纪，国际性的维也纳展示了文化的多元化内涵。在奥地利思想界，弗洛伊德开创了精神分析学，强调对人类性格、思维逻辑的挖掘，对无意识本能能量的探索，由此跨入了性禁区，开始研究无意识这一新的人类精神领域。弗洛伊德的思想在艺术界产生了巨大共鸣，文学界出现了诗人里尔克（Rilke）；音乐界出现了"呼唤灵魂"的表现主义（expressionism）音乐家韦伯恩（Webern），引领成了探求性的本原、生与死，生命意义的象征主义（symbolism）艺术思潮。

席勒画作深层次寓意则与弗洛伊德的思想有着相当多的相似点。晦涩费解的隐喻象征、颠倒错位的时空关系、迷惘彷徨的逻辑思维、不可预知的原始力、透视生命的性的本原、宣泄自我的赤裸再现，这种居于绘画艺术之上、理性意识的沉浸，使席勒的画作在理性的内涵中以独特的视角得以彰显。

席勒在表现人体方面显露出的敏感，更具东方神韵，他的女性模特常常是自己早熟的妹妹戈蒂、性感的女友沃丽、挚爱的妻子爱迪丝等。而镜子中的自己，则是席勒表达深层次理念经常使用的模特。在画作中他赤裸裸地呈现"自我"，用破碎生冷的色块、抽搐生涩的笔触、自由挥洒的线条，表现着人类的本原形态，仿佛在巨大的外力下向人们倾诉另一个世界不可知的语言。席勒极尽"疯狂"、毫不掩饰地表现人类的本性与不可预知的巨大潜能，他的作品在"宣泄自我"中释放出巨大的生命与艺术能量。

（许莹）

第八章
Chapter Eight

脊柱区

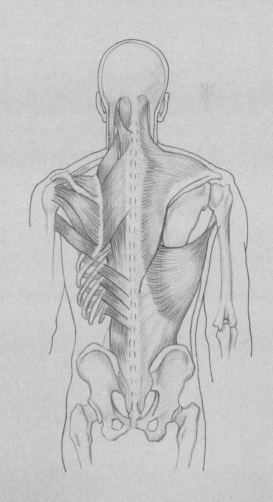

脊柱作为人体中轴骨，直立时起到承重作用，行走时起到传导应力、缓冲震荡等作用，同时保护了脊髓、脊神经及内脏。

第一节 脊柱区表面概要

脊柱区（vertebral region）是指脊柱及其后方的软组织所配布的区域（图8-1，图8-2）。上起枕外隆凸和上项线，下至尾骨尖。两侧界为自斜方肌前缘、三角肌后缘上份、腋后襞下缘中点、腋后线、髂嵴后份、髂后上棘至尾骨尖的连线。脊柱区分为项部、背部、腰部和骶尾部。项部上界即脊柱区上界，下界为自第7颈椎棘突至肩峰的连线。背部上界即项部下界，下界为第12胸椎棘突、第12肋下缘、第11肋前份的连线。腰部上界即背部下界，下界为两髂嵴后份及两侧髂后上棘的连线。骶尾部为两侧髂后上棘与尾骨尖三点所围成的三角区。背部外上份的肩胛骨及附着于其前、后面的结构，为肩胛区。

一、脊柱区的境界

上界：脊柱区上界，起自枕外隆凸和上项线。

下界：两髂嵴后份及两侧髂后上棘的连线。

两侧界：自斜方肌前缘、三角肌后缘上份、腋后襞下缘中点、腋后线、髂嵴后份、髂后上棘至尾骨尖的连线。

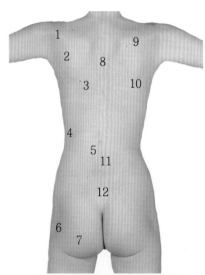

1.冈上肌；2.冈下肌；3.听诊三角；4.背阔肌；5.竖脊肌；6.臀中肌；7.臀大肌；8.胸椎棘突；9.肩胛冈；10.肩胛骨下角；11.背沟；12.菱形区。

图8-1 成年女性脊柱区后面观

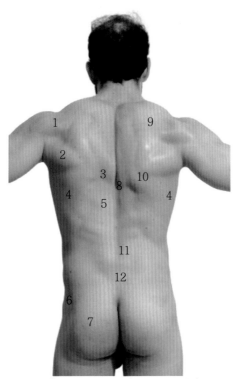

1.冈上肌；2.冈下肌；3.听诊三角；4.背阔肌；5.竖脊肌；6.臀中肌；7.臀大肌；8.胸椎棘突；9.肩胛
冈；10.肩胛骨下角；11.背沟；12.菱形区。

图8-2 成年男性脊柱区后面观

二、脊柱区的组成

脊柱区分为项部、背部、腰部、骶尾部4个分区。

三、脊柱区的表面标志

（一）骨性标志

1. **棘突**（spinous process） 人体椎骨后侧突出的骨性结构（图8-3），为椎骨所特有，也是椎骨在人体后背部能触摸到的重要骨性标志，它让椎骨更加结实，能够承受更大的外力作用。脊柱内部是人体重要的中枢神经系统-脊髓的所在位置，如果没有棘突的存在，整个脊柱及脊髓受到外力作用后，损伤的概率会更高。第1颈椎没有棘突，第2颈椎、第4颈椎和第5颈椎棘突相对较小，其他位置的棘突都非常明显，尤其是第7颈椎及第1胸椎的棘突，在低头时会明显地突出来。胸椎棘突斜向后下，腰椎棘突呈水平位。在棘突的两侧各有一沟，为背部坚厚的肌肉所充填，胸后壁肋角所在处即表示竖脊肌的外缘，向前弯腰时，棘突彼此间的距离加大，上、下肋角连线如有偏斜，说明脊柱发生旋转。

2. **髂嵴**（iliac crest）和**髂后上棘**（posterior superior iliac spine） 髂嵴是髂骨翼的上缘，

两侧髂嵴最高点的连线平对第4腰椎棘突，是计数椎骨的标志（图8-4）。髂后上棘为髂骨缘后端的突起。两侧髂后上棘的连线，平第2骶椎棘突。

3. **肩胛冈**（spine of scapula） 为肩胛骨背面横行突起的骨嵴。两侧肩胛冈内侧的连线，平第3胸椎棘突，外侧为肩峰，是肩部的最高点（图8-4）。

4. **肩胛骨下角**（inferior angle of scapula） 位于肩胛骨的下端，呈锐角（图8-4）。两肩胛骨下角的连线，平对第7胸椎棘突。此角的内侧即临床上的听诊三角区。

5. **骶管裂孔**（sacral hiatus）和**骶角**（sacral cornu） 沿骶正中嵴后下，由第4、第5骶椎背面的切迹与尾骨围成的孔为骶管裂孔，是骶管的下口，裂孔两侧向下的突起为骶角，为第5骶椎下关节突所形成，易于触及，是骶管麻醉的进针定位标志。

6. **米氏凹**（Michaelis' rhomboid） 在两侧髂后上棘的内侧有一凹陷，相当于骶髂关节处，其上为坚厚的软组织所覆盖，往深处触摸时较为困难。左、右髂后上棘分别与第5腰椎棘突和尾骨尖的连线，构成一菱形区，称为米氏凹（Michaelis菱形窝）（图8-4）。

（二）肌性标志

竖脊肌（erector spinae） 棘突两侧可触及竖脊肌，该肌外侧缘与第12肋的交角，称为脊肋角。肾脏位于该角深部，是肾囊封闭常用的进针部位（图8-3）。

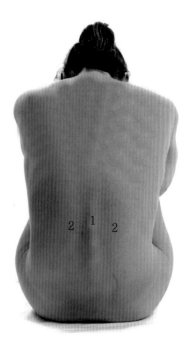

1.棘突；2.竖脊肌。

图8-3 背部的标志

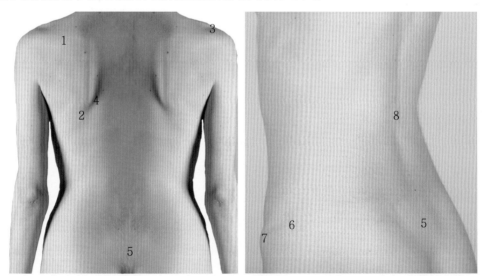

1.肩胛冈；2.肩胛骨下角；3.肩峰；4.听诊三角；5.米氏凹；6.髂嵴；7.髂前上棘；8.棘突。

图8-4 背部的标志

（三）听诊三角

听诊三角（triangle of auscultation） 又称肩胛旁三角，位于肩胛骨下角的内侧（图8-4）。其下界为背阔肌上缘，内上界为斜方肌的外下缘，外侧界为肩胛骨脊柱缘。听诊三角底为薄层脂肪组织、筋膜和第6肋间隙，表面覆以皮肤和筋膜，是背部听诊呼吸音最清楚的部位。当肩胛骨向前外移位时，该三角范围扩大。

（祁方昉）

第二节 脊柱区艺术解构（背部）

躯干是人体构造的主体，也是全身运动的枢纽。机体的体质盛衰、体态和神采，均会在躯干部位显现出不同的特征。它由脊柱连接胸廓和骨盆两大体块而构成，在它的正面、背面、侧面分布着多层肌肉，头、颈和四肢均依附于躯干。因此，躯干的变化是最多样的。

一、脊柱区骨骼解构

（一）脊柱

脊柱是躯干的中轴和立柱，联系着人体最主要的颅骨、胸廓（胸骨、肋）和骨盆（图8-5，图8-6），并主导着这3部分的运动。它纵贯整个躯干的背部，由24块椎骨、1块骶骨、1块尾骨相接而成。脊柱的全长是身高的2/5，从正前或正后方向看呈垂直状，从侧面看呈一条优美的曲线，女性比男性、老年人比青年弯曲得更为明显，且该曲线与人体的体态和动作有着密切的关系。

当人类开始直立行走之后，脊柱开始发生变化，逐渐形成新的曲线。达·芬奇认为背部的绘画应首先描绘出背部的脊柱，然后覆盖肌肉、神经和血管。通过他这幅脊柱多面透视的素描，我们可以分析人类脊柱的结构。《脊柱的写生》（图8-5）脊柱侧面观（1）中，我们可以看到，沿脊柱向下的第7根椎骨处形成一条"C"形曲线（2）。这条曲线向前探入头颅下面，支撑起上面的头颅，接着往下在胸廓区域第12根脊椎骨处又向后

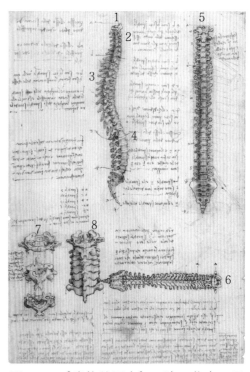

图8-5 《脊柱的写生》，达·芬奇，黑色粉笔加钢笔和墨水，19 cm × 14 cm，温莎皇家图书馆藏

形成了一条更明显的"C"形曲线（3），脊柱则试图绕到胸廓下面起支撑作用，再往下脊柱突然形成了另一条"C"形曲线（4），这次是向前弯曲，以支撑骨盆。达·芬奇这页素描手稿中还包括脊柱的前视图（5）、后视图（6）和2幅后视图的局部放大写生（7、8）。脊柱的这些弯曲是形成人体形态的重要因素。在人体的侧影中，颈部圆柱体的前倾完全是脊柱颈部阶段（2）运动的反映，腰部则是脊柱下部（4）变化的反映。在人体的背部，"C"形曲线决定了从头部到臀大肌的体态。

（二）肩胛骨

胸廓背面，上部左右覆盖了2块三角形的肩胛骨，肩胛骨上方由菱形的斜方肌与颈部相连，肩胛骨下方由树叶形的背阔肌相托。虽然被多重肌肉组织覆盖，但它的形态在体表往往显露得很清楚，是后背造型中一个至关重要的组成部分，在背部的体形上相当于一个"屋脊"，是背部从上斜面向下斜面的转折处，而且两肩胛之间从左到右形成"W"形（图8-6）。

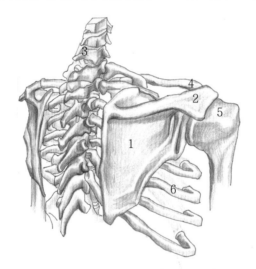

1.肩胛骨；2.肩峰；3.隆椎；4.锁骨；5.肱骨头；6.肋骨。

图8-6　肩部骨骼（背视图）

胸腔背面和顶面的转折关系主要表现在肩胛冈上，由于肩胛冈上方有很厚实的斜方肌，因此这一转折较正面锁骨转折要平缓许多。从肩胛冈向上延伸至其和锁骨相接处，有一块扁平的突起，其最高点称为肩峰，肩峰是肩顶面骨骼突兀的最高点，在体表也能很清楚地突显于皮下，因此肩峰是肩部最重要的结构点之一，是比较肩部宽窄、表现肩部外形的重要标志，而且两肩峰连线对人体动态的形成十分重要。男人、老年人、体形较瘦的人的肩峰，明显突出于肩胛骨最外端与锁骨相接的位置。

当把肩部视为一个机械装置时（图8-7），可以分析发现其功能、杠杆作用及力量。肩部须被看作臂的基座，肱骨（9）向下运动，肩胛的内缘与脊柱平行（1）。当肱骨抬起，与身体成直角时，肱部较大的茎节压迫关节腔的上缘，此时肱骨头开始转动（2）。图中的水平杆状物即锁骨，它前面与胸骨交接，同时还在肩部顶端和肩胛骨的肩峰交接（3）。肩胛转动时（从后面看）的轴线正是锁骨和肩胛顶端的交会处（7）。肩胛提肌（4）可提拉肩胛骨（8），使其角度升高。菱形

肌（5）位于隆椎到第4、第5胸椎之间，可提升或拉回肩胛骨。冈下肌（6）可在肩胛骨与椎骨相邻
处向前拉动肩胛骨。

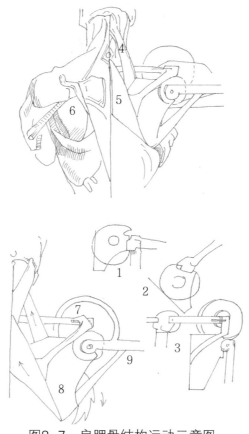

图8-7　肩胛骨结构运动示意图

二、脊柱区肌肉解构

脊柱区浅层肌肉包括斜方肌、背阔肌、肩胛提肌和菱形肌（图8-8）。斜方肌是三角形阔肌，
位于颈部及背上部。背部中间由脊柱贯穿上下，形成深浅不一的纵沟，两旁由粗绳状的竖脊肌衬
垫，直至骶椎。骶棘肌群在结构上加强了背部胸腔隆起处的高隆形态，在腰部变窄、变硬，其高隆
的形态得到进一步加强，并使腰椎形成深凹，在艺术表现时特别不能忽视（图8-9）。

米开朗基罗以杰出雕塑家的眼光审视对象，他所作的《卡斯辛纳之战》（图8-9）仿佛就是一
尊占据真实空间的雕塑，其轮廓线表现出球形的头部，颈部的圆柱形是在脊柱上形成的，沿着脊柱
曲线并保有其易于弯曲的特点。米开朗基罗大约在头部后方耳中部的高度，用强烈的曲线暗示了
枕外隆凸（1），它是颈部的上限。这个突起的下方，是第1颈椎骨的边缘，在这里头部可以向前
后弯曲和伸展，在其下方是第2颈椎骨，头部可以在上面转动，与下面的5节椎骨一起形成了颈部
的背面。颈部有力的肌肉和韧带，将头骨底部与脊椎连接在一起。它们帮助保持头部直立，并协
助头部运动。斜方肌（2）从其在枕外隆凸上的起点向下延伸，在肌肉的深层成型，并在颈部中间
的沟槽的两边形成一个纵向的、高起的平面（3）。这条沟槽沿着脊柱向下，是隆椎棘突的重要界

标（4），一条假想的线从第7颈椎到达肩胛骨上的肩峰（5），并确定了颈部后方的下缘。斜方肌（2）的轮廓线被下方的斜角肌和肩胛提肌的肌群扩得很宽。胸锁乳突肌（6）形成了颈部上方的轮廓。在下面，斜方肌的肌肉纤维从肩峰（5）斜向第5颈椎突起时，轮廓线的方向发生了变化。米开朗基罗在斜方肌上缘安排了明暗交界线，在那里，用1条横纹（7）表示出胸锁乳突肌向斜方肌扭转。在亮部，他减弱了颈沟的对比，并将反射光减弱来使它的两大调子统一。米开朗基罗完全被背部上方富于变化的肌肉和骨骼迷住了。在该画作中可以清楚地看到人体宽阔、平坦和有4个边的三角斜方肌。沿着三角斜方肌在头骨（1）底部的起点的中线，顺着脊柱向下，经过隆椎棘突（4），三角斜方肌一直延伸到第12胸椎（8）三角形底部，并与背阔肌三角形的胸腰筋膜重叠。现在沿着右侧的斜方肌往上移动，越过竖脊肌（9）、菱形肌（10）及肩胛骨（11）的内上缘，最后到达冈下窝。米开朗基罗用深深的阴影标示出斜方肌在肩胛处的嵌入点，再由此引出它在肩峰上的边界。

当你学习分析大师的素描时，逐渐能体会到每一位大艺术家是如何对自己丰富的解剖学知识进行取舍，从而创作出富有个性的作品来。当右腿向前迈出时，你可以看到臀大肌（12）和臀中肌（13）的肌肉从其在股骨转子（14）上的附着点与他们沿髂嵴的起点之间拉伸出

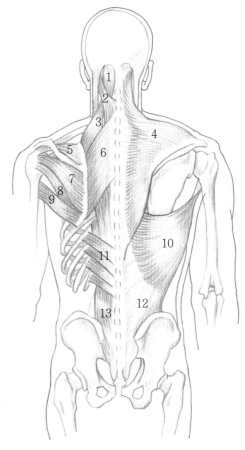

1.胸锁乳突肌；2.头夹肌；3.肩胛提肌；4.斜方肌；5.冈上肌；6.菱形肌；7.冈下肌；8.小圆肌；9.大圆肌；10.背阔肌；11.后下锯肌；12.胸腰筋膜；13.竖脊肌。

图8-8　脊柱区肌群手绘图

来。这个拉伸的状态使髂后上棘显得更像骨状隆起而非酒窝，因为背部的点形成了骶骨三角（15）的上角。骶骨三角的形状被骶骨（16）的特征进一步予以强调。骶骨三角的下角（17）标明了尾骶骨的顶部和臀部裂缝的末端。男性的骶骨三角（15）宽度约为骨盆的1/3，呈垂直状。而女性由于骨盆向前倾斜，其骶骨三角（15）呈一个向前弯曲的等边三角形，尽管女性的骶骨三角因骨盆形状而比男性的短，但却较男性的略宽。骨盆的运动是由脊柱骨上的可动关节（18）带动的。从隆椎（4）到胸廓下端（19）的胸部的背面界标，由于脊椎弯曲的方向和扭曲的程度不同，可以描绘出胸腔的位置及其与骨盆之间的关系。腹外斜肌（20）构成腰部的动势。

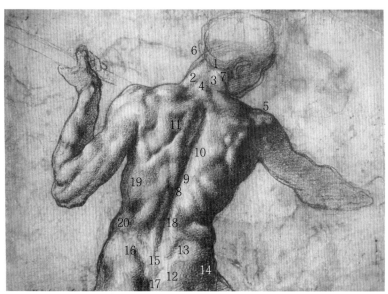

图8-9 米开朗基罗·博纳罗蒂为《卡斯辛纳之战》所作的习作,黑色粉笔,194 mm×267 mm,维也纳阿尔贝蒂娜博物馆藏

三、脊柱区造型艺术分析

《两个男人体》(图8-10)中2个模特一静一动,反差鲜明。注意拉斐尔是如何描绘后者(右)胸廓的形状和深层的肌肉对背阔肌(1)和斜方肌(2)的浅层肌肉产生影响的。沿着背阔肌的走向,经过中间背沟(3)附近较低的6节胸椎棘突、后面的髂嵴(4),以及较低的3根肋的外表面,绕过通常被称为"强壮的索带"的竖脊肌(5),它在腰沟的两边形成了明显的突起。背阔肌(1)经过中间的最大竖脊肌(6),围绕着胸廓的主体,形成一个突起(7),并由此横过肩胛骨下角支撑胸廓。当背阔肌围绕着胸廓下方时,形成了前锯肌(8)及大圆肌(9),并在腋下保持三角形状。斜方肌(2)被拉长的菱形肌肉也受到较深层的肌肉和胸廓的影响。在这张素描里,你可以很容易地从斜方肌在12块胸椎里的起源追溯它的动势。脊柱是由中间背沟(3)和隆椎棘突(10)标示出来的。斜方

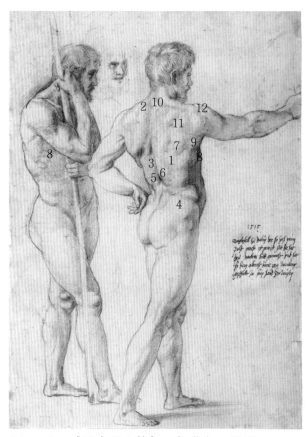

图8-10 《两个男人体》,拉斐尔·桑西,1515年纸面铅笔画,410 mm×281 mm

肌由此延伸出去，腱膜微微隆起，暗示出其下背骨的形状，然后越过肩胛骨上角（11），限定出背骨内部突起的界限，接着再嵌入肩胛骨的棘突与肩峰（12）。

《大宫女》（图8-11）画面描绘了一个裸体的东方土耳其宫女形象。她身材丰满、修长，滚圆的右上肢置于身上，右手拿着一把古典的孔雀毛扇子。这幅画曾引起广泛争议，因为人们在惊叹将大宫女描绘得如此之美的同时，也发现大宫女的臀部过于肥大，腿太长，颈部也有问题。当时评论家德·凯拉特也曾对安格尔的学生说："他的这位宫女的背部至少多了3节椎骨。"然而安格尔的学生回答说："你可能是对的，可是这又怎么样呢？也许正因为这段修长的腰部才使她如此柔和，能一下子慑服住观众。假如她的身体比例绝对准确，那就很可能不这么诱人了。"这幅画如果按严格的评判标准来看，确实是有点怪异的，大宫女的身体无疑是被夸大了，是一种变形的美。安格尔显然无心于人体解剖结构，他更关心的是怎样通过线条去诠释他心中的人体美。他自己也曾说："假如我必须熟记解剖学的话，我就不会成为画家了。"安格尔一贯坚持新古典主义风格，他追求"绝对的美"，认为古希腊和拉斐尔的艺术是完美无瑕的典范，并认为造型的形式美才是绘画的根本。

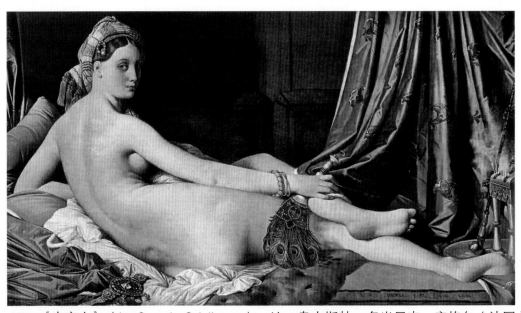

图8-11　《大宫女》（La Grande Odalisque），让·奥古斯特·多米尼克·安格尔（法国），
1814年，油画，卢浮宫博物馆藏

（许莹）

第三节 脊柱运动与功能解剖

当我们对脊柱的运动动作进行分析时，一般总是以脊柱的某一部分或整个脊柱甚至把脊柱和骨盆作为一个整体来分析，脊柱的运动包括屈、伸、侧屈和旋转。

脊柱运动包括颈部、脊柱胸段和脊柱腰段的联合运动。如前文所述，颈部的屈曲和伸展总运动范围为120°～130°，其中屈曲运动范围为45°～50°，伸展运动范围为75°～80°；脊柱胸段屈曲和伸展总运动范围为50°～65°，其中屈曲运动范围为30°～40°，伸展运动范围为20°～25°；脊柱腰段屈曲和伸展总运动范围为55°～70°，其中屈曲运动范围为40°～50°，伸展运动范围为15°～20°（图8-12）。

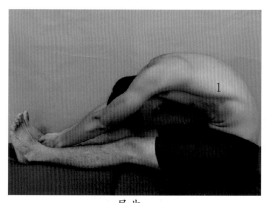 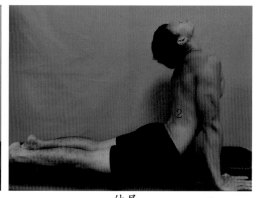

屈曲   伸展

1.胸腰椎屈曲运动范围：共约85°，其中胸段35°，腰段50°；2.胸腰椎伸展运动范围：共35°～40°，其中胸段20°～25°，腰段15°。

图8-12 脊柱的屈曲和伸展运动

前文已详细描述了颈部与脊柱胸段的运动学特征，此处不再赘述，本节重点讨论脊柱腰段的运动学特征。当一个健康的成人站立时，脊柱腰段通常表现出40°～50°的前凸弧度，从中立位置出发，脊柱腰段可以在3个自由度内活动，但其最主要的运动形式为在矢状面的运动，即前屈和后伸运动，主要原因是腰椎关节突关节面大部分呈矢状面。许多重要而普通的日常活动多涉及腰部的屈曲和伸展，如考虑将身体前屈并使手接触地面、攀登陡坡、从汽车中出来或幼儿在爬与坐之间的转换，所有这些活动都涉及躯干、脊柱腰段与骨盆之间的运动学配合。

脊柱下端被骶髂关节固定，若脊柱腰段中上部继续发生屈曲，则会导致脊柱下腰段变直。例如，当第2～3腰椎之间发生屈曲运动时，相对于第3腰椎的上关节面，第2腰椎的下关节面将会向前下方发生相对滑动（图8-13）。此时，被挤压的椎间盘前部和被拉伸的后韧带会分担躯干在逐渐屈曲时承受的大部分负荷，当发生极度屈曲时，完全被拉伸的关节突关节囊后部将会限制上位椎体进一步前移。过度屈曲体位会显著减小关节突关节面的接触面积，进而导致接触压力增大，另外前屈

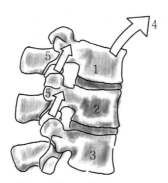

1.第1腰椎；2.第2腰椎；3.第3腰椎；4.屈曲运动；5.滑动。

图8-13　脊柱腰段屈曲的运动学特征

位置导致的躯干肌肉被强力激活进一步增大了关节突关节面的接触压力，所以，当长期持续腰部前屈姿势或当关节面形状异常时，关节突关节容易受到损伤。

腰椎的屈曲度对每个椎间孔的大小与髓核的潜在变形有很大影响，当腰椎处于完全屈曲状态时，椎间孔的直径相对于中立位增大约19%。因此，从治疗学角度而言，脊柱腰段屈曲运动可以暂时减轻腰部神经根的压力。然而，在某些情况下，这种潜在的治疗优点也可能会变成潜在的治疗缺点，例如，过度或过久的脊柱腰段屈曲运动会使椎间盘前部承受的压力增大，这会导致髓核向后变形，一旦椎间盘的后纤维环破碎、破裂或膨胀，则会发生髓核后移（或溢出），进而可能会碰撞脊髓或神经根，这种病症通常被称为椎间盘突出或髓核脱出。患有椎间盘突出的人可能会出现感觉疼痛、肌无力与下肢反应能力减弱的现象。

脊柱腰段的伸展运动实质上是屈曲运动的逆过程，当腰椎和髋关节同时处于完全伸展状态时，由被牵拉伸直的髋部屈肌与囊韧带产生的被动张力在骨盆上形成了一个向前倾斜的力，促使脊柱自然前凸而形成。当从屈曲位置向中立位或轻微伸展位置转变时，会增大关节突关节面的接触面积，帮助限制关节内的接触压力。但是，这种保护性的情况并不适用于脊柱腰段伸展的生理极限，在腰段的完全过度伸展运动过程中，例如当第1腰椎下关节面的顶端向下滑动，超过第2腰椎的上关节面，当相对"尖锐"的下关节面顶端接触到邻近的椎板位置时，过度伸展的脊柱腰段的关节突关节面的接触压力很大。所以，长期腰曲过大的姿势会在关节突关节与邻近部位产生很大且潜在的损伤压力，此外，腰段脊柱的过度伸展会挤压棘间韧带，这些都是导致下背部疼痛的主要因素。

相对于中立位而言，脊柱腰段完全伸展使椎间孔直径缩小11%。因此，患有由于椎间孔变窄导致的神经根碰撞的人应限制涉及过度伸展的活动，尤其当这些活动导致下肢感觉无力或其他改变时。但是，完全伸展倾向于使髓核前移，经证实，持续的脊柱腰段伸展可以减轻椎间盘内的压力，并且在某些情况下，可以减轻向后突出的髓核与神经组织之间的接触压力。持久主动或被动伸展的治疗方法可以使患有髓核向后或侧后方脱出的人获得不同程度的症状减轻和功能改善。

躯干屈曲和伸展运动过程中腰椎-骨盆运动节律：当与髋关节联合运动时，腰椎可以为躯干提供屈曲和伸展运动枢轴，诸如躯干前屈、躯干后伸、攀爬陡山和从地面提起物体等活动。躯干向前弯曲、头部朝向地面同时保持双膝直立姿势时出现的3种不同的腰椎-骨盆运动节律分别是：①从站立体位使躯干弯曲的正常运动学策略，脊柱腰段屈曲40°，髋关节屈曲70°；②当髋关节屈曲运动受限时（如由于腘绳肌腱牵拉所致），脊柱腰段和胸段下部需要进行大幅度的屈曲运动，理论上会增大椎间盘退化的可能性；③当腰椎活动受限，髋关节需要进行更大幅度的屈曲运动时，在患有骨关节炎或髋关节不稳定的人群中，大幅度的运动可能会导致疼痛，并可能加快椎间盘退化（图8-14）。

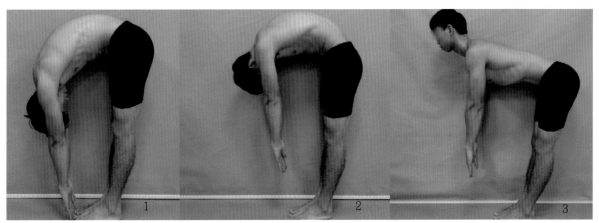

1.正常腰椎与髋关节屈曲运动；2.髋关节屈曲运动受限，同时伴随脊柱腰段屈曲过度；3.脊柱腰段屈曲受限，同时伴随髋关节屈曲过度。

图8-14 腰椎-骨盆运动节律

脊柱前屈运动是由腹肌和腰大肌作用完成的，但脊柱进一步前屈则是受躯干肌本身的重力作用完成的，而且随着阻力矩的增加，背伸肌的活动度逐渐增加，此时髋关节的后面肌群控制着骨盆的前倾，当脊柱完全处于屈曲位时，其后面的韧带会拉紧以维持平衡。

从脊柱前屈姿势恢复到直立姿势，首先是骨盆后倾，然后是脊柱后伸。参与脊柱后伸的肌肉是以向心工作的形式完成的，这些肌肉的活动比它们在脊柱前屈时所做的离心工作强度更大。当脊柱从直立位置后伸，躯干伸肌的活动是积极的，但进一步后伸，则伸肌活动减弱，而腹肌积极活动以控制调节后伸运动。在极度后伸或克服阻力后伸时，伸肌又需要积极活动。

脊柱侧屈运动发生在冠状面，颈部侧屈运动范围为35°~40°，脊柱胸段侧屈运动范围为25°~30°，腰椎侧屈运动范围为20°，整个脊柱侧屈的幅度为75°~85°（图8-15）。胸腰段的活动幅度虽然小，但在躯干侧屈时两者配合后可使幅度显著增加并居主导地位。躯干侧屈开始时，与运动方向同侧的屈肌和伸肌共同收缩，但当受重力作用完成进一步侧屈时，则需要对侧的屈肌和伸肌离心收缩以控制和调节运动

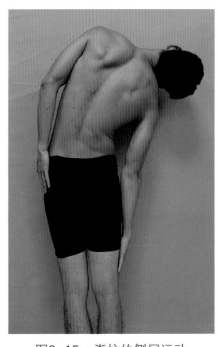

图8-15 脊柱的侧屈运动

的速度。

　　脊柱回旋运动发生在水平面。脊柱腰段回旋幅度很小，仅有5°，胸段幅度较大，为35°，颈部则更大，可达65°～75°，整个脊柱回旋的幅度可达或超过100°（图8-16）。脊柱回旋运动始终是和脊柱胸段的侧屈运动耦合在一起的，尤其在胸部上端最为明显，例如当胸椎向右侧屈时伴随着向左回旋。侧屈与回旋的耦合也存在于脊柱腰段，具体是同侧耦合还是对侧耦合目前尚无定论。产生回旋的肌肉，在腹侧为与运动方向同侧的腹内斜肌和对侧的腹外斜肌；在背侧为与运动方向同侧的竖脊肌，尤其是该肌的髂肋肌和对侧的横突棘肌。

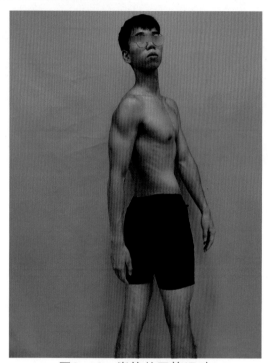

图8-16　脊柱的回旋运动

（姜雪梅）

第九章

Chapter Nine

上　肢

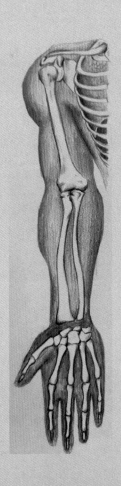

第一节 上肢表面概要

上肢借肩部与颈部、胸部、背部相接，连于胸廓外上部。上肢的肌肉众多，形态小巧，排列复杂，与上肢和肩关节的灵活性相适应。前臂向下延续为腕和手，借关节完成对掌和旋转功能。手不仅是触觉器官，也是重要的劳动器官，能完成捏、拿、握、持等动作。上肢位于躯干上端锁骨和肩胛骨的两侧，从而扩大了上肢的活动范围。从侧面观察，身体的重心在前，上肢在后，这种结构有利于人体在直立和行走过程中保持平衡。在上肢肩关节、肘关节的周围，由于骨端的膨大和肌肉的附着，外观上看起来更膨隆（图9-1）。

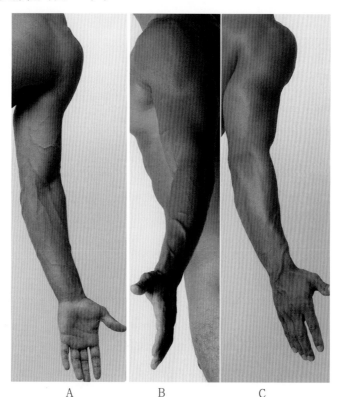

A.上肢前面观；B.上肢侧面观；C.上肢后面观。

图9-1 上肢整体观

上肢既是劳动的工具，也是劳动的产物，其最大特点就是手的存在。为了适应手的生理功能，人的上肢与下肢的结构有明显不同。上肢趋向灵活，而下肢则趋向稳固，主要功能为承重、行走。从进化的角度，上肢的旋前、旋后为人类所特有的运动，最大运动范围甚至可达180°。这种特性使手的功能灵活多样，活动范围扩大，方便人类生活和从事生产劳动。

上肢的功能灵活多样，骨骼相对细小，关节面较平坦，韧带及关节囊较松弛。因此，上肢脱位时有发生，关节囊和韧带的损伤较少见。全身大关节脱位最常见的部位为肩关节和肘关节，分别占第1、第2位。

一、上肢的境界

上肢通过肩部与颈部、胸部、背部相接。其中，以锁骨上缘外1/3至肩峰、第7颈椎棘突连线的外1/3与颈部为界；内侧以三角肌前缘、后缘上份和腋前襞、后襞下缘中点的连线与胸部为界。

二、上肢各部分分区

上肢分为肩、臂、肘、前臂、腕和手6部分。肩再分为腋区、三角肌区和肩胛区；手再分为手掌、手背和手指3区；其余各部再分为前、后2区。

上肢全长：从肩峰到中指指尖连线的长度。

臂长：从肩峰到肱骨外上髁连线的长度。

前臂长：从肱骨外上髁到桡骨茎突连线的长度。

三、上肢动脉投影和摸脉点（表9-1，图9-2）

表9-1　上肢动脉的投影、摸脉点简表

动脉名称	体表投影	摸脉点
锁骨下动脉	自胸锁关节至同侧锁骨中的一弓形线，弓背最高点距锁骨约1 cm	锁骨上窝中点
腋动脉 肱动脉	上肢外展90°，由锁骨中点到肘窝中点稍远方的连线，为腋动脉和肱动脉的投影	臂中部肱二头肌内侧沟
桡动脉	自肘窝中点稍下至桡骨茎突的连线	腕上方桡侧腕屈肌腱外侧
尺动脉	自肘窝中点稍下至豌豆骨桡侧缘的连线	尺侧腕屈肌和指浅屈肌腱之间
掌浅、深弓	握拳时，中指所指的位置与掌浅弓的位置一致，掌深弓在其近侧约1 cm	无触及
指掌侧固有动脉	手指近掌面侧缘	手指根部两侧

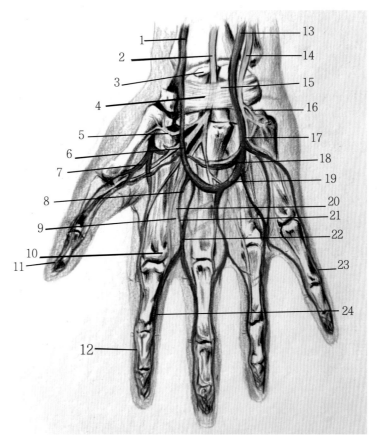

1.桡动脉；2.正中神经；3.腕中纹；4.腕远纹；5.正中神经返支；6.桡动脉掌浅支；7.拇主要动脉；8.鱼际纹；9.掌中纹；10.掌远纹；11.拇掌侧固有动脉、神经；12.示指桡掌侧固有动脉、神经；13.尺动脉；14.尺神经；15.屈肌支持带；16.尺神经深支；17.尺动脉掌深支；18.掌深弓；19.掌浅弓；20.指掌侧总神经；21.掌心动脉；22.指掌侧总动脉；23.小指尺掌侧固有动脉、神经；24.指掌侧固有动脉、神经。

图9-2　手神经和血管的投影

四、上肢浅静脉及主要类型

上肢浅静脉位于皮下浅筋膜内，主要包括头静脉、贵要静脉、肘正中静脉和其他的前臂浅静脉及属支。指背静脉沿手指的两侧走行，沿途有斜行的数支汇入。手指相邻两侧的指背静脉，相互交汇合成3条掌背静脉。需要注意的是，掌背静脉在手背中部，相互连接形成手背静脉网，其位于皮与深静脉之间，存在着丰富的吻合支（图9-3）。

（一）头静脉

头静脉是上肢最长的浅静脉，多为一支；二支者与缺如者各占0.7%。头静脉起自手背静脉网（弓）的桡侧，上行至桡腕关节稍上方，转至前臂前面桡侧；继续上行，沿途接受前臂掌侧和背侧的许多浅静脉及臂的少数浅静脉，如在其进入深部之前，接受胸肩峰静脉；之后经肘窝外侧，上行于肱二头肌的外侧，进入三角胸大肌沟，穿入锁胸筋膜，越过腋动脉前面，汇入腋静脉，少数可注入锁骨下静脉，还有的汇入颈外静脉。

（二）贵要静脉

贵要静脉是上肢的另一条浅静脉，起自手背静脉网（弓）的尺侧，上行时从前臂背侧，逐渐转至前臂的前面，于肘窝稍下方接受肘正中静脉，然后沿肱二头肌内侧上升，约在臂的中点处穿入深筋膜上行，在肩胛下肌或大圆肌下缘接受肱动脉伴行静脉之一，续行为腋静脉。

（三）肘正中静脉

肘正中静脉是头静脉与贵要静脉的主要交通血管，短而粗，变异较多，通常在肘窝处连接贵要静脉和头静脉（约56%的人属于此型），并有支与肘窝深处的静脉交通。有时还要接受前臂正中静脉。前臂正中静脉起自手掌静脉丛，是不恒定的支，在前臂前面上行于头静脉与贵要静脉之间，注入肘正中静脉。有时，前臂正中静脉在肘窝以下，分别注入贵要静脉和头静脉（称为"M"型，占30%～40%），此时即无肘正中静脉。临床上常利用肘部浅静脉进行药物注射、输液、输血和取血（图9-4，图9-5）。

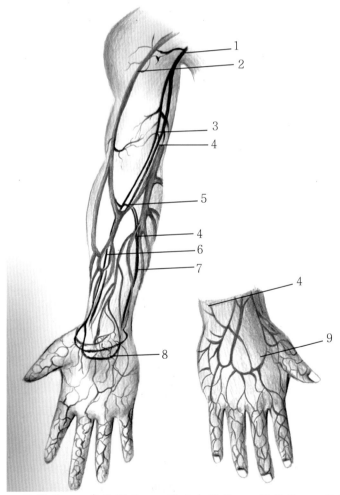

1.腋静脉；2.头静脉；3.肱静脉；4.贵要静脉；5.肘正中静脉；6.桡静脉；7.尺静脉；8.手掌静脉网；9.手背静脉网。

图9-3　上肢浅静脉及深静脉的投影

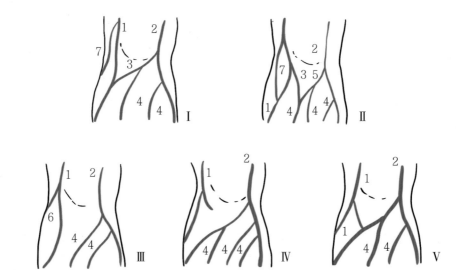

1.头静脉；2.贵要静脉；3.肘正中静脉；4.前臂正中静脉；5.贵要正中静脉；6.副头静脉（出现率48.2%）；7.岛头静脉（出现率9.4%，头静脉分成二等大分支后，不久又合成一支者称岛头静脉）。

图9-4　肘部浅静脉各型

Ⅰ型　约占47.6%，为最常见的类型，头静脉与贵要静脉借1条肘正中静脉相连。

Ⅱ型　约占30.0%，头静脉与贵要静脉借"Y"形肘正中静脉相连。

Ⅲ型　约占5.8%，少见，贵要静脉与头静脉在肘部不交通。

Ⅳ型　约占13.5%，头静脉在肘部直接汇入贵要静脉。

Ⅴ型　约占3.1%，最少见的类型，前臂头静脉主干在肘窝向上斜形汇入贵要静脉。

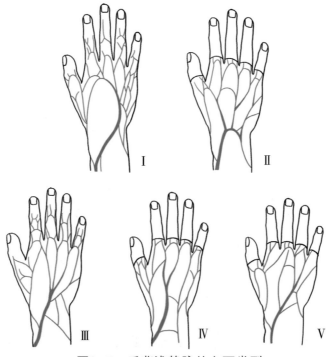

图9-5　手背浅静脉的主要类型

Ⅰ弓型 掌背静脉于手背形成一大静脉弓，此型较多见，占20%左右。

Ⅱ弓型 掌背静脉于腕背面形成一较大静脉弓，有时于手背形成二三排脉弓，此型亦较多。

Ⅲ网型 第2～4掌背静脉较粗，向近侧逐渐汇合，形成一粗静脉干，占19%左右。

Ⅳ网型 第2、第3掌背静脉较粗，形成一粗静脉干，其余静脉较细，呈网状。

Ⅴ网型 第3、第4掌背静脉较粗，向近侧合成一大静脉干，其余静脉细小。

五、上肢的轴线及提携角

上肢的轴线是经肱骨头、肱骨小头和尺骨头中心的连线。臂轴是经过肱骨纵轴的线。前臂轴与尺骨的长轴一致。

提携角是指在正常情况下，臂轴和前臂轴的延长线构成向外开放的165°～170°角，女性的提携角小于男性。提携角的补角为10°～15°，若补角大于15°为肘外翻，小于0°为肘内翻；0°～10°时称直肘。肱骨髁上骨折会影响肱骨下端的骨骺发育，骨折远端旋前时即可形成肘内翻（图9-6）。

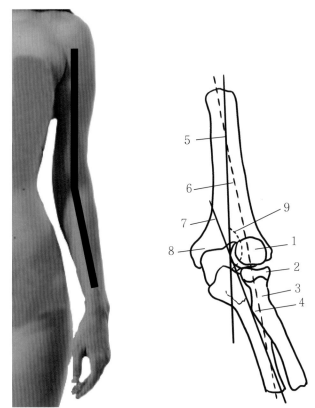

1.肱骨小头；2.桡骨头；3.桡骨颈；4.桡骨粗隆；5.臂（肱骨）轴；6.上肢轴线；7.前臂（尺骨）轴；8.肱骨内上髁；9.提携角。

图9-6 上肢轴线及提携角

第二节 肩　　部

一、肩部的境界与分区

肩部的境界的概念比较广泛，分区也不一致。①上界：从胸骨颈静脉切迹往后与乳突和同侧肩锁关节连线的中点作连线，继续向后连于肩胛骨上角，连线内侧为颈部，外侧为肩部。②下界：从腋窝最高点向后斜至肩胛下角，向前内方至胸骨中点。③前界：沿胸骨前正中线从胸骨颈静脉切迹下行至胸骨中部。④后界：从肩胛下角延伸至肩胛骨内侧缘。⑤上臂与肩的分界线：从肱骨的三角肌粗隆向前、向后至腋窝顶点的连线（图9-7）。肩部可分为腋区、三角肌区和肩胛区。

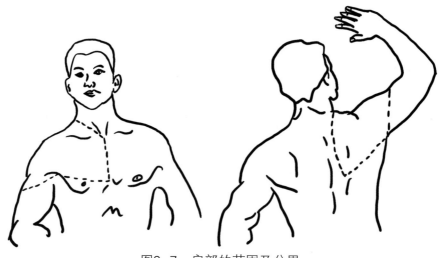

图9-7　肩部的范围及分界

二、肩部表面标志

肩部皮肤较厚，肌肉丰满，外形呈圆隆状，一些骨性标志不易扪及。在肩部前上方可触及锁骨的全长。当上肢下垂时，锁骨呈水平位。其胸骨端于胸骨颈静脉切迹的两侧膨大突出。胸大肌和胸锁乳突肌附着于锁骨的内侧，突向前。锁骨外侧与肩胛骨的肩峰构成肩锁关节。当头转向对侧时，可见斜向内下隆起的胸锁乳突肌，止于胸骨柄上缘和锁骨胸骨端的胸锁乳突肌两头间有一凹陷，为锁骨上小窝。颈外侧区由锁骨上缘、胸锁乳突肌后缘、斜方肌前缘构成。此区被肩胛舌骨肌下腹分成2个三角：上方为枕三角，下方为锁骨上三角，即锁骨上大窝。在枕三角中，于锁骨上方胸锁乳突肌后缘约2 cm处有一凹沟，为斜角肌沟，深面是前斜角肌、中斜角肌与第1肋之间围成的斜角肌间隙，内有臂丛和锁骨下动脉经过，下斜角肌沟行于锁骨上大窝的深部。斜角肌沟和锁骨上大窝都是臂丛麻醉部位。

（一）肩前区和锁骨区表面标志

锁骨下窝为锁骨中、外1/3下方的凹陷。深面为三角肌、胸大肌和锁骨围成的三角肌胸肌三角，外下方延续为三角肌胸肌间沟，头静脉于此处穿过深筋膜注入腋静脉（图9-8）。

喙突位于三角肌前缘深面、肩峰前下方，向后外方向触摸该处，微有压痛。喙突尖外侧2.5 cm处为肱骨小结节，旋转臂时，可感到它在指下滑动。肩峰外下方最外侧的骨性突起为肱骨大结节。在肱骨大、小结节间有肱骨结节间沟，沟中有肱二头肌长头腱通过（图9-8）。

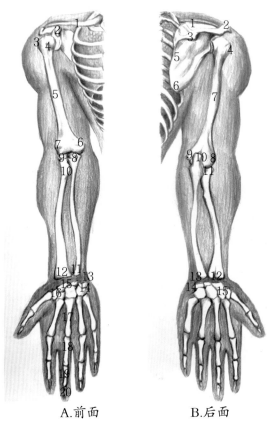

A.前面　　　　　　　　B.后面

图9-8　上肢骨性标志（右侧）

A.1.锁骨；2.喙突；3.肱骨大结节；4.肱骨小结节；5.三角肌粗隆；6.内上髁；7.外上髁；8.冠突；9.桡骨头；10.桡骨粗隆；11.尺骨头；12.桡骨茎突；13.尺骨茎突；14.豌豆骨；15.手舟骨；16.大多角骨；17.掌骨；18.近节指骨；19.中节指骨；20.远节指骨。

B.1.锁骨；2.肩峰；3.肩胛冈；4.肱骨大结节；5.肩胛骨内侧缘；6.肩胛骨下角；7.三角肌粗隆；8.外上髁；9.内上髁；10.鹰嘴；11.桡骨头；12.桡骨茎突；13.尺骨茎突；14.豌豆骨；15.大多角骨。

（二）肩后区表面标志

肩后区的皮肤甚厚，与皮下组织紧密相连。肩胛骨向前紧贴于胸廓，平对第2~7肋。肩胛骨上角平第2胸椎棘突，下角平第7胸椎棘突。皮下能摸到肩胛冈全长，肩胛冈的上方附着冈上肌，下方附着冈下肌。循肩胛冈向外上可摸到肩峰。肩胛提肌止于肩胛骨上角，小菱形肌和大菱形肌分别止于肩胛骨内侧缘中、下部，此处为肩部疾患的压痛点。肩胛骨外侧缘因有大、小圆肌附着，难以摸到（图9-10）。

（三）肩上区表面标志

肩上区与颈根部相接。肩上区的骨性标志有前方的锁骨和肩锁关节，后方的肩胛冈及外侧的肩峰，呈开口向内的"V"形，体表可触及。锁骨上三角深面有臂丛神经、腋动脉、腋静脉经过，为锁骨中部上方的凹陷。当耸肩或向外展臂时，可见隆起的斜方肌和冈上肌。三角肌起于肩峰、肩胛冈、锁骨外1/3处，止于肱骨骨干外侧的三角肌粗隆，形成肩部的圆隆外形（图9-9至图9-11）。

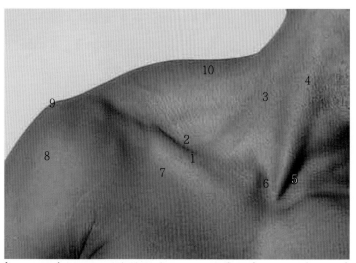

1.锁骨；2.锁骨上大窝；3.颈外侧区；4.胸锁乳突肌；5.锁骨上窝；6.锁骨上小窝；7.锁骨下窝；8.三角肌；9.肩峰；10.斜方肌前缘。

图9-9 肩前区及锁骨区

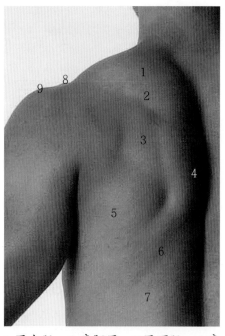

1.冈上肌；2.肩胛冈；3.冈下肌；4.肩胛骨脊柱缘；5.大圆肌；6.肩胛骨下角；7.背阔肌；8.肩峰；9.三角肌。

图9-10 肩后区

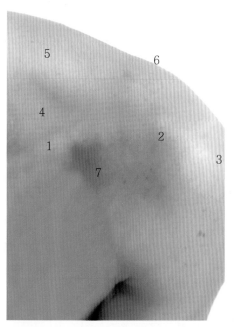

1.锁骨；2.肩峰；3.三角肌；4.锁骨上大窝；5.斜方肌；6.肩胛冈；7.锁骨下窝。

图9-11 肩上区

附：腋窝表面结构

腋窝，俗称为"胳肢窝"，指肩前侧的四棱锥形的腔隙，位于肩关节下方，臂和胸上部之间，由顶、底和4壁构成。前、后壁斜向，内壁突出而外壁缩窄，另有底及顶。顶由锁骨中1/3、第1肋和肩胛骨上缘围成，是腋窝的上口，与颈根部相通。底由浅入深为皮肤浅筋膜及腋筋膜。皮肤借纤维隔与腋筋膜相连。前壁由胸大肌、胸小肌、锁骨下肌、锁胸筋膜构成。锁胸筋膜呈三角形，位于锁骨下肌、胸小肌和喙突之间。外侧壁由肱骨结节间沟、肱二头肌短头和喙肱肌组成。内侧壁由前锯肌及其深面的上4个肋与肋间隙构成。后壁由肩胛下肌、大圆肌、背阔肌与肩胛骨构成。由于肱三头肌长头穿过大圆肌和肩胛下肌、小圆肌之间，其内侧为三边孔，有旋肩胛血管通过；肱三头肌长头与肱骨外科颈之间为四边孔，有腋神经及旋肱后血管通过。

腋窝是由前面的胸大肌、后面的大圆肌及背阔肌、外侧的喙肱肌及肱二头肌短头、内侧的前锯肌围成的深的凹槽，底部长满了浓密的腋毛。由于腋窝后壁背阔肌在背部的附着点更靠近下方，所以后壁更深一些；同时因为它是由2块肌肉（背阔肌和大圆肌）构成，所以更厚一些。由于前壁胸大肌在臂部的附着点更靠近远端，因此前壁显得更长（图9-12，图9-13）。

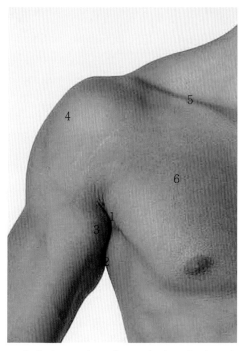

1.腋前襞；2.腋后襞；3.喙肱肌和肱二头
肌短头；4.三角肌；5.锁骨；6.胸大肌。

图9-12 腋窝前面

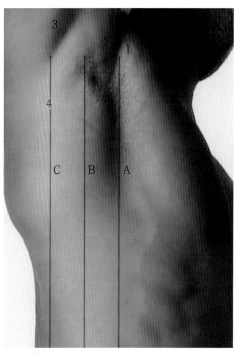

1.腋前襞；2.喙肱肌和肱二头肌短头；
3.肱三头肌长头和内侧头；4.腋后襞。
A.腋前线；B.腋中线；C.腋后线。

图9-13 腋窝底面

第三节　臂　　部

　　臂部上连肩部，下连肘部。上界为腋前、后襞外侧端在臂部的连线，下界为肱骨内、外上髁上方2横指处的环行线。通过肱骨内、外上髁分别向上作2条垂直线，把臂分为臂前区和臂后区。

一、臂部前面观及表面标志

　　臂前区的皮肤较薄，浅筋膜薄而疏松，有臂外侧下皮神经、臂内侧皮神经和肋间臂神经分布。头静脉和贵要静脉分别起自手背静脉网的桡侧和尺侧，到达臂前区后，头静脉沿肱二头肌外侧沟（图9-14）上行，最后经三角肌与胸大肌间沟，穿过锁胸筋膜注入腋静脉或锁骨下静脉；肱二头肌外侧沟下部还有前臂外侧皮神经走行。贵要静脉和前臂内侧皮神经走行于肱二头肌内侧沟的下半，它们在臂中点平面出入深筋膜，贵要静脉汇入肱静脉或腋静脉。

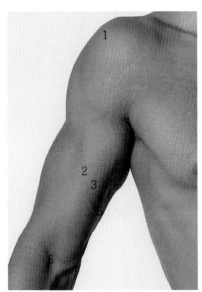

1.三角肌；2.肱二头肌外侧沟；3.肱二头肌肌腹；4.肱二头肌内侧沟；5.肱三头肌内侧头；6.肘窝。

图9-14　臂部前面观

二、臂部后面观及表面标志

　　臂后区的皮肤较臂前区厚，移动性较小，肱三头肌内侧头、外侧头的轮廓表面可见，伸肘时尤为明显。臂后区的中部深面有一从内上斜向外下方的肱骨肌管，桡神经从中经过。臂肱骨中段骨折或受压时，桡神经容易受损伤（图9-15，图9-16）。

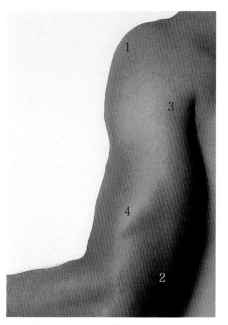 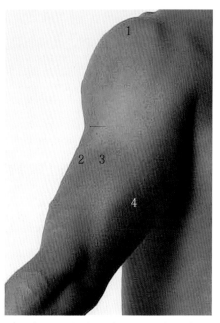

1.三角肌；2.肱三头肌内侧头；3.肱
三头肌长头；4.肱三头肌外侧头。

图9-15 臂后面观（屈肘）

1.三角肌；2.肱二头肌；3.肱二头肌
外侧沟；4.肱三头肌。

图9-16 臂后面观（伸肘）

第四节 肘部与前臂

一、肘部表面标志

肘部位于臂和前臂之间。上界为通过肱骨内、外上髁上方2横指的环行线，下界为通过肱骨内、外上髁下方2横指的环行线。通过内、外上髁的垂直线将肘部分为肘前区和肘后区（图9-17，图9-18）。

（一）肘前区的表面标志

肘前区皮肤薄而柔软，浅筋膜疏松，浅静脉粗大，位于皮下。头静脉与前臂外侧皮神经走行于肱二头肌腱外侧，贵要静脉与前臂内侧皮神经走行于肌腱内侧。肘正中静脉通常从头静脉斜向上内，连于贵要静脉，吻合呈"N"形；或由前臂正中静脉至肘前区分为头正中静脉和贵要正中静脉，呈"Y"形分别汇入头静脉和贵要静脉。上述静脉管径粗大、位置表浅、比较固定，是临床上做静

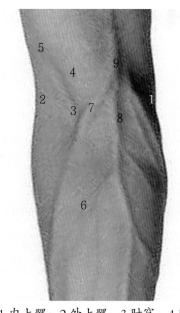

1.内上髁；2.外上髁；3.肘窝；4.肱二头
肌腱；5.肱肌；6.旋前圆肌；7.肘正中
静脉；8.贵要静脉；9.测血压听诊区。

图9-17 肘前面观

165

脉穿刺及导管插入的常用部位。肘浅淋巴结位于肱骨内上髁上方、贵要静脉附近，又名滑车上淋巴结，接受手与前臂尺侧的浅淋巴，其输出管注入腋淋巴结。

肘窝是肘前区略呈三角形的凹陷，尖指向远侧，底位于近侧。上界为肱骨内、外上髁的连线，下外侧界为肱桡肌和桡侧腕屈肌，下内侧界为旋前圆肌和前臂屈肌。屈肘时可在肘窝中部摸到肱二头肌腱及其腱膜。桡神经行走在肱桡肌、肱二头肌、肱肌之间的沟内（图9-17）。

（二）肘后区的表面标志

肘后区的皮肤较厚，移动度很大，色素较多，伸肘时会出现横行皱纹。此区浅筋膜不发达，可摸到尺骨的鹰嘴。鹰嘴上有肱三头肌肌腱附着，可见到肌腱的轮廓。鹰嘴向下延续为尺骨后缘，可触及全长。尺骨后缘的桡侧为肘肌和尺侧腕伸肌的隆起，肱骨内上髁后方的尺神经沟中可触及尺神经，用力按压此神经时，前臂尺侧有麻木感，此处为尺神经最易损伤的部位（图9-18）。

肘后三角（图9-18）：屈肘时呈直角，由肱骨内上髁、外上髁与尺骨鹰嘴构成，为一尖朝向远端的等腰三角形。当肘关节伸直时，上述3点成一条直线。肘关节脱位时，三者的等腰三角形关系发生改变。但肱骨其他部位的骨如肱骨髁上骨折，不会影响它们的等腰三角形和直线关系。

肘外侧三角：肘关节屈曲90°时，从桡侧观察，肱骨外上髁、桡骨头与尺骨鹰嘴尖端构成一等腰三角形，称为肘外侧三角（图9-19）。三角形的尖端指向前方，其中心点可作为肘关节穿刺的进针点。

（三）肘外侧面和内侧面的表面标志

在肘的外侧面和内侧面肘成直角时（图9-19），可于肘外侧面上方见到明显突出的肱骨外上髁，其向上连于臂外侧肌间隔的凹沟，沟前方为肱桡肌和肱肌，沟后方为肱三头肌内侧头。从肱骨外上髁至前臂的隆起分别为桡侧腕长伸肌、桡侧腕短伸肌和指伸肌。肱骨外上髁前下方约2.5 cm处的凹窝内可触及桡骨头。肘肌呈扇形，从肱骨外上髁至尺骨上1/3外缘覆盖桡骨头。肘成直角屈曲时，在肘内侧可触到明显突向后下方的肱骨内上髁，其上方为肱二头肌内侧沟。肱三头肌位于内侧沟后方，肱二头肌位于内侧沟前方。肘后方可触及明显突出的尺骨鹰嘴，肱骨内上髁后方尺神经沟内可触及尺神经（图9-20）。

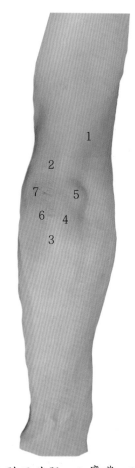

1.肱三头肌；2.鹰嘴；3.尺骨后缘；4.肘肌；5.腕伸肌隆起；6.指深屈肌；7.尺侧腕屈肌。

图9-18 肘后面观

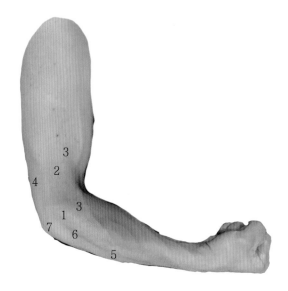

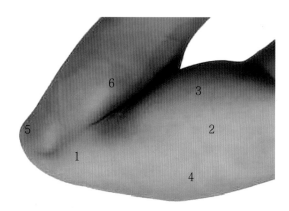

1.肱骨外上髁；2.臂外侧肌间隔；3.肱桡肌和肱肌；4.肱三头肌内侧头；5.前臂伸肌隆起；6.肘肌；7.鹰嘴。

图9-19　肘外侧面观

1.肱骨内上髁；2.肱二头肌内侧沟；3.肱二头肌；4.肱三头肌内侧头；5.鹰嘴；6.前臂浅层屈肌。

图9-20　肘内侧面观

二、前臂的表面标志

前臂上连肘部，下连手部。上界为肱骨内、外上髁下方2横指的环行线，下界为尺骨、桡骨茎突上方2横指的环行线。经肱骨内上髁与尺骨茎突、肱骨外上髁与桡骨茎突作2条连线，把前臂分为前臂前区和前臂后区。

（一）前臂前区的表面标志

前臂前区皮肤色素少，皮下浅筋膜连接疏松，移动性较大。皮下静脉清晰可见，桡侧有头静脉及其属支，尺侧有贵要静脉及其属支（图9-21）。部分人有前臂正中静脉，其沿前臂中线上行。前臂的旋前圆肌、桡侧腕屈肌、掌长肌、尺侧腕屈肌和指浅屈肌均起自肱骨内上髁（图9-22）。这些肌的肌腹均位于前臂的上方。前臂下方肌腱多、肌腹少。当握拳并屈腕时，可看到4条肌腱隆起，从外至内依次是肱桡肌腱、桡侧腕屈肌腱、掌长肌腱和指浅屈肌腱。在掌长肌腱和桡侧腕屈肌腱2腱之间，有正中神经经过，此处为正中神经的易损伤部位。

（二）前臂后区的表面标志

前臂后区皮肤厚，移动性较臂前区差。头静脉和贵要静脉的属支彼此吻合成网。前臂后群浅层肌共5块，均起于肱骨外上髁，分别是

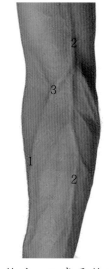

1.头静脉；2.贵要静脉；3.肘正中静脉。

图9-21　前臂浅静脉

桡侧腕长伸肌、桡侧腕短伸肌、指伸肌、小指伸肌和尺侧腕伸肌（图9-22）。在尺侧可触及尺骨全长，下方可触及桡骨体，在腕关节上方2～4 cm处为桡骨骨折最常见部位。桡骨体下段浅面能摸到拇长展肌和拇短伸肌。在前臂下端，可清楚地触摸到尺骨茎突和桡骨茎突。

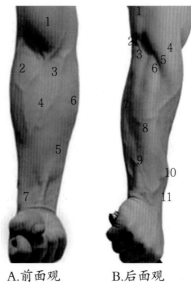

A.前面观　　　B.后面观

A.1.肱二头肌；2.肱桡肌；3.旋前圆肌；4.桡侧腕屈肌；5.掌长肌；6.尺侧腕屈肌；7.桡动脉（切脉处）。

B.1.肱三头肌；2.鹰嘴；3.肘肌；4.桡侧腕长伸肌；5.桡侧腕短伸肌；6.指伸肌；7.尺侧腕屈肌；8.尺侧腕伸肌；9.小指伸肌；10.拇长展肌；11.拇短伸肌。

图9-22　前臂前面观和后面观

第五节　腕部与手

一、腕部表面标志

腕部位于前臂和手之间，上界为尺骨、桡骨茎突上方1 cm的环线，下界位于屈肌支持带的下缘水平，即拇指掌骨底平面，分为腕前区和腕后区。

（一）腕前区的表面标志

腕前区（图9-23）的皮肤薄而松弛，因腕经常屈伸，在腕前区形成3条皮肤横纹。近侧纹约平尺骨头；腕中纹不太恒定，约平尺、桡骨茎突；远侧纹平对屈肌支持带上缘，其中点正对掌长肌腱隆起，深面是正中神经入手掌处。屈腕时，以腕中纹较为明显。在3条腕横纹之间，还有许多与其走向一致的细小横纹。由于腕横纹的存在，在腕关节掌侧通常不宜做上下行的皮肤切口，易形成挛缩性瘢痕，限制手的背伸运动。

当用力握拳、屈腕时，腕前可见3条纵行肌腱隆起。从外到内依次为桡侧腕屈肌腱、掌长肌腱、指浅屈肌腱。桡侧腕屈肌腱与掌长肌腱之间有正中神经通过，是腕前正中神经浸润麻醉的进针标志。桡动脉行经掌长肌腱与桡骨茎突之间，是诊脉常用的部位。最内侧为尺侧腕屈肌腱，其末端止于豌豆骨。

（二）腕后区的表面标志

腕后区的皮肤比腕前区的厚且松弛，尺侧有尺神经的手背支和贵要静脉的起始部，桡侧有桡神经的浅支和头静脉的起始部。头静脉是鼻烟窝浅层结构中的重要内容之一，走行由内向外斜越桡侧腕长深肌腱和拇长伸肌腱，经鼻烟窝至桡侧者多见。腕后区可触及下列结构：桡骨茎突、桡骨背侧结节（Lister结节）、尺骨远端背面、尺骨茎突、第1～5掌骨的底。

（三）鼻烟窝

腕桡侧面正中可见一三角形凹窝，即腕桡侧窝，解剖学上称鼻烟窝（图9-24）。桡动脉从腕前方经过此窝至第1掌骨间隙，此处是腕背能摸到桡动脉搏动的位置。此窝的上界为桡骨茎突，外侧界为拇长展肌腱和拇短伸肌腱，内侧界为拇长伸肌腱。鼻烟窝底为桡骨茎突尖、手舟骨、大多角骨及第1掌骨底。手舟骨骨折后，指按此窝有压痛感。手舟骨手术可于此窝进入，但要注意勿损伤桡动脉。

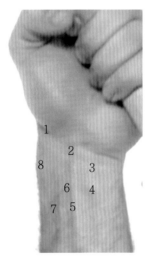

1.远侧腕前横纹；2.中间腕前横纹；3.近侧腕前横纹；4.尺侧腕屈肌；5.掌长肌腱；6.正中神经；7.桡侧腕屈肌；8.桡动脉。

图9-23　腕前面观

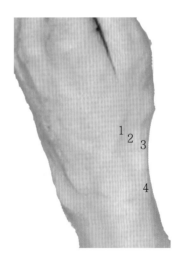

1.拇长伸肌腱；2.解剖学鼻烟窝；3.拇短伸肌腱和拇长展肌腱；4.桡骨茎突。

图9-24　解剖学鼻烟窝

二、手的组成

手部位于腕的远端，是整个上肢的末端结构，分为手掌、手背和手指3部分。手以腕骨、掌骨、指骨及其连接（关节）为枢纽，以手内、外肌为动力，在神经系统的支配下，完成各种精细而复杂的动作。手部肌肉细小，指骨和掌骨细长，五指从手掌突出并相互分离，大拇指可内转90°。此外，手也是一个可接受温、痛、触、压等各种刺激的感觉器官。

（一）手的正常分类

因每个人手的发育程度不同，生活和工作条件的不同，接触的东西不同，故手的结构有所差异。一般分为以下3类。

1. 经常做简单、费力、粗重工作的手　掌侧皮肤坚硬，角化层厚，能耐受粗糙物体的摩擦，手工作有力又很稳定。这类手指尖感觉迟钝，指间关节活动度不大和分指动作不佳，因此最易受伤。如搬运工人、铁匠、农民等的手。

2. 经常做复杂但不用力的精细工作的手　手的皮肤细薄，没有坚厚的角化层，不能耐受粗糙物体的摩擦，手具有高度的灵活性和稳定性。手指尖感觉十分敏锐，指间关节活动度很大，单指动作和各指联合动作极完善。这类手一般不易受伤，不过一旦受伤恢复也较困难。如钟表工人、钢琴家及外科医师的手。

3. 经常做复杂、用力、既有粗活又有细活的工作的手　具有第1、第2类手的两种特点，只是不甚完备。此类手很易受伤，伤后治疗亦很复杂。如机械修理和机器制造工人的手。

（二）手掌

手掌是腕和手指的过渡区，略呈四边形，中央微凹，两侧呈鱼腹状隆起，分别称为大鱼际和小鱼际（图9-25）。

手掌的皮肤厚而坚韧，无毛发、色素和皮脂腺，富有汗腺和神经末梢，经常受到摩擦的部位角质层较厚（俗称茧）。皮肤与深面的掌腱膜和腱鞘等通过纤维束连接起来，较多的皮下脂肪被分隔在垂直的纤维束之间，因此皮肤富有弹性，活动范围小。但在手感染肿胀时，必须切断纤维束以利引流排脓。

手掌面皮肤可见一些明显的皮纹。皮纹处的皮肤活动度少，握拳时聚成深沟，可作为重要的体表和手术切口标志。

1. 鱼际纹　位于鱼际尺侧，斜向外下，近侧端与腕远纹中点相交，深面有正中神经通过，远端弯向桡侧，几乎呈横行，深面平对第2掌骨头。

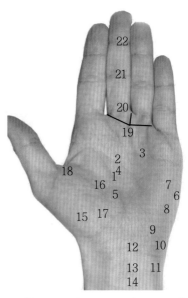

1.掌纵纹（鱼际纹）；2.掌中纹；3.掌远纹；4.掌浅弓的水平；5.掌深弓的水平；6.小指展肌；7.小指短屈肌；8.掌短肌；9.钩骨钩；10.豌豆骨；11.尺动脉和尺神经；12.远侧腕前横纹；13.中间腕前横纹；14.近侧腕前横纹；15.拇短展肌；16.拇短屈肌；17.鱼际；18.拇收肌；19.指蹼；20.指近侧纹；21.指中间纹；22.指远侧纹

图9-25　左手掌

2. 掌中纹　斜行，形态不一，其桡侧端与鱼际纹重叠，尺侧端止于第4指蹼向近侧的延长线上。有些人缺如此纹。

3. 掌远纹　从第2指蹼起，向内达手掌的尺侧缘，平对第3~5掌骨。少数人此纹与掌中纹连成一线，称为"通惯手"。

除上述3条明显的掌纹外，还可见很多走向各异、形态不同的细小条纹。

（三）**手背**

手背为掌骨和腕骨背面的部位，对应手掌。全部掌骨都可触及，指伸肌腱形成明显的皮肤隆起。拇指内收时，第1掌骨背侧肌形成纵行的隆起。桡动脉从该隆起的近端进入手掌，故可在此触及桡动脉的搏动。手背包括腕背和掌背2部分（图9-26、图9-27）。

手背的皮肤薄而柔软，富有弹性，有毛发和皮脂腺。手背的浅筋膜薄而疏松，无纤维束与皮下相连，有利于皮肤的移动。手背皮肤可见细腻的横行张力线，增加了皮肤的弹性，无皮纹。握拳时，皮肤紧张但不紧绷；伸指时，皮肤虽松弛但不冗皱。

手背的浅静脉非常丰富，相互吻合成手背静脉网，网的形态因人而异，可用以收集手指及手背浅、深部的静脉血。手背静脉网桡侧半与拇指的静脉汇合形成头静脉，尺侧半与拇指的静脉汇合形成贵要静脉。手的静脉血一般由掌侧流向背侧，从深层流向浅层。手背浅静脉的吻合方式变异较多，是临床静脉输液常用的静脉（图9-5）。当腕关节背屈时，指伸肌腱和小指伸肌腱在皮下清晰可见。

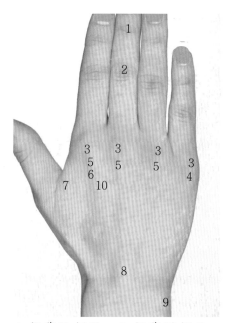

1.指背远侧纹；2.指背近侧纹；
3.掌骨头；4.小指伸肌腱；5.指伸
肌腱；6.示指伸肌腱；7.第1掌骨背
侧肌；8.伸肌支持带；9.尺骨头；
10.手背静脉。

图9-26　左手背

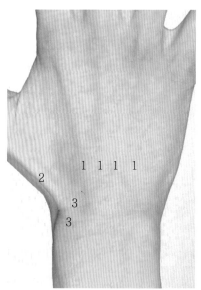

1.指伸肌腱；2.拇长伸肌腱；
3.腕横纹。

图9-27　手背肌腱

（四）手指

手指通过掌指关节与手掌相连，运动灵活。5个手指细长，第2~5指为3节，拇指为2节且粗短。拇指腕掌关节为鞍状关节，活动范围大，能完成拇指的对掌运动，在手的握、持、捏、拿等各种功能中，拇指的作用几乎是其余4指的总和。指掌侧皮肤厚而坚韧，与手掌一样，也无毛发、色素沉着和皮脂腺，汗腺丰富。指掌侧有3条横行皮纹，分别是近侧纹、中间纹和远侧纹，而拇指有2条。指背的皮肤松软，有毛发和汗腺，但远节指背皮肤毛发缺如。指背的皮纹细浅，在掌指关节和指间关节背面皮纹较多。指掌侧远端皮肤的触觉和痛觉神经末梢丰富，触觉小体数量较多，因此触觉十分敏锐。远节手指血管形成动静脉吻合，在寒冷条件下可调节指端的温度。手指皮下组织中有许多将皮肤紧紧连接到远节指骨骨膜上的纤维束。脂肪组织填充在纤维束之间的小腔中。在手指患炎症水肿时，可因压迫神经末梢而产生剧烈疼痛（图9-25，图9-26）。

（五）指甲结构

指甲是由皮肤衍生而来，是表皮角质化的产物，由椭圆形的角质细胞凝聚而成，呈半透明长板状，覆盖于手指和足趾的末端背面，起保护指（趾）端作用。指甲分为甲板、甲床、甲襞、甲沟、甲根等部分。甲板大部分是由鳞状的角质层重叠产生的，致密半透明而结实的板片可分为3层。甲床由未角化的表皮和真皮合成，表皮相当于皮肤的生发层，浅部为多棘细胞，深部为柱细胞。掩盖甲周围的皮肤皱襞称为甲襞，甲外侧缘与甲襞之间的沟称为甲沟。外露的部分与下层皮肤相连，叫甲体。甲体远端与皮肤脱离的部分称为自由缘，近端隐藏于皮肤之下，叫甲根。甲体大部分呈淡红色，是因甲体下方皮肤的血管透过半透明的角质层而显出。甲体根部有半月形区域，颜色发白，称为甲半月。拇指的甲半月最大，越向小指，甲半月越小，直至被皮肤掩盖起来（图9-28）。

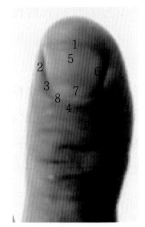

1.自由缘；2、4.甲廓（甲襞）；3.甲窦（甲沟）；5.甲体；6.外侧缘；7.甲半月；8.上甲皮。

图9-28 指甲

甲床发生层在机能上可分2部分。在甲根和甲半月下方的部分，发生层极厚，叫发生基质，其表层细胞积极繁殖，不断角质化，是甲的生长区。在甲体下方的部分，生发层较薄，叫不育甲质，与甲的生长无关，仅提供甲生长时向前移动的滑面。所以，甲的生长源于甲根。如果甲根和甲半月下方的发生基质未受严重损伤，即使切除甲体，仍可由此区长出新甲。正常情况下，甲板表面光滑，有光泽，无分层，无纹路，厚度一致。当发生急性疾病或局部创伤时，可引起甲生长紊乱，在甲的表面产生横沟，横沟随甲的生长逐渐移向远侧。

成人指甲每日生长约0.1 mm，每周平均生长0.5 mm。中指指甲生长最快，小指指甲生长最慢，夏季比冬季生长稍快，手指甲生长速度比足趾甲约快4倍。

（六）指纹

指纹是手指末端指腹上由凹凸的皮肤形成的纹路。在皮肤发育过程中，虽然表皮、真皮及基质层都在共同成长，但柔软的皮下组织长得相对比坚硬的表皮快，因此会对表皮产生源源不断的上顶压力，迫使长得较慢的表皮向内层组织收缩塌陷，逐渐变弯打皱，以减轻皮下组织施加给它的压力。一方面皮下组织使劲向上攻，一方面表皮被迫往下撤，导致表皮长得曲曲弯弯，坑洼不平，形成纹路。这种变弯打皱的过程随着内层组织产生的上层压力的变化而波动起伏，形成凹凸不平的脊纹或皱褶，直到发育过程中止，最终定型为终身指纹。一些疾病或创伤也可导致指纹不同程度的破坏，若病损较轻、表浅，则原有的皮纹特征仍旧保存；如果病损较深，受损处皮纹可产生永久性改变。此外，切伤和挫伤可使指纹隆线部分产生不同程度的变化。

指纹中间部位有一称作三角的区域，由中心花纹、外围线和根基线组成。指纹按中心花纹和三角的形状分为弓形纹、箕形纹、斗形纹3大类型（图9-29）。

1. 弓形纹　主要由弓形和横直两个系统上下层叠而成，纹线由一方流向另一方，不返转。依其形态不同，又分为弧形纹和帐形纹。①弧形纹，其特点是弓形线中部轻微隆起；②帐形纹，中部突起特高，如尖山状，中央有尖角或垂直线。

2. 箕形纹　花纹中心有1根以上的箕

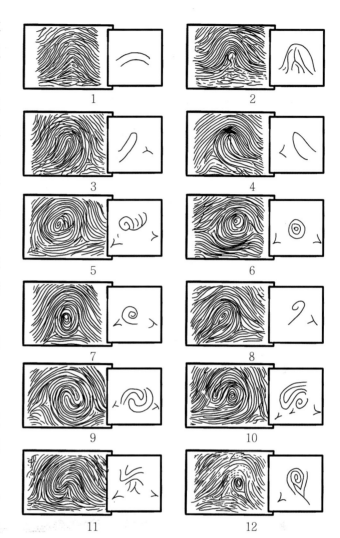

1.弧形弓形纹；2.帐形弓形纹；3.反箕形纹（右手）；4.正箕形纹（右手）；5.杂形斗形纹；6.环形斗纹；7.螺形斗纹；8.有胎箕形纹；9.双箕形纹；10.杂形斗形纹；11.杂形斗形纹；12.囊形斗形纹。

图9-29　常见指纹类型

形线，其上部和两侧外围由较多的弓形线包绕，下部由一些波浪线和横直线作为根基线。通常构成1个三角，个别的有2个三角。人们习惯于把出现较多的箕头朝向拇指的箕称为正箕，把少数箕头朝向拇指相反方向的箕称为反箕。

3. 斗形纹　内部系统中心有1根以上的环形线，或螺形线，或曲形线，其上部及两侧外围由较多的弓形线包绕，下部由一些波浪线和横线组成。可分为杂形斗、环形斗、螺形斗、双箕斗、囊形斗5种。

（曾建）

第六节 上肢艺术解构

一、上肢肩、臂与前臂造型

上肢肩、臂与前臂造型骨点：①肩峰；②肱骨内髁、肱骨外髁；③桡骨小头、桡骨茎突；④尺骨鹰嘴、尺骨小头。

肩部、臂和手的组块不是直接地头对头互相连接起来的，而是以各种角度覆盖和伸展的，它们是一些连接起来的楔形块（图9-30）。将这些组块先构造成块面，我们的肩部组块，如三角肌，它的长边向下向外倾斜，在末端成斜角，宽的一侧向上向外，窄的一侧笔直。这个组块斜着伸展覆盖在臂的组块上面，而臂的组块是垂直的，其宽侧向外，窄边向前。前臂的组块从臂端头的后面开始并且绕过它，以一个角度向前向外，由两个正方形组成。前臂的上半部分是一个宽侧向前，窄边朝向侧面的块面；它的下半部分，比上半部分小，窄边向前，宽侧朝外（手举着，拇指向上）。这些组块通过楔形连接在一起，而且肌肉轮廓的曲线就结合在这些楔形块上。三角肌本身是一个楔形

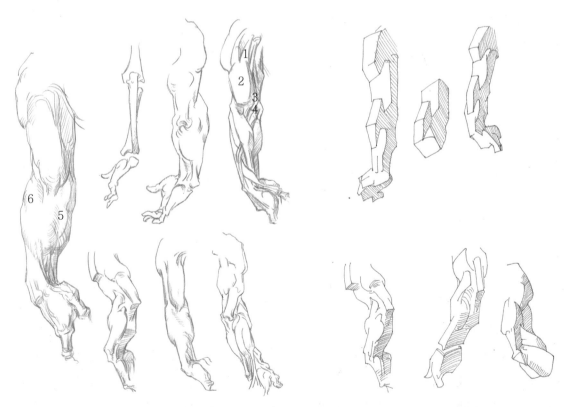

1.喙肱肌；2.二头肌；3.肱肌；4.旋前圆肌；5.屈肌（组合肌）；6.肱桡肌。

图9-30 上臂肌肉前视图

块，它的顶点隐没在外侧的凹槽中，沿其向下行至其一半的长度。二头肌组块以1个楔形块结束，这个楔形块在进入尺骨窝的时候，转向外侧。前臂的组块在外侧以1个楔形块（肱桡肌）覆盖臂的末端，这个楔形块在臂向上1/3的地方出现，到达前臂的最宽处的宽顶点，然后向手腕逐渐变细，其方向总是指向拇指；在内侧，也是一个楔形块，它位于胳膊后面，其方向指向小手指（屈肌和旋前肌）。在前臂的下半部分，组块朝向拇指的窄边，是由外侧楔形的延续部分构成的；朝向小指的窄边，是由来自内侧楔形的一端构成的。当肘部伸直，手向里转的时候，前臂的内侧线条与上肢的内侧线条成直线。当手向外转，这条线则被设置为有一定的角度，其角度与手腕的宽度相呼应。小指侧（尺骨）是这一变化的中枢。前臂正面的屈肌腱总是指向骨节内侧，其背面的伸肌腱总是指向骨节外侧。手腕的宽度是与前臂下部组块相呼应的，不是直接把手腕前臂下部组块连接起来，而是有一个从上至下的过渡。上肢的后视图和前视图中，其顶点均处于相交点上。这个组块的后侧边缘看上去是一个从三角肌下半部分截断的楔形，它集中在肘部。它的上半部分解为肱三头肌的3个头，它的下半部分或者被截断的一端是三头肌腱，在其上将加上从肱骨外髁跨越到尺骨的肘后肌的小楔形体。

二、手部造型

手部的骨骼决定着手部的基本形。指骨外皮下肌肉脂肪很少，因此手指骨的基本形，几乎等同于手指的外形。因此，如何理解指骨和表现指骨是刻画手部的重点。整个手部自腕部至指尖的厚度呈阶梯状，腕、掌、指逐级下降，在对手的表现中不要忽视了这一变化。另外，拇指侧肌肉厚度于小指侧，掌心凹陷，掌背隆突。5根掌骨列成放射状，呈弓形弧状。掌部的基本形是1个六边形。手背面，示指与中指之间形成1个最高的平面，中指至小指之间形成1个斜向小指侧的平面，而示指与拇指之间形成1个斜向拇指侧的平面。手掌面，

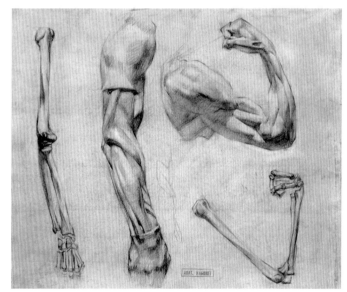

图9-31 《上肢两种形体》
39 cm×49 cm，2005年

拇侧及小拇指侧，有2个隆起的肉质，分别称为大鱼际与小鱼际。拇指是1个单独的块体，与其他手指处于相对立的位置；另外4根手指可作为1个整体。手指的每一节是一小段方而略圆的柱体，指骨在手指的各关节处明显隆起。手指可握拳、分开和并拢，并拢时各手指的延长线集中于一点，分开时手指呈放射状。可将4根手指的各关节连成1条弧线，以此划分其转折面，最后区分手指。手的外

形个体差异很大，腕有粗细、掌有厚薄、指有长短等，并受性别、年龄和职业特征的影响，加上动势变化，更是千姿百态。儿童及女性手上的皱褶，指窝及尖尖的手指，非常匀称优美。老年人的手枯槁、畸形，关节肿胀，颤颤巍巍，青筋毕露，皱纹纵横，这都是时间留下来的痕迹（图9-31，图9-32）。

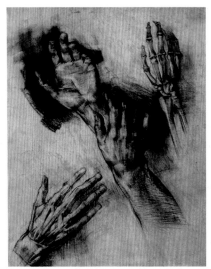

图9-32 《手腕和手的习作》，
俄罗斯列宾美术学院学生，2005年，69 cm×49 cm

三、上肢造型

上肢概括为连接在躯干上端近粗远细的圆锥形体块。上臂与前臂又可概括为扁的方柱体，其前、后两面比内、外两面窄，同时它们各自又由1块圆柱体与1块长方体榫接而成。在前臂和手掌之间，腕部骨骼形成一个向下倾斜的转折长方体；手掌则是弧形的扁方体，手指为方而略圆的柱体。

达·芬奇的《手》（图9-33）在示指近节（1）部处，表现示指根部的球形，并能清楚地见到运行于这个球形之上的指伸肌腱，这条肌腱一直延伸到指节的末端。这条肌腱同样也出现在近指关节（2）处。虎口（3）部隆起的部位表示示指的外展肌，这块肌肉很重要，正是它才使充满骨头的手掌具备了有血有肉的感觉。尽管我们需要对手的每块骨骼分别加以研究，但必须认识到把手部的骨骼联系起来进行整体考虑的重要性。这里有2处拱形：腕关节与手掌结合部的1个拱形，腕关节后部（4）；手掌末端的半

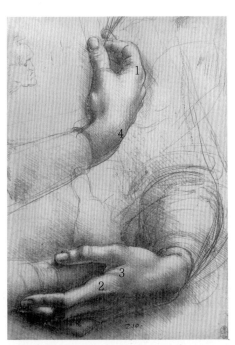

图9-33 《手》，达·芬奇，银针笔加白色，21 cm×14.5 cm，温莎皇家图书馆藏

个拱形，指掌关节后部。它们对于手部的结构是最为有用的。这些拱形曲线可以作为手的结构线。达·芬奇就是通过腕部和手指的这些拱形曲线来表达女性温柔多情的性格的。

　　丢勒《祈祷之手》（图9–34）中，掌内侧（1）的部分是高光。深色的示指指掌关节（2）将正面与侧面分开。主要光源来自左侧，反射光来自右侧。从高光到手深色边线，由亮到暗体现了明暗关系大体上的变化。可以将手上的血管想象成柱子上的长条凹槽。每一条血管都表现出由亮到暗的阴影，每一处血管上的明暗阴影效果在强度上都与整个手背上由亮到暗的总体明暗关系保持一致。这样做的目的是让观众首先感受到它的体块，然后注意其细节。如果把这幅画拿到3 m之外再看，就看不到多少细节，也看不见每一处的血管了，但是仍可以清楚地把握这只手总体的块面关系。

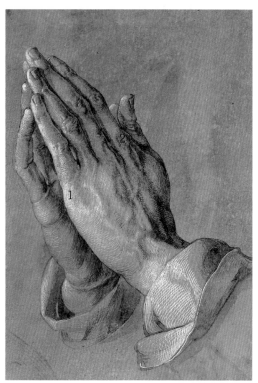

图9–34　《祈祷之手》，阿尔布雷特·丢勒（Albrecht Durer），钢笔，23.8 cm×25 cm，布达佩斯国立美术馆藏

　　16世纪初，教皇尤里乌斯二世希望给自己修建一座世界上绝无仅有的陵墓，在陵墓已完成的雕塑中，最著名的就是这尊《摩西像》（图9–35）。米开朗基罗通过2个细节把动态与静态融为一体，即摩西右手的姿势和两手与《十诫》圣书的位置，通过摩西强壮的上肢和上肢中偾张的血管，来强调这个"最有意义的时刻"，剑拔弩张之时，下一瞬间摩西将要采取怎样的行动？米开朗基罗正是通过对双臂精彩的刻画把摩西塑像人物内心的烈火和外在姿态的冷静两者之间的艺术对比表现了出来，艺术效果的巨大秘密就在于米开朗基罗通过捕捉这个瞬间所创造的不仅是一个历史人物，更是一个人物类型。

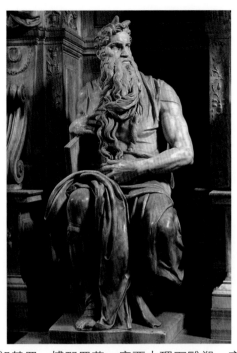

图9-35 《摩西像》，米开朗基罗·博那罗蒂，摩西大理石雕塑，高235 cm，罗马教皇尤里艾斯 II陵寝藏

（许莹）

第七节 上肢的运动与功能解剖学

上肢主要包括肩复合体、肘与前臂、腕和手等关节部位。虽然4个关节部位为单独解剖实体，但是它们在功能上相互合作，把手置于与环境最佳的接触位置。任何一个部位的肌肉或关节出现问题都会极大地影响整个上肢的功能，上肢肌肉或关节的损伤会极大地降低个人自理、生活和休闲娱乐等许多重要活动的质量。

一、肩复合体及其运动

肩复合体包括4个关节，分别为胸锁关节、肩锁关节、肩胛胸关节和盂肱关节。肩复合体中最近端的关节是胸锁关节，锁骨通过与胸骨的附着点发挥机械支柱或支撑的作用，它将肩胛骨支撑在离躯干相对固定的位置。肩锁关节位于锁骨的外侧，该关节与相关韧带把肩胛骨和锁骨紧紧地连接在一起。肩胛骨的前面与胸廓的侧后面形成了肩胛胸关节，该关节并不是一个实际的关节，而是两骨之间的界面连接。肩胛胸关节处的运动是胸锁关节和肩锁关节发生运动的总和。盂肱关节是肩复合体最远端的连接部位。术语"肩部运动"描述了肩胛胸关节与盂肱关节的综合活动。

（一）肩胛胸关节的运动

肩胛胸关节处的运动是肩关节运动功能学的重要因素，肩部活动范围在一定程度上是由肩胛胸关节的最大运动范围决定的。肩胛胸关节的运动以肩胛骨的运动最为明显，故通常以肩胛骨的运动来描述肩胛胸关节的运动。

1. 肩胛骨的前伸和后缩　肩胛骨沿肋骨所做的向前与向后的移动。肩胛骨顺肋骨向前移动，内侧缘远离脊柱称为前伸，又称外展（如前冲拳）；肩胛骨顺肋骨向后移动，内侧缘靠近脊柱称为后缩，又称内收（如扩胸运动）。肩胛骨前伸和后缩的范围可达15 cm，肩胛骨平面在前伸和后缩的两个极端位置之间的变化范围是30°~45°（图9-36A，图9-36C）。

2. 肩胛骨的上提与下降　肩胛骨在冠状面内所做的向上与向下的移动。向上移动称为上提（如耸肩动作），向下移动称下降（如沉肩动作），上提和下降范围可达10~20 cm，分别与轴线成20°夹角（图9-36B）。

3. 肩胛骨的上回旋与下回旋　肩胛骨绕矢状轴在冠状面内的旋转运动。肩胛骨关节盂向上，下角转向外上方称上回旋（如单手肩上投篮动作）；肩胛骨关节盂向下，下角转向内下方称下回旋（如两臂从侧上举位放回至体测）。肩胛骨的完全上回旋是锁骨在胸锁关节处抬高与肩胛骨在肩锁关节处向上旋转的总和，其最大上回旋幅度约为60°，其中锁骨抬高幅度约为25°，肩胛骨上回旋幅度约为35°（图9-36D）。

4. 肩胛骨的前倾与后倾　肩胛骨绕冠状轴在矢状面上的运动。肩胛骨下角远离胸廓后面的运动称为前倾，反之，下角朝向胸廓后面的运动称为后倾。肩胛骨的前倾和后倾主要发生在肩锁关节，起到微调的作用。

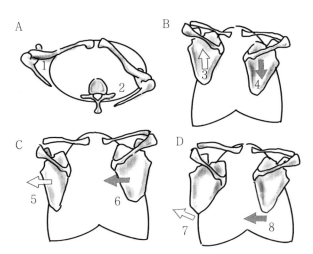

A.肩胛骨前伸和后缩时，锁骨与肩胛骨之间的角度；B.肩胛骨上提和下降；C.肩胛骨前伸和后缩；D.肩胛骨上回旋和下回旋。

1.肩胛骨前伸时，锁骨与肩胛骨之间的角度减小至小于60°；2.肩胛骨后缩时，锁骨与肩胛骨之间的角度增至70°；3.上提；4.下降；5.前伸；6.后缩；7.上回旋；8.下回旋。

图9-36　肩胛骨的运动幅度

（二）盂肱关节的运动

盂肱关节又称肩关节，该关节与肩胛骨的运动一起产生肩部运动的广泛范围。由于盂肱关节是多轴关节，相连骨的关节面大小相差较大，关节囊薄而松弛，关节周围的韧带少而弱，因此是人体最灵活的一个关节。

1. 盂肱关节的屈曲和伸展　肱骨绕冠状轴在矢状面内的运动，向前为屈曲运动，向后为伸展运动，例如前后摆臂动作。盂肱关节可实现的屈曲运动范围至少可达到120°，将肩屈曲至180°需要伴随肩胛骨60°的上回旋。在主动运动时，肩的完全伸展位置位于冠状面后的65°（被动运动时，角度为80°）处，这一活动的极限会拉紧关节囊前部韧带，导致肩胛骨轻微向前倾斜，从而可以增大伸展的幅度（图9-37）。

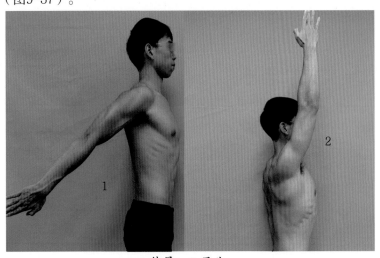

1.伸展；2.屈曲。

图9-37　臂在肩关节的屈曲和伸展

2. 盂肱关节的外展与内收　肱骨绕矢状轴在冠状面内的运动，远离正中矢状面称为外展运动，反之则为内收运动。健康人的盂肱关节外展范围可达120°，肩复合体的完全外展要求肩胛骨同时进行60°的上回旋（图9-38）。

进行肩外展运动的过程中，肩复合体有6个运动学原则：①盂肱关节外展与肩胛胸关节上回旋之间存在着自然的运动学节律即"肩肱节律"，在大约30°的外展之后，这一节律保持恒定，即每3°肩外展中，盂肱关节外展2°，肩胛胸关节向上旋转1°。因此肩外展的第1条运动学原则是，根据2∶1的肩肱节律，近180°的肩外展是由盂肱关节120°的外展与肩胛胸关节60°的上回旋形成的。②胸锁关节提升25°合并肩锁关节向上旋转35°，实现肩胛骨向上旋转60°。③肩外展时，锁骨在胸锁关节处缩

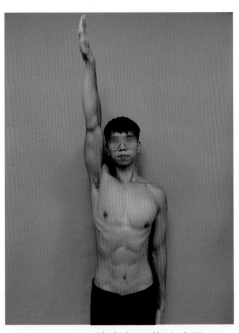

图9-38　臂在肩关节的外展

回；④肩关节外展伴随肩胛骨后倾、外旋。⑤肩外展时锁骨做轴向后旋运动。⑥肩外展伴随盂肱关节外旋。

盂肱关节的内旋与外旋：肱骨绕垂直轴在水平面内的运动，肱骨前面转向内侧是内旋，反之是外旋。从解剖学位置来看，内旋的角度通常可达75°~85°，外旋的角度通常可达到60°~70°，但这也因人而异。在外展90°的姿势中，外旋运动的范围可增大到90°（图9-39）。

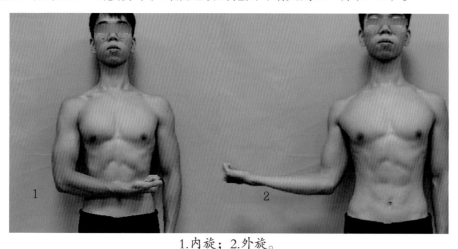

1.内旋；2.外旋。

图9-39　臂在肩关节的内旋和外旋

臂的水平屈曲和伸展：臂在水平面内的向前运动称为水平屈曲，范围为0°~135°；在水平面内的向后运动称为水平伸展，范围为0°~45°（图9-40）。

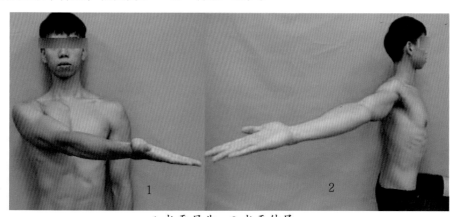

1.水平屈曲；2.水平伸展。

图9-40　臂在肩关节的水平屈曲和水平伸展

（三）肩复合体运动有关的肌肉

上提肩胛骨的肌肉包括上斜方肌、肩胛提肌与菱形肌，肩胛骨的下降是由下斜方肌、背阔肌、胸小肌和锁骨下肌来完成的。前锯肌是肩胛骨最主要的前伸肌，肩胛骨的前伸主要通过盂肱关节传递，用于前推与前伸活动，例如俯卧撑的最后动作主要是由前锯肌的收缩来实现。中斜方肌有1条最佳的力线来使肩胛骨缩回，菱形肌与下斜方肌是次级后缩肌，当使用手臂来进行拉伸活动，如游泳、扩胸运动时，这些后缩肌尤为活跃。肩胛骨的上回旋主要由前锯肌、上斜方肌和下斜方肌完成，三者在肩胛骨上回旋过程中形成力偶，力偶使肩胛骨朝着与外展的肱骨相同的方向旋转。使肩胛骨下回旋的肌肉则包括胸小肌、菱形肌和肩胛提肌。

使盂肱关节前屈的肌肉包括胸大肌、三角肌前束、喙肱肌和肱二头肌，其中胸大肌和三角肌前束是最主要的前屈肌肉。盂肱关节的后伸主要靠背阔肌和三角肌后束，大圆肌、小圆肌、冈下肌和肱三头肌长头作为次动肌也参与其中。使盂肱关节外展的肌肉包括三角肌和冈上肌，内收的主动肌则是胸大肌和背阔肌，大圆肌、小圆肌、冈下肌和肩胛下肌也参与其中。使盂肱关节内旋的肌肉包括肩胛下肌、胸大肌、三角肌前束、背阔肌和大圆肌，外旋的肌肉则包括三角肌后束、冈下肌和小圆肌，盂肱关节内旋肌的总肌肉量比外旋肌的总肌肉量大很多，表现为在向心收缩和离心收缩时，内旋肌产生的最大强度力矩比外旋肌产生的最大强度力矩大。

二、肘与前臂及其运动

（一）肘部的关节及运动

肘关节是由肱骨下端与尺骨、桡骨上端构成的复关节，包括肱尺关节、肱桡关节和桡尺近侧关节。从肘关节整体运动来说，上述3个关节只能绕2个运动轴运动：绕冠状轴做屈伸运动，肱尺关节和肱桡关节共同参与；绕垂直轴可做旋内和旋外运动，肱桡关节和桡尺近侧关节共同参与，另外还需要桡尺远侧关节参与才能完成。由于受尺骨的限制，肘关节不能做内收、外展运动。由于尺骨的滑车切迹为较深的骨性凹窝，与肱骨滑车形成咬合连接，使肘关节的稳固性增大；关节囊的前后方薄而松弛，使屈伸运动幅度较大；肘关节所有的韧带都不附着于桡骨，有利于桡骨绕垂直轴完成回旋运动。

肘部的屈曲与伸展：前臂或肱骨绕冠状轴在矢状面内的运动，肘屈伸运动的冠状轴横贯肱骨滑车和肱骨小头的中心。肘关节可以实现的最大活动范围：伸展可达过伸5°，屈曲可达145°（图9-41）。但是研究表明，日常生活中的一些普通活动应用更有限的"功能运动弧"，通常认为是屈曲30°～130°，譬如开门、从水壶中倒水、从椅子上站起来、拿报纸、用刀子切东西、把餐叉放到嘴边等。当做抛、推与伸手去够物品等活动时，肘关节会伸展，肘伸展的最大幅度为过伸5°，为了充分伸展肘关节，肘前面的皮肤、屈肌、前囊及内侧副韧带前侧纤维需要具备充分的伸展性。

肱二头肌、肱肌、肱桡肌与旋前圆肌是主要的肘屈肌，肱二头肌在前臂旋后时屈曲力矩最大，肱肌在前臂旋前时屈曲力矩最大，肱桡肌在前臂处于中立位时屈曲力矩最大，在3种姿势的肘屈曲中，肱肌一直处于激活状态。在肘关节屈

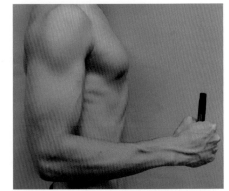

图9-41 肘屈曲的运动

注：最大范围为-5°～145°，屈曲30°～130°为"功能运动弧"。

曲90°时，肘屈肌总力矩最大。

主要的肘伸肌是肱三头肌与肘肌，当肘关节屈曲90°时，肘伸肌总力矩最大。

（二）前臂的连接及运动

前臂骨的连接则是桡骨与尺骨借桡尺近侧关节、前臂骨间膜和桡尺远侧关节相连。桡尺近侧关节与桡尺远侧关节在结构上是独立的，但在机能上却是联合的，属车轴状关节，可绕垂直轴做内旋与外旋运动，其旋转轴为通过桡骨头中心至尺骨头中心的连线。运动时，桡骨头在原位自转，而桡骨下端连同关节盘围绕尺骨头旋转，实际上只是桡骨做旋转运动。当桡骨转至尺骨前方并与之交叉时，手背向前，称为内旋，又称旋前；与此相反的运动，即桡骨转回到尺骨外侧，称为外旋，又称旋后。前臂旋转运动的平均范围是大约75°的旋前与大约85°的旋后（图9-42）。一些日常活动要求为大约100°的前臂旋转运动范围：50°的旋前到50°的旋后，即存在100°的"功能运动弧"。

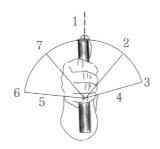

1.0°；2.50°；3.75°；4.旋前；
5.旋后；6.85°；7.50°。
图9-42　前臂旋转的运动范围

使前臂旋后的肌肉主要包括旋后肌与肱二头肌，拥有旋后的有限潜力的次要肌肉包括连接在外上髁上的桡侧腕伸肌、拇长伸肌与示指伸肌。肱二头肌是前臂的一块强大的旋后肌，其生理横断面是旋后肌的3倍，当肘屈曲至大约90°时，其旋后力矩最大；旋后肌常被用来完成仅需要旋后活动的小功率任务，仅在中度或大功率旋后活动中，肱二头肌才显示出很大的活性。

三、腕和手的关节与运动

腕是一个双关节系统，其活动在桡腕关节与腕中关节同时发生，主要在于桡腕关节。

（一）桡腕关节及其运动

桡腕关节由桡骨的桡腕关节面和尺骨下方关节盘组成的关节窝与近侧列腕骨的手舟骨、月骨和三角骨组成的关节头构成。桡腕关节的关节囊前后壁松弛，有利于手做屈伸运动，桡腕关节是个典型的椭圆关节，可绕2个运动轴运动。

1. 桡腕关节的屈伸　手或前臂绕冠状轴在矢状面上的运动，通常以掌骨与前臂成一直线为中立位0°，其运动范围：背侧伸展35°～60°，掌侧屈曲50°～85°（图9-43）。

2. 桡腕关节的内收外展　手或前臂绕矢状轴在冠状面上的运动，外展（桡偏）运动幅度为

25°～30°，内收（尺偏）运动幅度为30°～45°（图9-43）。

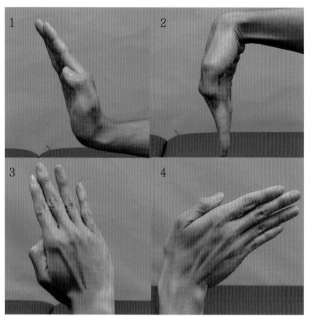

1.伸展；2.屈曲；3.外展（桡偏）；4.内收（尺偏）。

图9-43 桡腕关节的运动

3块主要腕屈肌是桡侧腕屈肌、尺侧腕屈肌与掌长肌，在前臂远端前侧，尤其是在做剧烈的等长激活时，这3块肌肉的肌腱很容易被识别出来。主要的腕伸肌包括桡侧腕长伸肌、桡侧腕短伸肌与尺侧腕伸肌。指总伸肌可以产生很大的腕伸力矩，但是主要参与手指的伸展，其他次要腕伸肌包括示指伸肌、小指伸肌与拇长伸肌。

可以使腕外展的肌肉包括桡侧腕长伸肌与桡侧腕短伸肌、拇长伸肌与拇短伸肌、桡侧腕屈肌、拇长展肌与拇长屈肌，在腕的正中位置，桡侧腕长伸肌和拇长展肌拥有最大的横截面积及外力矩的力臂。可以实现腕关节内收的主要肌肉包括尺侧腕伸肌、尺侧腕屈肌、指深屈肌及指伸肌，不过，根据力臂的长度，目前最有能力执行这一动作的肌肉是尺侧腕伸肌和尺侧腕屈肌。

（二）手的运动

手部位于上肢的远端，是劳动器官。手骨间连接包括腕骨间连接（包含腕中关节）、腕掌关节、掌指关节和指骨间关节。

拇指腕掌关节是在结构上独立的双轴关节，可做屈伸、外展内收和环转运动，活体上，拇指绕第1腕掌关节的运动轴可做相对于掌心的运动，称为对掌运动，即第1掌骨的外展、屈曲和旋内动作的总和。对掌是人类特有的运动，为人类灵活、牢固地抓握工具和器械提供了有利条件。

拇指掌指关节由第1掌骨小头与近侧指骨底构成，运动范围较其他掌指关节小。掌指关节能做屈伸运动，但运动范围小于其他掌指关节，屈运动范围是0°～70°，伸0°～30°。

其他4指：中指最长，环指长于示指，小指最短。四指在做内收和外展运动时以中指为基准，即示指向桡侧、环指和小指向尺侧与中指分离的运动称为外展运动；反之，向中指并拢的运动称为内收运动。在外展和内收运动中，中指基本不动。

掌指关节可做屈、伸、收、展及环转运动。通常掌指关节屈、伸运动范围为0°～90°，多有过伸运动10°～15°，其中，小指屈、伸程度较大，示指最小，示指、中指、环指、小指平均分别为82°、86°、86°、89°。掌指关节在伸直位时，掌指关节能做收、展运动的范围为30°～40°。掌指关节屈曲时，不能做收展和环转运动。

指间关节除拇指外，均有近侧和远侧关节。近侧和远侧指间关节在结构上与掌指关节相似，但活动则与掌指关节不同。近侧指间关节屈、伸运动范围为100°～120°；远侧指间关节屈、伸运动范围为60°～80°，无过伸运动。指间关节伸直时不能做侧方运动，所以，指间关节受伤后，如果伸直位时间稍长，其指间关节大多不能弯曲。这是被固定后，指伸肌腱变短所致。如果手指在屈曲位固定时间较长，其指间关节也不能伸直，这是环绕关节的关节囊在前面一段的缩短所致。

（姜雪梅）

第十章
Chapter Ten
10

下　肢

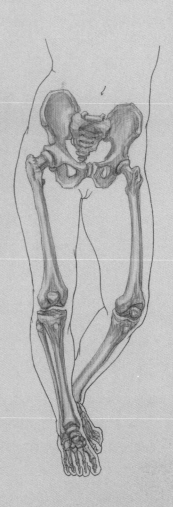

第一节 下肢表面概要

一、下肢的境界与分区

下肢借骨盆带（下肢带）与躯干连接。与灵活的肩胛带比较，骨盆带偏于稳定，承受躯干和上身的重量，适应于各种姿势下动、静力学的需求，也接受和传递下肢在站立、行走、奔跑等运动中产生的力量。因此，下肢可使身体直立和支撑身体体重，同时具有行走和运动的功能，而这需要下肢骨骼比上肢粗大，肌肉亦较之发达。

下肢的界线：前方以腹股沟和**髂嵴**（iliac crest）前份与腹部分界，内侧以腹股沟与会阴部为界，外后方以髂嵴后份、**髂后上棘**（posterior superior iliac spine）至尾骨处的连线与腰部、骶尾部分界（图10-1至图10-4）。

下肢的分区：臀部、股部、膝部、小腿、踝部和足部。各部又有若干分区。

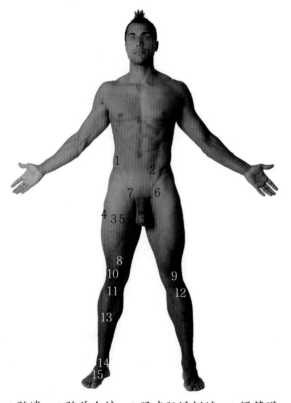

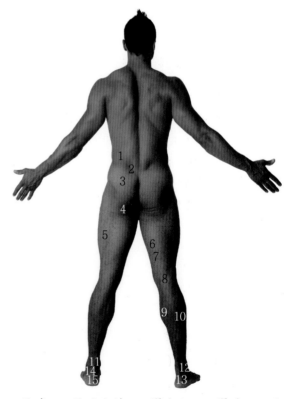

1.髂嵴；2.髂前上棘；3.股直肌近侧端；4.阔筋膜张肌；5.缝匠肌；6.股三角；7.腹股沟；8.股内侧肌；9.髌骨；10.股直肌腱；11.髌韧带；12.胫骨粗隆；13.胫骨前缘；14.内踝；15.拇长伸肌腱。

图10-1 下肢前方的界线、表面标志

1.髂嵴；2.髂后上棘；3.臀大肌；4.臀沟；5.股二头肌；6.半膜肌；7.半腱肌；8.腘窝；9.内侧腓肠肌；10.外侧腓肠肌；11.内踝；12.外踝；13.跟腱；14.踝后沟；15.跟骨结节。

图10-2 下肢后方的界线、表面标志

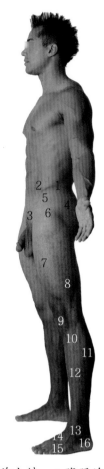

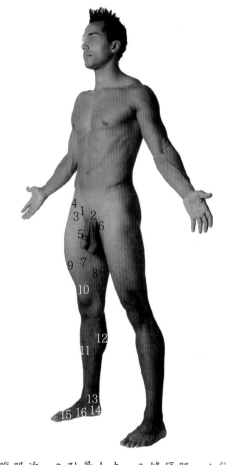

1.髂嵴；2.髂前上棘；3.腹股沟；4.臀大肌；5.阔筋膜张肌；6.股骨大转子；7.股外侧肌；8.髂胫束；9.髌骨；10.腓骨小头；11.外侧腓肠肌；12.胫前肌；13.外踝；14.拇长伸肌腱；15.趾长伸肌腱；16.跟骨结节。

图10-3　下肢外侧的界线、表面标志

1.腹股沟；2.耻骨上支；3.缝匠肌；4.阔筋膜张肌；5.股三角；6.股薄肌；7.长收肌；8.内收肌；9.股直肌；10.股内侧肌；11.胫骨前缘；12.内侧腓肠肌；13.内踝；14.跟骨结节；15.拇长伸肌腱；16.足弓。

图10-4　下肢内侧的界线、表面标志

二、下肢的表面标志

（一）臀部和股部

髂嵴呈弓形，全长可触及，其两侧最高点的连线约平第4腰椎棘突，是计数椎骨的标志；其最前端为**髂前上棘**（anterior superior iliac spine），最后端为髂后上棘，均可在体表扪及。**髂结节**（tubercle of iliac crest）为髂前上棘后上方5～7 cm处向外的突起骨性结构，其下方约10 cm处为**股骨大转子**（greater trochanter），在体表可触及。在腹股沟内侧端的前内上方，可扪及耻骨结节，耻骨结节与髂前上棘之间为**腹股沟韧带**（inguinal ligament）。

屈髋时，可在臀部下方接近臀沟处摸到**坐骨结节**，是坐位时体重的承受点。站立位，伸髋伸膝，在臀部和股部可见丰满的**臀大肌**（gluteus maximus）和股四头肌（quadriceps femoris）；在股部后侧可触及**半腱肌腱**（tendons of semitendinosus）、**半膜肌腱**（tendons of semimembranosus）和**股二头肌腱**（tendons of biceps femoris）。

下肢骨折或关节脱位时，骨性标志间的正常位置关系可能会发生改变，通常通过对比关系进行临床判断。

1. **罗斯–奈拉通线**（Rose-Nelaton line）　侧卧位，髋关节屈曲90°~120°，坐骨结节与髂前上棘的连线，称为罗斯–奈拉通线，又称髂坐线（图10-5）。一般该连线会恰好通过股骨大转子尖。当髋关节脱位或股骨颈骨折时，大转子尖可移位于连线的上方。

2. **卡普兰点**（Kaplan point）　仰卧位，双下肢并拢伸直，当两侧髂前上棘处于同一水平面时，由两侧大转子尖过同侧髂前上棘作延长线（**休马克线**，Schomaker line），两线相交于脐或脐以上的点，称为卡普兰点（图10-6）。髋关节脱位或股骨颈骨折时，此点偏移至脐下并偏向健侧。

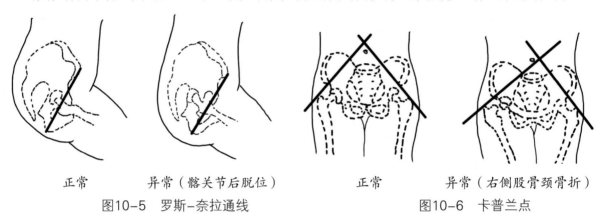

| 正常 | 异常（髋关节后脱位） | 正常 | 异常（右侧股骨颈骨折） |

图10-5　罗斯–奈拉通线　　　　　图10-6　卡普兰点

（二）**膝部**

膝部前侧有上宽下尖的**髌骨**（patella）轮廓。髌骨下端髌尖连接**髌韧带**（patellar ligament）。髌韧带止点处是**胫骨粗隆**（tibial tuberosity），即胫骨上端前侧类似"V"字形的骨性隆起。在股骨下端内外侧，与髌骨后侧相连成关节的分别为**股内侧髁**（medial condyle of femur）和**股外侧髁**（lateral condyle of femur），其最突出的骨性结构为**股骨内、外上髁**（medial or lateral epicondyle of femur）。股骨内上髁上方有小型骨性隆起为**收肌结节**（adductor tubercle）。与股骨下端骨性结构一致，胫骨上端膨大，在内外侧分别有**胫骨内侧髁**（medial condyle of tibia）和**胫骨外侧髁**（lateral condyle of tibia）。它们均为体表可扪及的重要标志。

膝部后面有菱形凹陷为**腘窝**（popliteal fossa），其上外侧、上内侧、下内侧和下外侧分别为**股二头肌**（biceps femoris）、**半腱肌**（semitendinosus）和**半膜肌**（semimembranosus）、腓肠肌外侧头、腓肠肌内侧头。屈膝时，股二头肌、半腱肌、半膜肌的肌腱在体表均可明显触及。

（三）**小腿、踝部和足部**

胫骨前缘（anterior border of tibia）为三棱柱形胫骨体的前缘，沿胫骨粗隆外侧缘，弯向内下方，终于踝部，其上部薄锐，下部钝圆，体表可以扪及。胫骨粗隆外后方为**腓骨头**（fibular head），沿此往下经**腓骨颈**（neck of fibula），在腓骨下端外侧有一骨性膨大，为**外踝**（lateral malleolus）。与之对称，胫骨下端内下方突起的骨性结构为**内踝**（medial malleolus）。足背屈，可触及**踇长伸肌腱**（tendons of extensor hallucis longus）和**趾长伸肌腱**（tendons of extensor digitorum longus）。

小腿后方可见丰满的小腿三头肌。踝部和足部后方可触及**跟腱**（tendo calcaneus），并自此向下扪及处，依次为足后端隆突的**跟骨结节**（calcaneal tuberosity），足内侧缘中部稍后足舟骨内下方隆起的**舟骨粗隆**（tuberosity bone of navicular），足外侧缘中部第5跖骨底向后突出的**第5跖骨粗隆**（tuberosity of fifth metatarsal bone）（图10-1至图10-4）。

三、下肢浅静脉

下肢因为血液向心回流路径较长及地心引力等作用，其静脉瓣膜比上肢的多，并且静脉属支多，与深静脉之间的吻合较为丰富。主要的浅静脉有以下2条。

（一）大隐静脉

大隐静脉（great saphenous vein）是全身最长的浅静脉。其在足内侧端起于足背静脉弓，经内踝前缘，沿小腿内侧、膝关节内后方、大腿内侧上行，后至耻骨结节外下方3~4cm处穿过隐静脉裂孔，注入股静脉（图10-7）。大隐静脉在大腿以下与隐神经伴行。大隐静脉通常有股内侧浅静脉、股外侧浅静脉、阴部外静脉、腹壁浅静脉和旋髂浅静脉5条属支，收集足、小腿和大腿内侧及大腿前侧浅层结构的静脉血。其属支注入形式在个体间差异较大，加之下肢血液回流较缓慢，当静脉扩张，静脉瓣失去作用，需行高位结扎术治疗大隐静脉曲张时，需注意这5条属支注入位置。大隐静脉行程较为恒定，内踝前缘位置表浅处，是输液和注射的常用部位。

（二）小隐静脉

小隐静脉（small saphenous vein）在足外侧端起于足背静脉弓，绕外踝后方沿小腿后面上行，与腓肠神经伴行，至腘窝下角处穿深筋膜，经腓肠肌两头之间上行注入腘静脉，收集足外侧和小腿后部浅层结构的静脉血（图10-7）。

大隐静脉和小隐静脉借穿静脉，将浅静脉的血液引流入深静脉。

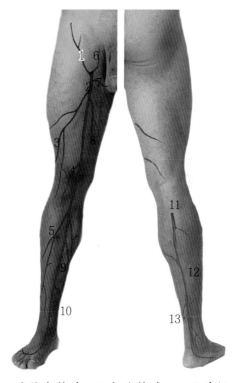

1.旋髂浅静脉；2.大隐静脉；3.股外侧静脉；4.穿通支；5.小腿前静脉；6.腹壁浅静脉；7.阴部外静脉；8.股内侧静脉；9.后弓状静脉；10.内踝穿静脉；11.小隐静脉；12.外踝穿静脉；13.与内踝穿静脉的吻合支。

图10-7 下肢浅静脉

四、下肢动脉的体表投影

（一）臀上动脉

臀上动脉（superior gluteal artery） 出骨盆点的体表定位：髂后上棘与股骨大转子尖连线的上1/3和中1/3交界处。

（二）臀下动脉

臀下动脉（inferior gluteal artery） 出骨盆点的体表定位：髂后上棘与坐骨结节连线的中点。

（三）股动脉

股动脉（femoral artery） 体表投影为大腿外展、外旋后，腹股沟韧带中点与收肌结节连线的上2/3段。从腹股沟韧带中点将股动脉压向耻骨上支，可使单侧下肢大部分部位止血（图10-8）。

（四）腘动脉

腘动脉（popliteal artery） 体表投影为大腿外展、外旋后，大腿内侧中、下1/3交界处至腘窝中点的连线。腘窝加垫，屈膝包扎，可使单侧小腿和足部止血（图10-8）。

（五）胫前动脉

胫前动脉（anterior tibial artery） 体表投影为胫骨粗隆至腓骨小头连线的中点与内、外踝经足背连线中点的连线（图10-8）。

（六）足背动脉

足背动脉（dorsal artery of foot） 体表投影为内、外踝经足背连线的中点与第1、第2跖骨底之间中点的连线。在内、外踝经足背连线的中点向深部压迫足背动脉，可使单侧足部部分部位止血（图10-8）。

（七）胫后动脉

胫后动脉（posterior tibial artery） 体表投影为从腘窝中点下方7~8 cm处至内踝后缘与跟骨结节之间中点的连线。在内踝后缘与跟骨结节之间中点向深部压迫胫后动脉，可使该侧足部部分部位止血（图10-8）。

五、下肢神经的体表投影

（一）臀上神经

臀上神经（superior gluteal nerve） 出骨盆点的体表定位：髂后上棘与股骨大转子尖连线的上1/3和中1/3交界处。

（二）臀下神经

臀下神经（inferior gluteal nerve） 出骨盆点的体表定位：髂后上棘与坐骨结节连线的中点。

（三）坐骨神经

坐骨神经（sciatic nerve） 出骨盆点的体表定位：股骨大转子与坐骨结节连线的中点外侧

2~3 cm处。坐骨神经干的体表投影为髂后上棘与股骨大转子尖连线的中、下1/3交界处向下至股骨内、外侧髁连线中点的连线（图10-9）。

（四）胫神经

胫神经（tibial nerve） 体表投影为从股骨内、外侧髁连线中点向下至内踝后方的下行直线。

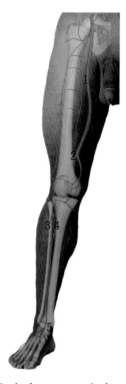

1.股动脉；2.腘动脉；
3.胫前动脉；4.胫后动
脉；5.足背动脉。

图10-8 下肢的动脉

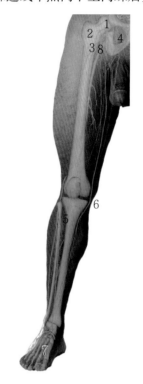

1.生殖股神经股支；2.股外侧皮
神经；3.股神经前皮支；4.闭孔
神经；5.腓肠外侧皮神经；6.隐
神经；7.腓浅神经皮支；8.坐骨
神经。

图10-9 下肢的神经

六、下肢重力线

下肢重力线是指通过股骨头中点、髌骨中点和踝关节中点的轴线（图10-10）。

在冠状面，股骨颈和股骨干内侧面之间形成的角度称为**颈干角**（neck-shaft angle of femur）。婴儿出生时，该角度为140°～150°，成人后通常会减小到125°。颈干角大于125°者为髋外翻，小于125°者为髋内翻。

股骨轴线与胫骨轴线在膝关节侧面形成170°～175°的夹角，称为**股胫角**（femorotibial angle）（图10-10），其补角称为膝外翻角。一般女性膝外翻角大于男性。此角度小于170°者为过度膝外翻，或称作"X"形腿，反之，大于180°者为过度膝内翻，或称为"O"形腿。

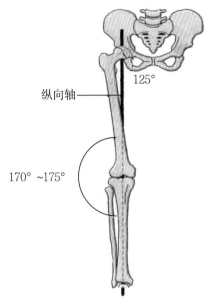

纵向轴

125°

170° ~175°

图10-10　下肢的重力线

第二节　臀部和股部

　　臀部丰满，皮肤较厚，富含皮脂腺和汗腺，肌肉发达，与躯干后侧连接。长期卧床者，此处容易受压形成褥疮。股部的皮肤厚薄不均，皮脂腺较多，肌肉粗壮丰满，肌性标志明显，对机体负重起决定性作用。股前侧、外侧和内侧与骨盆连接，后侧与臀部连接。

一、臀部和股部的境界

　　臀部为髋骨外面近似方形的区域，上界为髂嵴，下界为臀沟（臀褶），内侧界为髂后上棘与尾骨尖的连线，外侧界为髂前上棘至股骨大转子的连线。股部前上方与腹部以腹股沟为界，后方以臀沟与臀部分界，上端内侧与会阴部相邻，下端与膝部以髌骨上方3横指处的水平线为界。通过股骨内、外侧髁的垂线，将股部分为股前区和股后区。对表面解剖学而言，还可以进一步将股部细分为股前面、股后面、股外侧面和股内侧面。股内侧面皮肤薄，移动性大，临床上常在此取皮进行移植。

二、臀部和股部重要的表面标志

（一）臀部

1. **梨状肌**（piriformis） 为肌性标志，位于臀中肌的下方，起自盆内骶骨前面、第2~4骶前孔的外侧，向外出坐骨大孔出盆腔，止于股骨大转子尖端。

2. 梨状肌上孔和梨状肌下孔 梨状肌与坐骨大孔的上、下缘之间各有一间隙，分别称为梨状肌上孔和梨状肌下孔。梨状肌上孔自外侧向内侧依次有臀上神经、臀上动脉和臀上静脉穿过。梨状肌下孔自外侧向内侧依次有坐骨神经、**股后皮神经**（posterior femoral cutaneous nerve）、臀下神经和臀下动脉与静脉、**阴部内动脉和静脉**（internal pudendal artery and vein）、**阴部神经**（pudendal nerve）穿过。

（二）股部

1. 表面肌性标志 为股部前方缝匠肌自髂前上棘向下至胫骨上端内侧面，在大腿屈曲和内旋时特别明显。股内侧隆起处是耻骨肌和长收肌，大腿抗阻用力内收时，长收肌内缘较为清晰，沿其圆形肌腱可摸到耻骨结节。伸膝时，可见粗壮的股四头肌，髌骨正上方的扁平凹陷面为**股直肌腱**（tendons of rectus femoris），其内侧大而低的类圆形隆起为**股内侧肌**（vastus medialis），由髌骨底外缘向上至股中部有一沟，为股直肌与**股外侧肌**（vastus lateralis）的分界。从**股三角**（femoral triangle）尖到股骨内侧髁有一沟，为股内侧肌与大收肌的分界。髂前上棘远侧的三角形凹陷为股直肌的近侧端，其外侧为**阔筋膜张肌**（tensor fasciae latae）（图10-1）。

股部后方1/3处有腘绳肌隆起。腘绳肌向下分为内、外2个隆起，分别构成腘窝的上内界和上外界。屈膝时，腘窝的上内界隆起可扪及半腱肌和半膜肌肌腱，上外界隆起可扪及股二头肌腱。腘窝上角深部有全身最粗大的神经——坐骨神经，故常在其体表投影部位，检查坐骨神经是否有压痛点，或是否有囊肿（Baker囊肿）卡压神经（图10-2）。

股部前外侧上方隆起处为阔筋膜张肌，其起于髂前上棘，向下至扁平凹陷，止于胫骨外侧髁，此扁平凹陷为**髂胫束**（iliotibial tract），由致密且坚韧的阔筋膜在外侧显著增厚形成。臀大肌和阔筋膜张肌收缩可使髂胫束紧张，从而对大腿的运动起到辅助作用，维持下肢的稳定。处于立正姿势时，髂胫束扪之紧张，其前方隆起为股外侧肌，后方隆起为股二头肌（图10-3）。

2. 腹股沟 是股部与腹部分界的浅沟，其深面为腹股沟韧带。腹股沟内侧为股环，是腹部和股部分界处的薄弱环节，向下通**股管**（femoral canal），当腹压增高时，易导致股疝，以老年人多见。

3. 股三角 位于股前内侧区上1/3部，是由肌肉围成的一个倒三角形凹陷区域。其上界为腹股沟韧带，外侧界为缝匠肌内侧缘，内侧界为长收肌内侧缘，下通收肌管（图10-11）。股三角内在结构有股神经、股动脉及分支、股静脉及属支，以及淋巴结等。在腹股沟皮下可触及腹股沟浅淋巴结，在其深面腹股沟韧带中部下方可触及股动脉的搏动，其外侧是股神经，内侧是股静脉。临床上行股动、静脉穿刺术和股神经阻滞术时，应注意其关系。

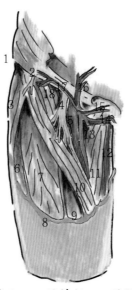

1.髂前上棘；2.腹股沟韧带；3.阔筋膜张肌；4.股神经；5.股深动脉；6.股外侧肌；7.股直肌；8.阔筋膜；9.股内侧肌；10.缝匠肌；11.长收肌；12.股薄肌；13.耻骨肌；14.阴部外深动静脉；15.阴部外动、静脉；16.腹壁浅动静脉；17.旋髂浅动静脉；18.髂腰肌。

图10-11　股三角

4. **收肌管**（adductor canal）　是大腿中1/3段前内侧面的一个肌间隙，长15～17 cm，该管横断面呈三角形，位于缝匠肌深面、大收肌与股内侧肌之间，管的上口与股三角尖相通，下口为收肌腱裂孔，通腘窝，故又称股腘管。管内由浅入深依次排列有隐神经、股动脉和股静脉。收肌管是股三角和腘窝之间的通道，故股三角和腘窝的炎症或脓肿均可借此管互相蔓延。

三、臀部肌肉注射点

由于臀部血管、神经由梨状肌上、下孔穿出后主要位于臀大肌深面的内侧和下部，故在臀部外上象限（外上1/4区）进行注射较为安全。

第三节　膝部和小腿

膝部皮肤薄而松弛，皮下脂肪少，移动性较大，前方皮肤与髌韧带之间有髌前皮下囊，内侧皮下有大隐静脉和隐神经循行，后方腘窝有腘浅淋巴结。小腿因分区皮肤厚薄和血供多少有差别，小腿关节由胫骨和腓骨构成近端和远端胫腓关节，与前臂相比，其关节活动度小，使下肢更稳定。

一、膝部和小腿的境界

膝部位于股部和小腿之间，其上界为髌骨上缘上方3横指处的环行线，下界平胫骨粗隆的环行线。通常以股骨内、外上髁的纵行线为界将膝部分为膝前区和膝后区（腘窝）。小腿位于膝部与踝部之间，其上界为胫骨粗隆的环行线，下界为平内、外踝上缘的环行线。以内、外踝尖所作的纵行线为界将小腿分为前外侧区和后侧区。

二、膝部和小腿重要的表面标志

（一）膝部

1. 髌骨　是位于股四头肌腱下方的籽骨，可避免股四头肌腱对股骨髁软骨面的摩擦，增加膝关节稳定性，防止出现膝内翻和膝外翻。另外，在伸膝过程中起杠杆作用，增加股四头肌的力矩，增强股四头肌的效应。

2. 隐神经　隐神经穿出收肌腱板时，被周围致密结缔组织包裹，不易活动，当肢体活动过度或体位不当时，神经容易受到持续性牵拉、挤压，造成局部水肿粘连，形成瘢痕，进而造成神经卡压，引起膝内侧及小腿前内侧的皮肤感觉减退或过敏等。隐神经的髌下支在膝关节内侧靠近骨面，皮下浅筋膜很薄，故此处也是常发生神经卡压的部位。

3. 鹅足　缝匠肌、股薄肌、半腱肌三肌腱止于胫骨内侧髁内面，称为**鹅足**（pes anserinus），其深面有一较大的滑膜囊称为**鹅足囊**（anserine bursa）。慢性劳损时易发生炎症，形成鹅足腱炎，影响行走和运动。

4. 半月板　膝关节间隙屈膝时，髌韧带两侧的凹陷为膝关节间隙，与膝关节内**半月板**（meniscus）前端相对。当小腿在屈曲旋转位做迅速伸直动作时，因半月板未能立即恢复原位，受到股骨的猛力压迫而被撕裂或损伤，此处可有压痛。

5. 髌上囊　膝关节主要滑膜囊在股四头肌腱与股骨之间，其中有一大的滑膜囊为**髌上囊**（suprapatellar bursa），与关节腔相通。当关节腔积液时，可出现浮髌感。此时可在髌骨两侧缘中点行关节腔穿刺抽液检查。髌韧带深面与胫骨上端间有一髌下滑膜囊，有炎症时会向两侧隆起。

6. 大隐静脉　大隐静脉在皮下显而易见，经内踝向上，沿小腿和膝部内侧面上行，静脉曲张多在此处发生（图10-7）。

7. 腘窝　在膝后部，有一菱形凹陷为腘窝，伸膝时不明显，屈膝时界线清晰。屈膝时，腘窝的上内侧隆起为可扪及的半腱肌和半膜肌肌腱，上外侧隆起为可扪及的股二头肌肌腱，下内、外侧界分别是腓肠肌的内、外侧头（图10-2）。腘窝顶（浅面）为腘筋膜，由纵、横交织的纤维构成，致密且坚韧，患者患腘动脉瘤或腘窝囊肿时，因受腘筋膜的限制而局部胀痛明显。腘窝内由浅入深分别为胫神经、腘静脉、腘动脉，以及上外侧缘的腓总神经。腓总神经向外下方斜行，绕腓骨颈外侧，直接位于皮下，邻近骨面，位置表浅，当腓骨颈骨折或此部位受外伤时，可引起小腿前、外侧群肌肉瘫痪，导致足下垂。

（二）小腿

小腿前外侧区皮肤紧厚，血供较差，感染或损伤形成溃疡后愈合慢，皮下脂肪少，弹性差，机体出现轻度水肿时，在内踝上方按压胫骨下端前内侧皮肤，易显压痕。小腿后侧区皮肤柔软，血供丰富，是临床上良好的带血管蒂皮瓣或游离皮瓣的供皮区。

胫骨前缘紧贴皮下，缺乏皮下组织，遇到外界打击时疼痛感较甚。胫骨前缘外侧的隆起为小腿前群肌，当踝背屈时，此处群肌紧张；当腓深神经损伤时，此处肌肉萎缩明显，甚至出现凹陷。小腿后群肌较丰满，由小腿三头肌的肌腹形成小腿肚。

第四节　踝部和足部

踝部和足部在人体的下端，特别是最远端的足部，结构复杂，韧带繁多，站立时，是承受人体全部重力的重要结构。机体运动，如走、跑和跳时，作为屈戌关节的踝部直接驱使身体向前，小腿近端及远端关节只有轻微运动，而足部则利用其多关节来吸收与地面接触时带来的震荡，并适应不同的地形，以确保下肢的稳定。足部和踝部较为灵活，易受损伤。

一、踝部和足部的境界

踝部为小腿下部与足部之间的过渡区，其上界平内、外踝上缘的环行线，下界为过内、外踝尖的环行线，其远侧为足部。

二、踝部和足部的结构与分区

踝部通常以内、外踝中点分为踝前区和踝后区。踝后区为内、外踝中点以后，以及内、外踝下端与足底后缘两端连线以上的区域。

足部又分为与地面接触的足底（跖面）和朝上的足背，足背和足底的前方为趾，趾又分为跖面和趾背。足弓指由跗骨、跖骨及其连接共同构成的凸向上方的弓，分为内侧纵弓、外侧纵弓和横弓。

（一）踝前区和足背

踝前区和足背皮肤均较薄，移动性大，浅筋膜疏松，皮下脂肪少，因此皮肤深面的浅静脉、肌腱等结构清晰可见。当水肿时，足背皮下组织肿胀明显，尤其是内踝前方及其周围，按压足背或内踝上方皮肤，可出现明显的压痕。

（二）踝后区

踝后区皮肤上部移动性较大，但近足跟时皮肤逐渐角化、增厚，活动度减小。该区中线深面有跟腱附着于跟骨结节。跟腱两侧含较多脂肪，跟腱与内、外踝之间形成踝后沟。

（三）足底

足底皮肤厚、致密且坚韧，移动性小，尤其在足跟、第1和第5跖骨头等负重较大和经常摩擦的部位更为明显，这些部位是体重的支持点，容易因摩擦增厚而形成胼胝。浅筋膜内致密的纤维束将皮肤与足底深筋膜紧密相连，束间有大量脂肪，形成纤维脂肪垫，起抗震缓冲作用。另外，足底皮肤虽无毛，但是汗腺发达，且感觉敏锐。

三、踝部和足部重要的表面标志

（一）浅表动静脉

足部有足背动脉、足底内侧动脉、足底外侧动脉等，血供丰富，足背动脉在踝关节前方拇长伸肌腱的外侧容易触及。皮下静脉也较丰富，足背静脉弓出现率为91%，易见于足背皮下。

（二）足弓

足弓分为内侧纵弓、外侧纵弓和横弓（图10-12）。内侧纵弓较高，有前后2个支点，前支点为第1~3跖骨头，后支点为跟骨结节的下面，具有较强的弹性缓冲作用，有"弹性足弓"之称。外侧纵弓相对较低，弹性缓冲作用较弱，主要起负重作用，有"支撑足弓"之称。

足弓的主要功能是使重力从踝关节经距骨向前分散到跖骨小头，向后传向跟骨，以保证直立时足底支撑的稳固性。在直立行走、跳跃着地或长途跋涉时，足弓的弹性对身体重力和地面反弹力间的节奏具有缓冲作用，使之适应地面和体重的变化。足弓同时还有保护足底的血管和神经免受压迫的功能。维持足弓的结构先天性发育不良或韧带、肌肉（腱）损伤，以及足骨骨折等均可导致足弓塌陷，形成扁平足。

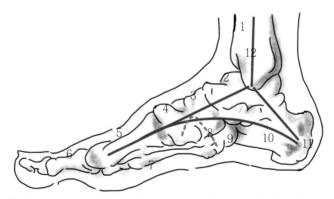

1.胫骨；2.距骨；3.足舟骨；4.内侧楔骨；5.第1跖骨；6.第1拇趾近节趾骨；7.第5跖骨；8.横弓；9.骰骨；10.纵弓；11.跟骨；12.重力线。

图10-12 足弓

四、足弓、足趾长度的人群差异

（一）足弓的人群差异

1. 扁平足　是指足弓塌陷，表现为足内侧弓降低和足的过度旋前。足印的形状比正常足弓的足印形状面积大（图10-13，图10-14）。

2. 高弓足　是指足弓过高，表现为足内侧弓增高及足的过度旋后。足印的形状比正常足弓的足印形状面积小（图10-14，图10-15）。

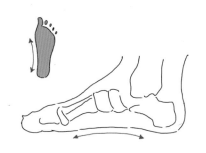 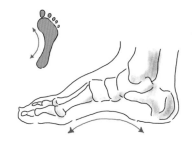 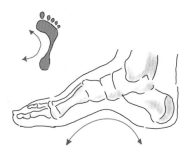

图10-13　扁平足　　　　图10-14　正常足弓　　　　图10-15　高弓足

（二）足趾长度的人群差异

1. **埃及脚**（Egyptian foot）　是亚洲人最常见的足形，其特征为拇趾比其他4趾长，拇趾到小趾依次变短，呈一条斜线（图10-16）。比较适合穿斜头鞋。

2. **希腊脚**（Greek foot）　又称**莫顿趾**（Morton's toe），是一种常见的足前部异常的足形，其特征为第2趾比拇趾更长，其他趾呈梯状排列（图10-16）。比较适合穿尖头鞋。

3. **罗马脚**（Roman foot）　又称正方型，其特征为5趾长度都差不多，没有特别突出的趾，像正方形一样（图10-16）。比较适合穿圆头、方头鞋。

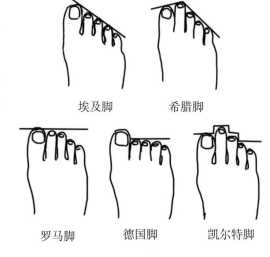

图10-16　趾长度差异

4. **德国脚**（Germanic foot）　又称日耳曼脚，其特征为除拇趾较长外，其余的趾（至少3个）长度差不多。很多芭蕾舞演员都是这种足形（图10-16）。与埃及脚一样，适合穿斜头鞋，但是鞋头空间要尽量保证较宽大。

5. **凯尔特脚**（Celtic foot）　跟希腊脚有些类似，其特征为第2趾最长，但是其余4趾存在长短差异，长度呈较为明显的不均匀分布，即第3、第4、第5趾并非依序渐短，而且趾比较宽（图10-16）。比较适合穿尖头鞋和杏仁头鞋，但是鞋头需偏宽。

（陈俊琦）

第五节 下肢艺术解构

下肢形态呈现为连接在躯干下端近粗远细的圆锥形体块。大腿呈圆柱体，小腿呈三棱柱体，膝关节与踝关节都呈长方体。从前面观察，大腿和小腿的中线不在一条垂直线上，而是大腿向内侧倾斜，这是由于股骨的斜势造成的。膝部稍向外侧斜，小腿则向内倾斜（比大腿斜势小），到足部又向外倾斜一点，要注意下肢的这几个大曲折。侧面观，下肢为"S"形，或者在大腿的中心画一条线延伸至足部，可以看出小腿的前缘靠近这条线，这说明了小腿较大腿向后凸。观察与腿内侧肌肉轮廓线相对的腿外侧肌肉轮廓线，可以看出腿外侧肌肉的位置高于与之相对的内侧肌肉，这条关系线沿着整个腿部自上而下从大腿外侧下延到小腿内侧。

一、下肢骨骼特征

（一）男、女下肢骨骼总体特征（图10-17）

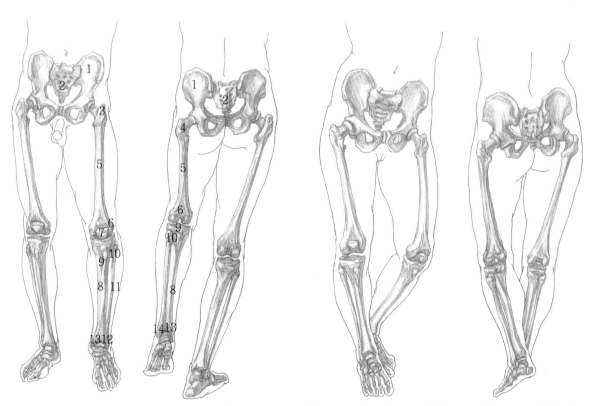

1.髂骨；2.骶骨；3.股骨大转子；4.股骨上端；5.股骨；6.股骨下端；7.髌骨；8.胫骨；9.胫骨上端；10.腓骨上端；11.腓骨；12.腓骨下端；13.内踝；14.外踝。

图10-17 男、女下肢骨骼绘图

1. 男性下肢骨骼特征　男性骨盆窄而深，因此两侧股骨大转子间的连线较女性更短一些。股骨大转子的突出部分在男性身上更加明显。由于男性骨盆更窄，因此男性股骨的倾斜角度更小，腿部骨骼更接近直线，腿部线条整体较女性更直。一般而言，男性的骨骼较女性粗大，骨面更为粗糙，凹凸更多，骨质量更重。男性的髌骨和胫骨粗隆较女性更为粗大，因此男性的膝关节更宽，髌骨更为突出。由于髌骨在体表的形态较为明显，这一特征在绘画中可以作为两性之间的一个区别。

2. 女性下肢骨骼特征　女性骨盆宽而浅，因此两侧股骨大转子间的连线较男性更长一些，股骨倾斜的角度也因此更大，所以女性的腿部整体更容易往内偏，有时会形成内八字，对体态产生影响。相较于男性，股骨大转子的突出部分在女性身上不太明显，因为女性人体上髋部的脂肪组织较多，股骨大转子的突出部分与皮下脂肪组织重叠，在体表难以观察到。但在脂肪组织较少的体形偏瘦的女性身上可以看到较为明显的股骨大转子。

（二）骨盆特征

骨盆的本身是上大下小的盆形（倒梯形）（图10-18），但从体表结构来看，骨盆的骨骼结构并不和盆腔体块完全一致，原因是骨盆侧下方衔接着股骨，股骨大转子等结构把盆腔的外形变成了股骨大转子处宽于髂骨处的正梯形，因此对骨盆的理解不能只停留在骨盆上，而应理解为由骨盆外下方的股骨大转子连成下底，由左、右髂嵴连成上底，内有楔形骨盆支撑的、与胸部呈相反倾斜方向的左右梯形，上窄下宽。骨盆的上缘为髂嵴，这是人体腰部、髋骨的分界，是显露于体表的重要结构组织，而在骨盆的背部，骶骨本属于脊柱的一部分，它是人体背部在盆腔外形中起重要结构作用的骨骼组织。骨盆背部的左、右髂嵴在外形上各呈一条向外上方走向的浅沟，称为髂后沟。两沟在骶骨处会合，隐约地勾勒出骶骨的外形，骶骨也呈倒三角形平面凹状，上面几乎无肌肉覆盖，称为骶骨三角形，骶骨三角形是后背脊柱底沿的重要标志，尤其是三角形上端的2个浅窝（称为臀后窝）十分明显。

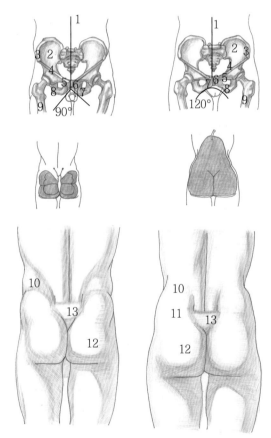

男性骨盆背面　　女性骨盆背面

1.躯干中线；2.骨盆；3.髂前上棘；4.腹股沟韧带；5.耻骨；6.耻骨联合；7.耻骨弓；8.坐骨；9.股骨；10.腹外斜肌；11.腹外斜肌和臀中肌（女性，融合成一个近似连续的形状）；12.臀大肌；13.骶骨三角形。

图10-18　男、女性髋骨绘图

（三）膝关节

膝关节由髌骨、股骨下端的内侧髁、外侧髁、髌面、髁间窝和胫骨上端的内侧髁、外侧髁、顶面的圆盘关节面、髁间隆起等组成（图10-19），并在股骨下端的内侧髁、外侧髁中间凹下的髌面上扣有一个栗形髌骨。髌骨高起于膝上，上缘较宽，下缘较尖，前面粗糙。在具有可屈伸关节的四肢中独有膝部在弯曲时外观变细，伸直时外观变粗。人体四肢其他关节均在弯曲时变粗。

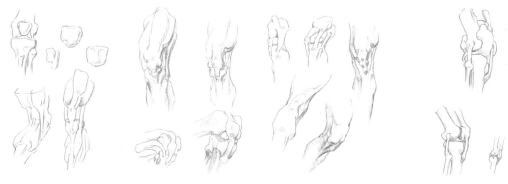

图10-19　膝关节造型示意图

（四）足部骨骼

足部骨骼由跗骨、距骨和趾骨组成，结构上据此分为3个部分（图10-20）。足部骨骼中存在彼此垂直的拱形结构，分为前后方向的纵弓和左右方向的横弓，在绘画中要表现出拱形结构弧度（详见本章第四节）。

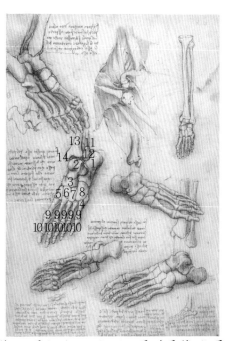

1.跟骨；2.距骨；3.足舟骨；4.第5跖骨粗隆；5.楔形跗骨腓骨第1楔骨；6.第2楔骨；7.第3楔骨；8.骰骨；9.跖骨；10.趾骨；11.腓骨；12.外踝；13.胫骨；14.内踝。

图10-20　《人体脚部骨骼习作》，达·芬奇，钢笔和墨水，285 mm×205 mm，温莎皇家图书馆藏

二、下肢肌肉特征

下肢承担人体直立、行走、平衡及支持体重的功能，其肌肉特别发达。其肌肉按所在部位可分为臀肌、大腿肌（股肌）、小腿肌、足肌4个部分。女性的大腿上部较男性相对更宽一些，大腿呈现明显的上粗下细变化。

（一）大腿肌

达·芬奇在塑造腿部外形的肌肉时（图10-21），他注意到正面腿部肌肉中的是大腿股四头肌和呈"S"形绕大腿侧边的缝匠肌，带状的缝匠肌可以作为标志点确定内收肌和股四头肌的具体位置。小腿前侧肌肉隆起不明显，但要注意后侧的部分肌肉也可以被观察到。浅层肌肉覆盖深层肌肉的同时，需要注意深层肌肉仍有部分形体显露于皮下。缝匠肌（1）得名于裁缝盘腿而坐的姿势，这种姿势强调了大腿上最表层的肌肉，同时其缝匠肌也是人体中最长的肌肉。从骨盆点（2）开始，缝匠肌丝带般的肌肉呈螺旋形向下和向内倾斜。缝匠肌形成了大腿内侧的大收肌（3）与大腿外侧股直肌（4）之间的界线。缝匠肌经过2个关节并在这2个关节之上运动。从缝匠肌在骨盆一侧的起点开始，收缩的缝匠肌能牵动其所附着的股骨内侧髁，从而使大腿外转。它还能够屈伸小腿，而且当小腿屈伸时能使之向内侧转动。缝匠肌与大腿外侧的髂胫束，能保持行走时膝盖的稳定。缝

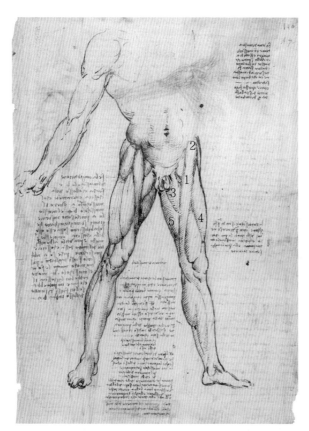
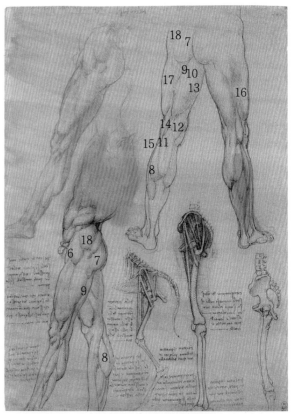

图10-21　《正面男人体下半部习作》（左图）和《人类腿部和人类及狗的腿部骨骼习作》（右图），达·芬奇，钢笔和墨水，285 mm×205 mm，温莎皇家图书馆藏

匠肌的下端与大收肌（3）构成了向下的楔形（5），该楔形（5）、缝匠肌与阔筋膜张肌（6）所形成的向上的三角形肌肉维持了垂直方向上的平衡。在这个凹处之外突起的是四头肌中的股直肌（4）。《人类腿部和人类及狗的腿部骨骼习作》（图10-21）中腿部肌肉背面需要注意的是臀大肌（7）和小腿上部的腓肠肌（8），两者构成了臀部和小腿部分的主要轮廓。腿部肌肉背面的轮廓起伏较大，在绘画时要注意线条的连续性和流畅度。大腿后部肌肉的轮廓起伏较小，股二头肌（9）和半腱肌（10）的肌束上端并行，下端分离至两侧。膝部后面的腘窝（11）呈一菱形凹陷，是腿部背面大腿和小腿的分界。在绘画时需要注意腘窝的表现，不可使大腿和小腿融为一体。在达·芬奇的那个时代，战士们常常用剑将敌人膝盖后面腿弯处腘窝（11）的肌腱砍断，使敌人伤残从而丧失战斗力。当你坐在椅子上，可以感觉到腿部肌肉的肌腱、外侧股二头肌（9）结实的韧带（14），以及膝盖内侧半腱肌与半膜肌相交处的肌腱（12）。

当弯腰用手去触摸足趾时，就能感觉到大腿后面拉紧的腿筋。有力的臀大肌（7）与这些腿筋合力将骨盆向后拉起，使得再度直立起来。达·芬奇将腿筋内侧的半膜肌（13）和半腱肌（10）与股二头肌（9）或外侧腿筋聚合成团块，并对股二头肌（9）嵌入腓骨头（15）的肌腱进行了强调。股外侧肌（16）与细长的髂胫束（17）一起构成了大腿背面的外侧轮廓。当描画大腿的肌肉时，应同时画出裸露的腿部骨骼和筋腱。同样，对于肌肉、血管和动脉也要有所了解。

（二）臀部肌肉

臀部肌肉（图10-21）在体表可见的主要有臀大肌（7）、臀中肌（18）和阔筋膜张肌（6）。臀部肌肉形状会随着臀部的运动而改变，注意臀部肌肉和大腿侧面肌肉连接处线条的流畅性。

（三）小腿肌

在《双臂上举的男人体》（图10-22）中，小腿腓骨长肌（1）聚集在位于画面右侧的左腿上。胫骨前肌（2）沐浴在光线里，而髌骨带在膝盖点（3）处的交叠则暗示了胫骨的前缘。朱卡洛画中的人物右侧的腿伸直，足跟抬起，小腿上突起的腓骨长肌（4）和比目鱼肌（5）构成了一种即将离开的动势。人物膝盖微微弯曲，腿部将要摆向前，骨盆的远侧向下倾斜，以配合向前跨出的右腿。这个动势使身体的重心超出了左腿的支撑范围，但是右腿向前伸出的足踝有效地控制住了不平衡的身体。从胫骨前肌（6）的轮廓上，明显可以看出前足的踝关节呈收缩状态，它帮助足底在接触地面时形成一个新的支撑基础。胫骨后肌的肌腱（7）牵引足部内侧的舟骨使足微微内翻或倾斜，在足部着地时提供缓冲作用。

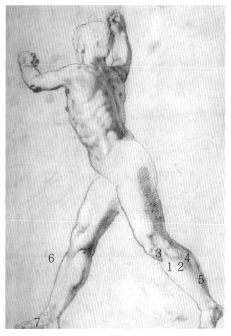

图10-22　《双臂上举的男人体》，塔德奥·朱卡洛（Taddeo Zuccaro，1529—1566年），1550年，红色粉笔，416 mm×287 mm，纽约大都会博物馆藏

（四）足肌

足部肌肉分为足背肌和足底肌。

剖析阿尔布雷特·丢勒的《脚》（图10-23），足最宽处应在第5跖骨粗隆（1）前的那条线上，跟部（2）稍窄，最窄的地方位于外缘（3）处。足弓内侧的中部（4）不接触地面。足部在纵向上可以分为3个部分：足跟（5）、内侧弓架（6）、趾及其肉垫（7）。当你走路时，身体的重量从足跟开始承担，通过一连串的点被均匀地分散至下。当足跟的外侧缘（8）触地时，身体重量沿着足部的外侧缘，经过小趾跖骨体（9）和跖骨头（10），转移到小趾（11）至拇趾（12）之间的下表面。足底覆盖着肥厚的肉垫，以保护足部弯曲、外展、内收与稳定的4条肌肉，这与手部相同。在表面的正下方，长韧带就像为纵向的足弓系上了橡皮筋。在足底表面，丢勒运用不同大小、方向和明暗程度的轮廓线，通过弯曲时形成的横褶（13），来表现足底的形状和深度，从而打破了从足底中央或足跟到趾的纵向沟纹（14）。

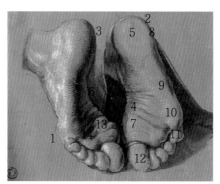

图10-23 《脚》，阿尔布雷特·丢勒（德国），1503年，钢笔，18 cm×22 cm

《左脚》（图10-24）中，约翰·奥古新塔斯沿着腓骨长肌（1）的边缘，到腓骨外踝（2），然后越过卵形的趾短伸肌（3），再到外展小趾的趾外展肌（4）长脊来安排足部明暗交界线。画家将胫骨前肌（5）与趾长伸肌（6）之间的凹陷处（7），处理成次暗调子。作为2个功能区之间的一条线，以灰调子来暗示。

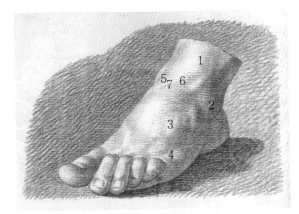

图10-24 《左脚》，约翰·奥古新塔斯（德国），1760年，粉笔，15 cm×19 cm

三、下肢的造型要点

（一）臀部的造型要点（图10-25）

臀部的体积最大，由2块形似蝴蝶翅膀的斜方块组成，斜方块中间上部由骶骨、髂后上棘、髂后下棘和尾骨形成一块对称的三角形小平面，称为臀后窝。其上为脊柱线，其下为臀裂，其骨点在背部造型上很重要。

臀部的形体向后倾斜，上缘为髂嵴，下缘为臀褶，随人体动态的变化而变化：立正时整个臀部呈方形，两侧的臀侧窝明显；稍息时用力的一侧肌肉坚硬、突出、变方，臀褶加深，而另一侧则松弛拉长。

整个臀部最宽的地方不在髂嵴处，而是在左、右大转子稍下的臀褶水平处，女性更为显著。整个髋部体积，前面宽于后面。

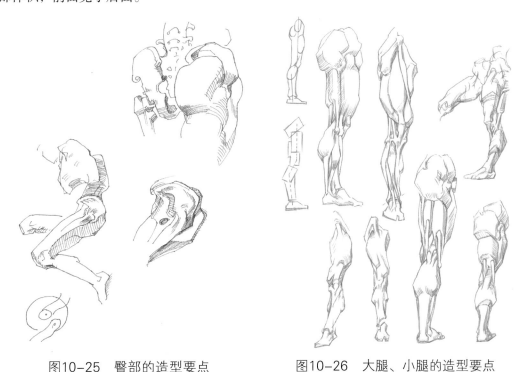

图10-25　臀部的造型要点　　　　图10-26　大腿、小腿的造型要点

（二）大腿的造型要点（图10-26）

大腿近似圆柱体，股四头肌在大腿前面形成隆起；而上部斜向外的是阔筋膜张肌，斜向内的是缝匠肌，在大腿处形成"人"字状分界线。此两肌在髂前上棘处交接，形成下肢与躯干重要的榫接处。

大腿后群的上半部是粗壮的肌肉组织，由股二头肌和半腱肌、半膜肌合并在大腿背面形成隆起，下半部逐渐过渡成细弱的肌腱，到腘间窝处分开，形成一个很深的三角形凹沟。

大转子骨头虽突出，但是却嵌在盆腔体侧的一个凹窝之中，姑且称为大转子窝，因为这个结构周围包裹着臀大肌、臀中肌、阔筋膜张肌和股外侧肌等发达的肌肉组织。股骨大转子是大腿上部外侧重要的骨点。

后群腿部肌肉中需要注意的是臀大肌和小腿上部的腓肠肌，两者构成了臀部和小腿部分的主要轮廓。腿部肌肉背面的轮廓起伏较大，在绘画时要注意线条的连续性和流畅度。大腿后部肌肉的轮廓起伏较小，股二头肌和半腱肌的肌束上端并行，下端分离至两侧。膝部后面的腘窝呈一菱形凹陷，是腿部背面大腿和小腿的分界。在绘画时需要注意腘窝的表现，不可使大腿和小腿融为一体。

（三）小腿的造型要点（图10-26）

小腿的主要骨骼是胫骨，它支配着整个小腿的方向。从正面观察，胫骨自膝盖至踝看起来总是向身体垂直线内弯。如果把胫骨线条画直了，整个腿看起来像一节管子。

小腿外形似三棱柱体，上为肌腹，下为跟腱，形成上粗下细两个体积。从正面观察，腓肠肌在小腿内外侧形成绷起的弧线，其中外弧线比内弧线平缓，小腿外弧线的突出点高于小腿内弧线的突出点。外侧的腓骨长肌、正面的胫骨前肌和趾长伸肌也形成隆起，内侧因无肌肉生长而形成一个平坦的面，称为胫骨面。胫骨前嵴是小腿造型上重要的骨线。

后群的腓肠肌与比目鱼肌在跟骨上方形成的肌腱称为跟腱，坚硬而有力，在足的后方形成一个突出的结构形。

（四）足部的造型要点

足部可分为足跟、足弓和足底3个体面。足跟结节和其上部的跟腱是足后部最重要的骨点与骨线，内踝是足跟部内侧重要而显见的骨点，外踝是外侧重要而显见的骨点（图10-27）。

拇趾和其余4趾分开，拇趾上翘，其他4趾下弓共同形成一个几乎垂直的平面，紧压着地面。

第5跖骨粗隆，是足部外侧明显的骨点，其外表形成的肉垫组织，使足背的外侧延伸出一块单独的形体，表现比较突出。

足底从中间划分成前足底和中足底。足跟和中足底支撑整个身体。足底外侧从足跟到趾整个与地面接触，足底内侧与地面接触部位主要是足尖和足跟，足弓部位离开地面。

从足背到趾整个形成一个长长的"滑梯"，在画足时，应先确定足弓曲线和足背斜线。这将决定足部的主要造型，为细节的描绘打下基础。

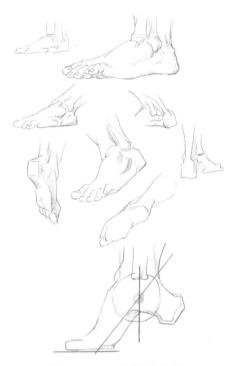

图10-27　足部的造型

（许莹）

第六节 下肢运动解剖学

对下肢而言，大约60%的行走周期是"站立期"，在该阶段，下肢远端固定在地面上。而另外40%的行走周期为"迈步期"，下肢远端不受限制，可以自由移动。下肢整体的运动是由下肢带骨连接、髋关节、膝关节、踝关节及足部各关节的活动共同完成的，下肢主要是载重的器官，运动远不如上肢灵活。

一、下肢带骨连接及其运动

下肢带骨连接包括骶髂关节、耻骨联合及两侧髋骨和骶、尾骨等共同组成的骨盆，通常下肢带骨的运动是以骨盆的整体运动进行的。骨盆具有支持体重、缓冲震动、保护内脏、提供肌肉附着及保护女性生殖管道等功能。

耻骨联合与骶髂关节在结构上具有特殊性，从而使下肢带骨的运动必须通过骨盆的整体运动来体现。由于骨盆在身体的中部，上与第5腰椎构成腰骶连接，下与股骨构成髋关节，没有游离端，故骨盆的运动相对比较复杂。

骨盆上借骶髂关节与脊柱相连，下借髋臼与下肢相连，并以这些关节为轴，进行各种运动。骨盆绕两侧髋关节的共同冠状轴，可做向前和向后的运动，如体前屈和体后伸运动；绕一侧髋关节的垂直轴，可做侧向转动，如跑步时增大步幅的送髋动作；绕一侧髋关节的矢状轴，可做向上和向下的转动，如上、下台阶的动作。脊柱固定时，骨盆与下肢可以相对其进行活动，绕冠状轴可做后倾（如收腹举腿）、前倾（如向后背腿）运动，绕矢状轴可做侧屈（如鞍马单腿摆越）运动，绕垂直轴可做回旋（如双杠支撑前摆转体180°下）运动。

二、髋关节及其运动

髋关节由髋臼与股骨头构成，髋臼周缘有纤维软骨构成的髋臼唇，以加深髋臼的深度。关节囊很坚韧，上方附着于髋臼的边缘，下方附着于股骨颈，在后面包围股骨颈的内侧2/3，故股骨颈骨折有囊内、囊外之分。髋关节关节囊虽然坚韧但下壁较薄弱，股骨头易从下方脱位。髋关节可绕3个轴运动，绕冠状轴做前屈、后伸运动，绕矢状轴做内收、外展运动，绕垂直轴做旋内、旋外运动，还可以做环转运动。由于髋关节具有较深的关节窝，厚而紧的关节囊，强有力的韧带且关节周围还具有发达的肌肉，因此成为人体中稳固性非常突出的关节，以适应其支持和行走的功能。虽然髋关节在灵活性上不如上肢的肩关节，但可以通过某些专门的练习，如体操、跨栏、跳高及武术等项目训练，合理利用骨盆的运动，仍然可以使髋关节的灵活性和运动幅度明显增加。

1. 髋关节的收展运动 髋关节的外展运动是下肢向外离开正中面的运动，运动范围为0°~60°（图10-28）。髋关节极度外展时，骨盆向支持侧侧倾45°，脊柱亦向支持侧侧屈。另外，股骨颈和大转子将碰撞髋臼缘发生交锁，故大腿需外旋，大转子才不起阻碍作用。长期锻炼的人及运动员和舞蹈家，外展运动的范围可达120°~130°。参与外展运动的肌肉为臀中肌、臀小肌和阔筋膜张肌。

髋关节的内收是下肢从任何一个外展位朝向身体正中矢状面的运动。当一侧下肢离开原来的位置跨越支持腿的前面或后面向对侧运动时，其最大的内收范围为0°~30°（图10-28）。大腿内收运动的肌肉主要是内收肌群，大收肌是最强大的内收肌，还有耻骨肌、长收肌、短收肌和股薄肌。此外，闭孔内、外肌及股方肌等也是内收辅助肌。

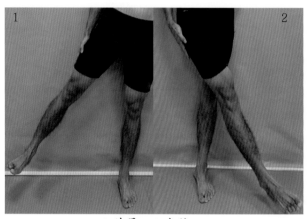

1.外展；2.内收。

图10-28 髋关节的收展运动

2. 髋关节的屈伸运动 屈髋是大腿绕冠状轴向前的运动。伸膝时，髋主动屈曲为80°，被动屈曲可达120°；膝屈曲时，由于腘绳肌松弛，主动屈曲可达120°（图10-29），被动屈曲超过140°。屈髋肌有髂腰肌、股直肌、阔筋膜张肌、缝匠肌和耻骨肌。髂腰肌是强有力的屈髋肌，臀中肌、臀小肌前纤维、长收肌、股薄肌也是屈髋的辅助肌。

伸髋是下肢绕冠状轴向后的运动。因受髂股韧带等的限制，伸髋比屈髋幅度小，主动伸一般为20°，强力被动伸可达30°。屈膝状态下伸髋比伸膝状态下伸髋范围小（图10-30）。伸髋肌有臀大肌、臀中肌后纤维、大收肌、腘绳肌等，臀大肌是最有力的伸髋肌。

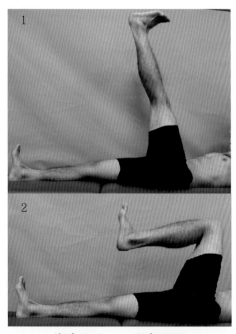

1.伸膝屈髋；2.屈膝屈髋。

图10-29 髋关节的屈曲运动

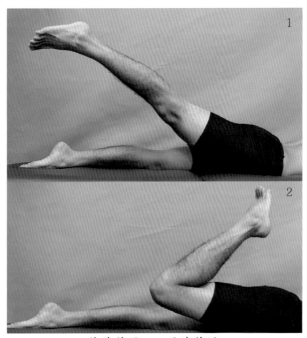

1.伸膝伸髋；2.屈膝伸髋。

图10-30 髋关节的伸展运动

3. 髋关节的旋转运动 髋内旋肌数量少于外旋肌，主要有臀中肌、臀小肌和耻骨肌，外旋肌主要有臀大肌、梨状肌、股方肌、闭孔内肌、闭孔外肌、股二头肌及缝匠肌等。其内旋肌肌力约为外旋肌的1/3，故内旋范围小，为0°～30°，外旋范围大，为0°～60°（图10-31）。因外旋肌肌力强大，下肢较多处于外旋位。

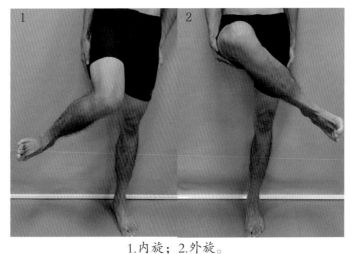

1.内旋；2.外旋。

图10-31 髋关节的旋转运动

三、膝关节及其运动

膝关节为人体最大、最复杂的关节，由股骨下端、胫骨上端和髌骨构成。关节囊附着于股骨、胫骨和髌骨的关节面周缘，辅助结构较多。囊外有髌韧带、胫侧副韧带、腓侧副韧带和腘斜韧带；囊内有前、后交叉韧带，膝横韧带，内、外侧半月板。这些结构对关节的稳固性起决定作用。膝关节属于屈戌关节，主要做屈伸运动，当膝关节完全伸直时，胫骨髁间隆起与股骨髁间窝嵌顿，两侧副韧带紧张，股胫关节不能做旋转运动。屈膝时，股骨内、外侧髁后部进入关节窝，嵌顿关系解除，两侧副韧带松弛，股胫关节此时可以绕垂直轴做轻度的旋转运动。由于膝关节位于人体2个最长的骨杠杆臂之间，在行走和跑跳中承受着相当大的载荷，因此膝关节容易损伤；股骨和胫骨因宽大的内、外侧髁关节面增大了膝关节的接触面积，故而可提高膝关节的稳固性，并减小了压强。

1. 髌骨的作用　髌骨是埋于股四头肌肌腱中的一个籽骨，可保护股骨和胫骨关节面免受损伤。在伸膝过程中，髌骨起杠杆作用，可增加股四头肌的力矩，还可维持膝关节的稳固性，防止产生膝内翻和膝外翻。髌骨损伤或切除后，膝的功能将受影响。

2. 膝的屈伸　伸膝是小腿绕冠状轴向前远离大腿后面的运动，运动范围为0°～130°。膝伸肌为股四头肌，它是人体中最强有力的肌肉之一，其肌力比屈膝肌强3倍，是下肢支撑人体强有力的肌肉。屈膝为小腿绕冠状轴向后接近大腿后面的运动，其运动范围可因髋关节的屈伸而变化。髋关节屈曲时，膝主动屈曲可达140°；伸髋时，膝主动屈曲可达120°左右（图10-32）。膝的被动屈曲可达160°左右。屈膝肌有股二头肌、半腱肌、半膜肌，辅助屈肌有腘肌、股薄肌、缝匠肌和腓肠肌等，其肌力约为伸肌的1/3。膝屈伸的运动包括高抬腿跑、深蹲起等。

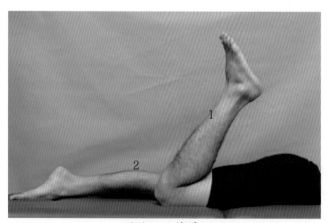

1.屈曲；2.伸展。

图10-32　膝关节的屈伸运动

3. 膝的旋转运动　膝在屈曲状态下，小腿可绕垂直轴进行旋转，膝屈曲为直角，小腿下垂时，内旋范围约0°～30°，外旋范围达0°～40°（图10-33）。膝外旋范围稍大于内旋范围，可能与其受交叉韧带的影响有关。交叉韧带损伤可引起小腿旋转异常。内旋肌有缝匠肌、股薄肌、半腱肌、半膜肌、腘肌、腓肠肌内侧头等，外旋肌有股二头肌、阔筋膜张肌和腓肠肌外侧头。

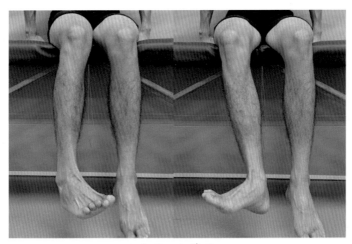

1.内旋；2.外旋。

图10-33 膝关节的内、外旋

四、足关节及其运动

足关节包括踝关节、跗骨间关节、跗跖关节、跖骨间关节、跖趾关节和趾间关节，足关节的韧带、关节繁多，结构复杂，易受损伤。踝关节是全身6大关节之一，由胫骨、腓骨下端和距骨构成，又称距小腿关节。踝关节的关节囊前后壁薄而松弛，两侧有副韧带加强，属屈戌关节，能做背屈、跖屈运动，亦可做轻微的侧方运动。跗骨间关节种类很多，可绕冠状轴、矢状轴做运动。跗跖关节和跖骨间关节属平面关节，活动甚微。跖趾关节和趾间关节与手的相应关节类似，但运动时不如手的关节灵活。

1. 踝背屈和跖屈运动 使足背接近小腿的运动为背屈（伸），使足背远离小腿的运动为跖屈（屈）（图10-34）。两者的运动主要发生于踝关节，背屈范围为20°～30°，跖屈范围为30°～50°，跖屈角度大于背屈。足极度背屈时，距骨颈与胫骨下关节面前缘相碰，运动受阻。极度跖屈加外翻时，距骨滑车一半移向前方，滑出胫腓骨下端的关节窝，若受力过重易扭伤或骨折。足背屈肌有4块，跖屈肌有6块，背屈肌的肌力小于跖屈肌。

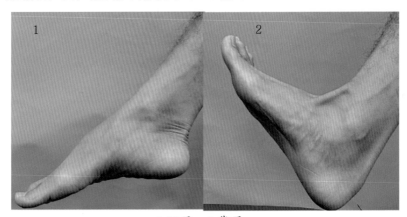

1.跖屈；2.背屈。

图10-34 踝的跖屈和背屈

2. 足的内、外翻运动 主要发生在距下关节和距跟舟关节，是两关节联合运动的结果。内翻是足内缘提高，外侧缘降低，足底朝内的运动，包括足的内收、旋后，并伴有跖屈。外翻是足外缘提高，内侧缘降低，足底朝外的运动，包括足的外展、旋前，并伴有背屈。足的内、外翻运动，可达34°（图10-35）。

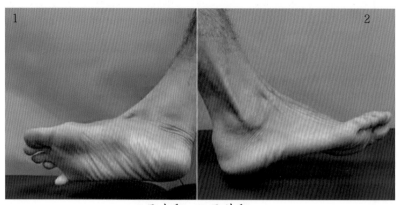

1.足内翻；2.足外翻。

图10-35 足的内、外翻运动

3. 跖趾关节的运动 跖趾关节与掌指关节类似，但运动范围不同。跖趾关节被动伸可达90°，主动伸达50°～60°；被动屈达45°～50°，主动屈达30°～40°（图10-36）。其原因为全足着地时，跖骨参与形成足纵弓，跖趾关节已处于伸的状态，达25°。同时以第2趾为中心可进行收、展运动，但远不如手指灵活。

4. 足趾的运动 拇趾跖趾关节伸运动的范围为0°～60°，由足部的拇长伸肌、拇短伸肌完成；屈曲范围为0°～40°，由足的拇短屈肌完成。拇趾间运动屈范围为0°～90°，由足的拇长屈肌完成；伸由屈曲位60°恢复到0°，由拇长伸肌完成。

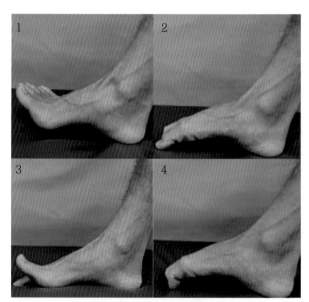

1.跖趾关节伸；2.跖趾关节屈；3.第1跖趾关节伸；4.第1跖趾关节、拇趾趾间关节屈。

图10-36 跖趾关节的运动

趾间关节为单纯的滑车关节，可做屈伸运动。近侧趾间关节屈曲范围为0°～40°，伸的范围为0°～40°。远侧趾间关节屈曲范围为0°～60°，伸的范围为0°～60°。

（姜雪梅）

第十一章

Chapter Eleven

活体测量

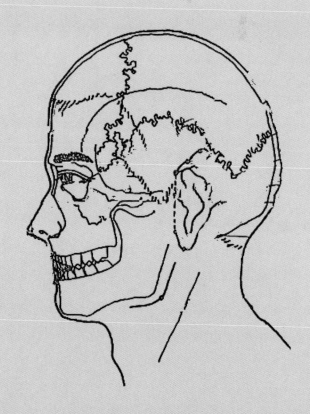

第一节 活体测量概要

活体测量（somatometry）是用以研究活体（包括尸体）体质特征的一系列测量方法和形态观察方法。活体测量的目的主要是研究阐明人体结构的形态特征及其变异，并运用科学的数理统计方法进行群体间体质特征测量值的比较和生长发育规律的研究。

活体测量的内容主要包括：直线测量、弧线测量、角度测量、面积测量、肌力、体重和一些生理常数（如肺活量、血压等）的测定。

第二节 活体测量方法

一、测量姿势

（1）活体测量一般采用直立姿势，不能站立的婴儿除外。

（2）体部高度测量，一般采用间接法，即两种垂距相减法。特殊情况可以采用直接法进行测量。

（3）两侧的测量，一般采用左侧为宜，但如调查的目的是比较左右侧的不对称问题时除外。

二、测量时间

因身高在一天中变化较大，站久了身高会缩短，故身高的测量最好选择在早晨进行，若在中午或下午进行测量，则在测量前应嘱被测者休息10~30 min，以保证测量数据的准确。

三、测量误差

为了保证测量数据的正确，误差应降至最低限度。在实际测量中，体部测量误差范围不超过2 mm，身高和其他测量值较大的项目的误差范围不超过4 mm。

四、测量注意事项

（1）测量仪器必须保持干净整洁。

（2）测量前必须校准全部测量仪器。

（3）进行体部测量时，被测者应赤双脚，裸上身，并穿上标准的短裤。

（4）活体测量时，不可以与衣服、鞋帽等衣物一起测量。

（5）每项测量的测点一定要精确定位，测点经确定后可用皮肤铅笔标记下来，以便准确定位。

（6）用直角规或弯角规进行活体测量时，应该将直角规的两直角或弯角规的两弯角的圆端轻轻靠在皮肤的测点上，不能用力压在测点上。

（7）进行围度测量时，需要用特制的钢皮卷尺或布卷尺。卷尺的位置应与被测部分的中轴线垂直，同时不可施以过大的力。

（8）活体测量一般应该在直立姿势时进行，但坐高测量和头部测量则需要安排被测者在坐位时进行。

（9）同一性别组和同一年龄组的被测者应归属为1组进行测量。

（10）被测对象必须是发育正常和健康的个体。发育异常、身体有畸形和患有疾病的个体应除外。

（11）线性测量的单位应一致，一般为毫米。

（12）在测量仪器上读数时，测量者的视线应垂直于测量仪器上的标尺部分，如果斜视，则会产生测量误差。

（13）在测量报告中，必须对测量方法和所用的仪器进行说明、描述。

第三节 人体主要测点

活体测量根据人体部位的不同，可划分为头面部测量和体部测量，具体测量与观察方法如下。

一、头面部主要测点（图1-11）

1. **头顶点**（vertex）　头顶在正中矢状面上的点。

2. **眉间点**（glabella）　两侧眉弓之间在正中矢状面上最向前突出的点。

3. **头侧点**（euryon）　头两侧最向外突出的点。

4. **头后点**（opisthocranion）　头的枕部在正中矢状面上最向后突出的点，即距离眉间最远的点。

5. **颧点**（zygion）　颧弓上最向外侧突出的点。

6. **额颞点**（frontotemporale）　额部两侧颞嵴弧之间距离最近的点。

7. **下颌角点**（gonion）　下颌角最向外侧突出的点。

217

8. **眼内角点**（endocanthion） 眼在正常开度时，上、下眼睑内侧端相交的点，通常在泪阜的内侧。

9. **眼外角点**（ectocanthion） 眼在正常开度时，上、下眼睑外侧端相交的点。

10. **眶下点**（orbitale） 眼眶下缘最低点。

11. **口角点**（cheilion） 当嘴正常闭合时，口裂两侧末端的点。

12. **口裂点**（stomion） 当上、下唇正常闭合时，其闭合缝与正中矢状面相交的点。

13. **上唇点**（labrale superius） 上唇皮肤部和黏膜部（唇红）的交界线与正中矢状面相交的点。

14. **下唇点**（labrale inferius） 下唇黏膜部（唇红）的下缘与正中矢状面相交的点。

15. **龈点**（prosthion） 上颌左、右中门齿间的齿龈在正中矢状面上向下最突出的点。

16. **鼻根点**（nasion） 额鼻缝与正中矢状面相交的点。

17. **鼻下点**（subnasale） 鼻中隔向上唇转折的点。

18. **鼻尖点**（pronasale） 鼻骨下缘与正中矢状面的交点。

19. **耳上点**（superaurale） 当头部位于眼耳平面时，耳郭上缘最高的点。

20. **耳下点**（subaurale） 当头部位于眼耳平面时，耳垂最低的点。

21. **耳后点**（postaurale） 当头部位于眼耳平面时，耳郭后缘最向后突出的点。

22. **耳屏点**（tragion） 耳屏上缘与前缘相交的点。

23. **耳根上点**（otobasion superius） 耳郭附着线最上端的点。

24. **耳根下点**（otobasion inferius） 耳郭附着线最下端的点。

25. **颏下点**（gnathion） 当头部位于眼耳平面时，下颌骨在正中矢状面上最向下的点。

26. **耳前点**（preaurale） 在耳上基点和耳下基点的连线上，与耳后点同等高度的点。

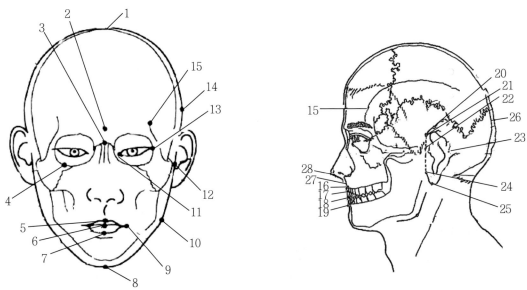

1.头顶点；2.眉间点；3.鼻根点；4.眶下点；5、17.上唇点；6、18.口裂点；7、19.下唇点；8.颏下点；9.口角点；10.下颌角点；11.眼内角点；12.颧点；13.眼外角点；14.头侧点；15.额颞点；16.龈点；20.耳上点；21.耳根上点；22.耳前点；23.耳后点；24.耳根下点；25.耳下点；26.头后点；27.鼻下点；28.鼻尖点。

图11-1 头面部测点

二、体部主要测点（图11-2）

1. **肩峰点**（acromion point） 肩胛骨肩峰上缘最向外突出的点。

2. **胸上点**（suprasternale） 胸骨柄上缘颈静脉切迹与正中矢状面相交的点。

3. **胸中点**（mesosternale） 左、右第4胸肋关节中点的连线与正中矢状面相交的点。

4. **脐点**（omphalion） 脐中央的点。

5. **耻骨联合点**（symphysion） 耻骨联合上缘与正中矢状面相交的点。

6. **桡骨点**（radiale） 桡骨小头上缘最高点。

7. **颈点**（cervicale） 第7颈椎棘突尖端最突出的点。

8. **腰点**（lumbale） 第5腰椎棘突尖端的点。

9. **指点**（phalangion） 近节指骨底部关节面背侧缘最近侧的点。

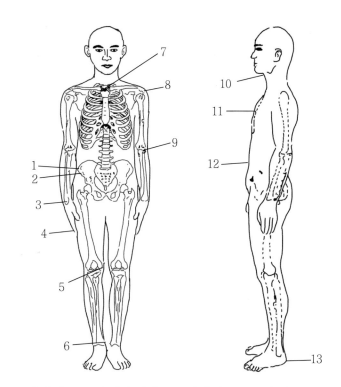

1.髂嵴点；2.髂前上棘点；3.茎突点；4.指尖点；5.胫骨上点；6.内踝点；7.胸骨中点；8.肩峰点；9.桡骨点；10.喉结下点；11.胸中点；12.脐点；13.足跟点。

图11-2 体部测点

10. **指尖点**（dactylion） 当上肢下垂时，掌面朝内靠拢大腿外侧面时，尖最向下的点。

11. **茎突点**（stylion） 桡骨茎突最尖端的点。

12. **髂嵴点**（iliocristale） 髂嵴最向外侧突出的点。

13. **髂前上棘点**（iliospinale anterius） 髂前上棘最向前突出的点。

14. **胫骨上点**（tibiale） 胫骨内侧髁的内侧缘最高的点。

15. **内踝点**（sphyrion） 内踝最下的点。

16. **足跟点**（pternion） 足长轴在矢状方向时，足跟最向后突出的点。

17. **趾尖点**（akropodion） 足趾向前最突出的点。

18. **胫侧跖骨点**（metatarsale tibiale） 足内侧缘第1跖骨头最向内侧突出的点。

19. **腓侧跖骨点**（metatarsale fibulare） 足外侧缘第5跖骨头最向外侧突出的点。

20. **桡侧掌骨点**（metacarpale radiale） 示指掌指关节最向外侧突出的点。

21. **尺侧掌骨点**（metacarpale ulnare） 小指掌指关节尺侧最向外侧突出的点。

219

第四节 人体主要测量项目

一、头面部的测量项目

1. **头长**（head length） 眉间点至头后点的距离。常用弯脚规测量。

2. **头宽**（head breadth） 左、右头侧点之间的直线距离。常用弯脚规测量。

3. **额最小宽**（minimum frontal breadth） 两侧额颞点之间的距离。常用弯脚规测量。

4. **面宽**（face breadth） 左、右颧点之间的距离。常用弯脚规测量。

5. **下颌角间宽**（bigonial breadth） 左、右下颌角点之间的距离。常用弯脚规测量。

6. **眼内角间宽**（interocular breadth） 左、右眼内角点之间的距离。常用直脚规测量。

7. **眼外角间宽**（biocular breadth） 左、右眼外角点之间的距离。常用直脚规测量，测量时要注意将钝脚朝上，尖脚朝下，以避免刺伤眼睛。

8. **鼻宽**（nasal breadth） 左、右鼻翼点之间的距离。常用直脚规测量。

9. **口裂宽**（mouth breadth） 在口自然松弛状态下，两侧口角点之间的直线距离。常用直脚规测量。

10. **容貌面高**（physiognomic facial height） 发缘点至颏下点之间的直线距离。常用直脚规或弯脚规测量，要求被测者牙齿咬合，不可以松开。

11. **容貌上面高**（physiognomic upper facial height） 鼻根点至口裂点之间的直线距离。常用直角规测量。

12. **形态面高**（morphological facial height） 鼻根点至颏下点之间的直线距离。常用直脚规测量。

13. **鼻高**（nasal height） 鼻根点至鼻下点之间的直线距离。常用直脚规测量。

14. **鼻长**（nasal length） 鼻根点至鼻尖点之间的直线距离。常用直角规测量。

15. **鼻深**（nasal depth） 鼻下点至鼻尖点之间的投影距离。常用直角规测量。

16. **上唇高度**（upper lip height） 鼻下点至上唇点的直线距离。常用直脚规测量。

17. **唇高**（lip height） 上唇点至下唇点的距离。常用直脚规测量。

18. **上红唇厚度**（thickness of upperlip） 上唇点至口裂点之间的距离。常用直脚规测量。

19. **容貌耳长**（physiognomic ear length） 耳上点至耳下点之间的直线距离。常用直脚规测量。

20. **容貌耳宽**（physiognomic ear breadth） 耳前点至耳后点之间的直线距离。常用直脚规测量。

21. **耳上头高**（auricular height） 头顶点至眼耳平面的垂直距离。常用圆杆直脚规带耳针测量，或用间接法测量，即身高减去自耳屏点至地面垂直距离的差。

22. **头水平围**（horizontal circumference of the head） 经眉间点，绕过头的侧面和头后点的头周长，与矢状面垂直。常用软尺测量，测量需要包括头发在内，如有发辫者需要散开其发辫。

二、体部的测量项目

1. **身高**（stature） 头顶点至地面的垂直距离。被测者脱鞋后（可穿袜）站立在平台上，使头、背、臀、脚跟均与身后的垂直板面相触，头保持在眼耳水平面内。婴儿或不能站立的被测者采取卧姿测量。

2. **坐高**（sitting height） 被测者躯干挺直，坐在高度适当的椅子上，头、背紧靠身后的垂直板面，大腿与小腿约成直角，头处于眼耳水平面，测量头顶至凳面的垂直距离。常用圆杆直脚规测量，或用马丁测高仪测得头顶至地面的高度再减去凳面至地面的高度。

3. **体重**（body weight） 在裸体状态下测量身体的总质量。但在实际测量时，男性可穿短裤，女性可穿背心和短裤，一般不要在饭后1小时内测量。

4. **手长**（hand length） 桡侧和尺侧的茎突点连线的中点至中指指尖点的距离。手心向上用直角规测量，或用间接测量法，即将茎突点高减去中指指尖点高。

5. **手掌长**（palm length） 桡侧和尺侧的茎突点连线的中点至中指点的距离。

6. **中指指尖点高**（middle flingertip height） 上肢自然下垂，手指伸直时，中指指尖点到地面的垂直距离。常用马丁测高仪测量。

7. **手宽**（hand breadth） 被测者手掌向下，手指伸直且并拢，测量内侧掌骨点至外侧掌骨点的距离。常用直角规测量。

8. **指距**（arms span） 两臂向侧方用力平伸时，左、右指尖点之间的直线距离。常用马丁测高仪测量。

9. **耳屏点高**（tragion height） 耳屏点到地面的垂直距离。常用马丁测高仪测量。

10. **躯干前高**（height of suprasternal notch above sitting plane） 胸上点到坐凳面的高度。被测者采取的姿势与测量仪器均与测坐高相同。可用间接测量法，即坐高－（身高－胸上缘高）。

11. **上肢全长**（length of upper limb） 上肢自然下垂时，肩峰点至指尖点的距离。被测者采取直立姿势，两臂下垂且充分伸直。常用圆杆直脚规测量，或用间接测量法，即将肩峰点高减去中指指尖点高。

12. **下肢全长**（length of lower limb） 髂前上棘点高减去适当数值。身高131~150 cm者减2 cm，身高151~165 cm者减3 cm，身高166~175 cm者减4 cm，身高176 cm以上者减5 cm。

13. **全臂长**（total arm length） 肩峰点至茎突点的距离。常用圆杆直脚规测量，或用间接测量法，即将肩峰点高减去茎突点高。

14. **上臂长**（upper arm length） 肩峰点至桡骨点的距离。常用圆杆直脚规测量，或用间接测量法，即将肩峰点高减去桡骨点高。

15. **前臂长**（forearm length） 桡骨点至茎突点的距离。常用圆杆直脚规测量，或用间接测量法，即将桡骨点高减去茎突点高。

16. **胸上缘高**（height of the suprasternal notch） 胸上点到地面的垂直距离。常用马丁测高仪测量。

17. **桡骨点高**（radial height） 桡骨点到地面的垂直距离。常用马丁测高仪测量。

18. **桡骨茎突高**（height of styloid process of radius） 桡骨茎突点到地面的垂直距离。常用马丁测高仪测量。

19. **髂嵴高**（crista iliaca height） 髂嵴点到地面的垂直距离。常用马丁测高仪测量。

20. **髂前上棘点高**（height of anterior superior iliac spine） 髂前上棘点到地面的垂直距离。常用马丁测高仪测量。

21. **胫骨上点高**（height of tibiale） 胫骨上点到地面的垂直距离。常用马丁测高仪测量。

22. **内踝下点高**（height of foot） 即足高，内踝下点到地面的垂直距离。常用马丁测高仪测量。

23. **肩宽**（shoulder breadth） 两侧肩峰点之间的距离。常用大型直脚规测量。

24. **肩最大宽**（maximum breadth of shoulder） 左、右两侧三角肌最向外侧突出点之间的宽度。常用圆杆直角规测量。

25. **肩峰点高**（height of shoulder） 肩峰点到地面的垂直距离。常用马丁测高仪测量。

26. **胸宽**（chest breadth） 胸中点水平的胸廓左、右两侧最向外侧突出点之间的距离。

27. **胸厚**（chest depth） 在平常呼吸状态下，胸中点到胸椎棘突间的水平距离，与胸宽相垂直。常用圆杆直角规测量。

28. **骨盆宽**（crista iliaca breadth） 两侧髂嵴点间的距离。常用大弯脚规测量。

29. **肱骨内外上髁间径**（breadth of humerus） 肩、肘关节各屈曲呈90°，测量肱骨内外上髁之间的距离。测量时需要紧压皮肤。

30. **股骨内外上髁间径**（breadth of femur） 取坐位，膝关节屈曲呈90°，测量股骨内外上髁之间的距离。测量时需要紧压皮肤及皮下组织。

31. **足长**（foot length） 足跟点到趾尖点的距离。常用直角规测量。

32. **足宽**（foot breadth） 腓侧跖骨点到胫侧跖骨点的距离。常用直角规测量。

33. **全腿长**（total leg length） 髂前上棘点高减去内踝下点高所得数值的96%。

34. **大腿长**（thigh length） 髂前上棘点高减去胫骨上点高所得数值的93%。

35. **小腿长**（leg length） 胫骨上点高减去内踝下点高所得数值。

36. **颈围**（neck circumference） 平静呼吸时，在喉结下方水平地绕颈1周的长度。常用软尺测量。

37. **平静胸围**（chest circumference） 在乳头水平的胸廓周长。常用软尺测量。

38. **吸气胸围**（chest circumference at inspiration） 当被测者处于正常姿势时，测深吸气（吸至不能再吸）时的胸围。

39. **呼气胸围**（chest circumference at expiration） 常在测量吸气时胸围后进行。软尺位置不变，测深呼气（呼至不能再呼）时的胸围。

40. **腹围**（abdominal circumference） 经髂嵴点的腹部水平围长。常用软尺测量。

41. **腰围**（waist circumference） 经过脐的中心，水平围绕腰部一周的长度。常用软尺测量。

42. **臀围**（hip circumference） 臀部向后最突出部位的水平围长。常用软尺测量。

43. **上臂围**（biceps circumference） 被测者的上臂自然悬垂，肌肉放松，在肱二头肌最突出部测得的上臂水平周长。常用软尺测量。

44. **前臂围**（forearm circumference） 被测者上肢自然悬垂，前臂最粗处的水平周长。常用软尺测量。

45. **上臂最大围**（maximum biceps circumference） 握拳，用力屈肘，使肱二头肌最大收缩时，肱二头肌最膨隆部的围长。常用软尺测量。

46. **大腿围**（thigh circumference） 大腿内侧肌肉最膨隆处的水平周长。被测者两腿分开，两脚相距5~10 cm，常用软尺测量。

47. **小腿围**（calf circumference） 小腿最粗处，即腓肠肌最向后突出部分的水平周长。被测者两腿分开站立，两脚相距5~10 cm。常用软尺测量。

48. **皮褶厚度**（skinfold thickness） 是反映身体营养状况的一种标志。通过皮褶厚度的测量，可以了解皮下脂肪的厚度，进而判断个体的胖瘦和推算全身的脂肪含量。

（1）**面颊皮褶**（facial skinfold）：拇指固定于被测者嘴角外侧，示指对着耳垂。

（2）**二头肌皮褶**（biceps skinfold）：取肩峰点与桡骨连线中点水平处的二头肌肌腹上，皮褶方向与上臂长轴平行。

（3）**三头肌皮褶**（triceps skinfold）：取上臂肩峰点与尺骨鹰嘴连线的中点，皮褶方向与上臂长轴平行。

（4）**肩胛下皮褶**（subscapular skinfold）：取肩胛下角下端，皮褶方向向下偏外45°角。

（5）**髂前上棘皮褶**（anterior superior iliac spine skinfold）：取髂前上棘上方，皮褶方向向下偏内45°角。

（6）**腓肠肌皮褶**（calf skinfold）：取小腿最大水平围内侧，皮褶方向与小腿长轴平行。

（刘维）

参 考 文 献

［1］丁文龙，刘学政. 系统解剖学［M］. 9版. 北京：人民卫生出版社，2018.

［2］崔慧先，李瑞锡. 局部解剖学［M］. 北京：人民卫生出版社，2018.

［3］郭志坤，文小军，杨文亮. 人体表面解剖学及图谱［M］. 郑州：河南科学技术出版社，1997.

［4］陈金宝.实用人体解剖图谱·四肢分册［M］. 上海：上海科学技术出版社，2015.

［5］诺伊曼. 骨骼肌肉功能解剖学［M］. 刘颖，师玉涛，闫琪，译. 北京：人民军医出版社，2014.

［6］凯尔. 功能解剖：肌与骨骼的解剖、功能及触诊［M］.汪华侨，郭开华，麦全安，译. 天津：天津科技翻译出版有限公司，2013.

［7］曾明辉，李艳萍. 人体解剖学与组织胚胎学［M］. 北京：科学出版社，2016.

［8］王振宇，徐文坚. 人体断面与影像解剖学［M］. 北京：人民卫生出版社，2010.

［9］刘树伟. 人体断层解剖学图谱［M］. 济南：山东科学技术出版社，2003.

［10］刘星，刘学敏. 局部解剖学［M］. 北京：人民卫生出版社，2020.

［11］王啟华. 实用眼耳鼻咽喉口腔美学解剖学［M］. 3版. 北京：人民卫生出版社，2019.

［12］王怀经，张绍祥. 局部解剖学［M］. 2版. 北京：人民卫生出版社，2010.

［13］汪华侨. 功能解剖学［M］. 2版. 北京：人民卫生出版社，2013.

［14］郭长青，黄怡然，付达尔丽. 体表解剖图谱［M］. 北京：人民军医出版社，2013.

［15］奈特. 奈特人体解剖学彩色图谱［M］. 张卫光，译. 北京：人民卫生出版社，2019.

［16］廖华. 系统解剖学［M］. 4版. 北京：高等教育出版社，2018.

［17］斯坦德林. 格氏解剖学：临床实践的解剖学基础［M］. 丁自海，刘树伟，译. 41版. 济南：山东科学技术出版社，2017.

［18］李景凯. 人体造型解剖学［M］. 天津：天津人民美术出版社，1987.

［19］西蒙伯尔特. 艺用人体解剖［M］. 徐焰，张燕文，译. 杭州：浙江摄影出版社，2004.

［20］戈尔茨坦. 美国人物素描完全教材：人体结构、解剖学与表现性设计［M］. 李亮之，译. 上海：上海人民美术出版社，2005.

［21］黑尔，科伊尔. 向大师学绘画：艺用解剖［M］. 张敢，译. 北京：中国青年出版社，1998.

［22］陈聿强. 艺用人体结构运动学［M］. 上海：上海人民美术出版社，2004.

［23］伯里曼. 伯里曼人体结构绘画教学［M］. 晓鸥，辛昕，小野，译. 南宁：广西美术出版社，2002.

［24］霍加思. 动态素描·人体解剖［M］. 李东，邓小玲，俞可，译. 南宁：广西美术出版社，2010.

［25］胡国强. 艺用人体结构教学［M］. 南宁：广西美术出版社，2009.

［26］孙韬，叶南. 解构人体——艺术人体解剖［M］. 北京：人民美术出版社，2005.

［27］列宾. 俄罗斯列宾美术学院素描高级课程教学［M］. 任吉，译. 南宁：广西美术出版社，2009.

［28］达·芬奇. 达·芬奇笔记［M］. 杜莉，译. 北京：金城出版社，2011.

［29］席焕久. 医学人类学［M］. 北京：人民卫生出版社，2004.

［30］麦基. 骨科检查评估［M］. 罗卓荆，译. 4版. 北京：人民军医出版社，2007.

［31］徐国栋，袁琼嘉. 运动解剖学［M］. 5版. 北京：人民体育出版社，2012.

［32］卡潘德基. 骨关节功能解剖学上卷：上肢［M］. 顾冬云，戴尅戎，译. 6版. 北京：人民军医出版社，2011.

［33］卡潘德基. 骨关节功能解剖学中卷：下肢［M］. 顾冬云，戴尅戎，译. 北京：人民军医出版社，2011.